Sarah Ahrens

Einfache Sprache in der Gesundheitskommunikation

Silvia Hansen-Schirra / Christiane Maaß (eds.)
Easy – Plain – Accessible
Vol. 17

Sarah Ahrens

Einfache Sprache in der Gesundheitskommunikation

Patientinnenaufklärung für Frauen mit Deutsch als Zweitsprache

Frank & Timme
Verlag für wissenschaftliche Literatur

Das Projekt wurde durch die Robert Bosch Stiftung im Rahmen des Stipendienprogramms „Chronische Erkrankungen und Gesundheitskompetenz" (ChEG) gefördert.

peer reviewed content

ISBN 978-3-7329-1132-5
ISSN 2699-1683

Herstellung durch Frank & Timme GmbH
Wittelsbacherstraße 27a, 10707 Berlin
info@frank-timme.de
Gedruckt auf säurefreiem, alterungsbeständigem Papier.

www.frank-timme.de

Zugleich Dissertation Universität Hildesheim 2024, Hil 2
Erstgutachterin: Prof. Dr. Christiane Maaß
Zweitgutachterin: Prof. Dr. Beatrix Kreß
Vorsitzende der Prüfungskommission: PD Dr. Sylvia Jaki
Datum der Disputation: 24. Oktober 2024

Inhaltsverzeichnis

1 Einleitung

Menschen mit eigener Migrationserfahrung können in Bezug auf Gesundheitskompetenz als vulnerable Gruppe betrachtet werden. Zu beachten ist dabei, dass die Gesundheitskompetenz eines Individuums auch immer von der jeweiligen Situation abhängt, also auch vom jeweiligen Gesundheitssystem. Die Messungen erheben also die Gesundheitskompetenz in einem Gesundheitssystem, das Menschen mit eigener Migrationserfahrung nicht von Geburt an kennen – im Falle der vorliegenden Arbeit ist dies das deutsche Gesundheitssystem.

Im Fokus der vorliegenden Arbeit stehen Frauen mit Migrationserfahrung, die Deutsch als Zweitsprache (DaZ) lernen. Frauen haben tendenziell weniger Sprachlerngelegenheiten, suchen aber ein wenig öfter nach Gesundheitsinformationen als Männer mit Migrationserfahrung (vgl. Berens et al. 2022: 41). Bei Menschen mit eigener Migrationserfahrung wird eine geringere Gesundheitskompetenz gemessen als in der Gesamtbevölkerung. Gesundheitskompetenz ist die Fähigkeit, Gesundheitsinformationen zu **finden**, zu **verstehen**, zu **bewerten** und **anzuwenden**. Gesundheitssysteme sind kulturelle Systeme (ein Überblick z. B. in Schölkopf/Pressel 2017), die von Migrantinnen erlernt werden – ähnlich wie die Sprache. Übersetzungen gibt es in den gängigeren Fremdsprachen wie Englisch, Türkisch und Polnisch, wobei nach Bedarf weitere Sprachen verfügbar sein können. Sprachen, die in Deutschland kleinere Sprechergruppen haben (z. B. Tigrinya) sind i. d. R. nicht verfügbar. Dolmetschsituationen sind wie auch die Arzt-Patienten-Gespräche zeitlich stark limitiert, werden oft durch Laiendolmetscherinnen bewältigt und wandeln sich tendenziell in ein Gespräch zwischen Ärztin und Dolmetscherin, an dem die Patientin nicht mehr aktiv teilnimmt (z. B. Baars et al. 2017; Zendedel et al. 2016; Elderkin-Thompson et al. 2001). Die Kosten für eine Dolmetscherin im Gesundheitssystem liegen bei der Patientin[1], wobei eine dahingehende Ände-

1 Anders für hörbeeinträchtigte Patientinnen. Hier werden z. B. die Kosten für Dolmetscherinnen für Deutsche Gebärdensprache von Sozialleistungsträgern oder anderen Stellen übernommen (VDEK 2024).

rung im Koalitionsvertrag von 2021 vorgesehen war (BDÜ – Bundesverband der Dolmetscher und Übersetzer e.V. 2021).

Um Haftungsrisiken auszuschließen, müssen Ärztinnen in Deutschland sich die Einverständnis für einen geplanten Eingriff von ihrer Patientin einholen – auch das Verstehen des Eingriffs muss sichergestellt sein (Wienke 2018; Wienke 2019). Dies gilt auch für „fremdsprachige" (ebd.) Patientinnen. Hier muss die Ärztin ggf. eine Dolmetscherin oder eine „übersetzende Person" hinzuziehen, wenn das Verstehen ansonsten nicht hergestellt werden kann (ebd.: 442). Falls sich keine geeignete (Laien-)Dolmetscherin finden lässt, ist der Eingriff ggf. zu verschieben (ebd.: 442).

Ein weiterer Ansatz, der nicht statt, sondern neben weiteren Ansätzen wie „Sprache lernen", „interlinguale Übersetzung" und „interlinguales Dolmetschen" zu sehen ist, ist die Übersetzung von Texten in Leichte und Einfache Sprache. Hier setzt die vorliegende Arbeit mit dem Konzept „Leichte Sprache Plus" (LS+) nach Maaß (2020) an. Verständlichkeitsoptimierte Varietäten des Deutschen, wie LS+, haben Vorteile gegenüber interlingualen Übersetzungen. Insbesondere bieten deutsche Texte, die themenrelevantes Vokabular nutzen, eine bessere Gesprächsgrundlage als interlinguale Übersetzungen, die das Vokabular in einer nicht-deutschen Sprache beinhalten. Von einer interlingualen Übersetzung müssen alle Termini und nutzbare Satzstrukturen „in einen deutschsprachigen Kontext transferiert werden" (Geldermann et al. 2023). Aus diesem Grund schlägt auch die Leitlinie evidenzbasierte Gesundheitsinformation (Lühnen et al. 2017) vor, Fachtermini auch für Laiinnen im Text zu behalten, obwohl sie schwieriger verständlich sind. Beides ist für die Textsorte Patientenaufklärung besonders relevant, da sie in einen breiteren Kommunikationskontext eingebettet ist. Die schriftliche Patientenaufklärung bereitet ein Aufklärungsgespräch vor – bietet also sowohl für die Patientin als auch für die Ärztin eine Gesprächsgrundlage. Das deutsche Vokabular für das Aufklärungsgespräch auf Deutsch ist im LS+-Text enthalten, was ein entscheidender Vorteil gegenüber interlingualen Übersetzungen ist. Gleichzeitig nutzen Texte in LS+ sprachliche Elemente, die DaZ-Lernende bereits beherrschen. Im Gegensatz zu standard- oder fachsprachlichen Texten gehen diese Elemente nicht über die Kompetenzen der Zielgruppe hinaus und erhöhen – so die Annahme – die Lesemotivation. Um einen ersten Schritt in die Richtung der wissenschaftlichen Unterfütterung von Leichte-Sprache-Plus-Regeln für DaZ-Lernende in Gesundheitstexten zu machen, wurden für die vorliegende Arbeit folgende Forschungsfragen entwickelt:

- Wie verständlich ist die Patientenaufklärung beim Frauenarzt für Frauen mit Deutsch als Zweitsprache?
- Welche Verständlichkeitsprobleme und welche Probleme in der Handlungsorientierung bzw. Anwendbarkeit weisen der Standard- und der Leichte-Sprache-Plus-Text auf, die Frauen mit Deutsch als Zweitsprache am Verstehen und Anwenden hindern?
- Welche Auswirkungen haben die daraus für die Nutzerinnen resultierenden Probleme auf die Handlungsanleitung der Texte?

Um die drei Fragen zu beantworten, verfolgt die Arbeit einen dreistufigen Ansatz: **Erstens** wurden die Regeln der Leichten Sprache nach Bredel/Maaß (2016a) und Maaß (2020) vor dem Hintergrund von Übersichtsarbeiten aus den Fachbereichen Fremd- und Zweitspracherwerbsforschung, Leseforschung in der Zweitsprache und Verständlichkeitsforschung für die Zielgruppe der DaZ-Lernenden evaluiert. Hier wird entschieden, ob die Regeln angemessen sind oder ob sie erweitert werden können. So wird an ausgewählten, für die vorliegende Arbeit relevanten, Regeln eine Form der LS+ erstellt. Mit dem Regelsatz wird eine Übersetzung in LS+ angefertigt. **Zweitens** werden Ausgangs- und Zieltext in einer qualitativen leitfadengestützten Interviewstudie auf Verstehen und Anwenden durch Probandinnen mit Deutsch als Zweitsprache (L2) und zum Vergleich durch Probandinnen mit Deutsch als Erstsprache (L1) geprüft. Die Auswertung geschieht nach der evaluativen und inhaltlich-strukturierenden qualitativen Inhaltsanalyse nach Kuckartz/Rädiker (2022). Aus dieser Analyse werden Interviewfragen ausgewählt, die besonders relevante Faktoren des Verstehens und Anwendens aufzeigen. Diese Interviewfragen beziehen sich auf einzelne Textstellen. **Drittens** werden die so identifizierten Textstellen sprachlich analysiert, um Elemente zu identifizieren, die (Nicht-)Verstehen und (Nicht-)Anwenden begünstigt haben können. Die Interviews beleuchten die Nutzerseite, also Verstehen und Anwenden, während die Text- und Textstellenanalysen die Textseite, also Verständlichkeit und

Anwendbarkeit, beleuchten. So werden einerseits die Schwierigkeiten beider Texte aufgezeigt sowie die daraus entstehenden Probleme für die Lesenden.

Die vorliegende Arbeit ist übersetzungswissenschaftlich situiert und bedient sich interdisziplinärer Forschungsergebnisse. Die qualitative Inhaltsanalyse ist eine Methode der Sozialforschung, welche durch den Public-Health-Anteil der Arbeit einfließt. Die Arbeit entstand im Rahmen des Promotionsprogramms „Chronische Erkrankungen und Gesundheitskompetenz", gefördert von der Robert Bosch Stiftung. Wie bereits in Kröger/Ahrens (2022) dargelegt, ist die qualitative Inhaltsanalyse sowie die Verwendung des Programms MAXQDA (Verbi GmbH) lohnenswert auch für Forschungsvorhaben der angewandten Sprachwissenschaft. Durch die vielen verschiedenen fachlichen Einflüsse ist es das Ziel der vorliegenden Arbeit, interdisziplinär verständlich zu sein.

Die Terminologie wird insbes. in Kap. 2 bis 4 aus den zitierten Studien und Artikeln übernommen – es wird also von „Menschen mit Migrationshintergrund" und „Menschen mit eigener Migrationserfahrung" gesprochen. Relevant ist in der vorliegenden Arbeit der Aspekt des Zweitspracherwerbs (L2-Erwerbs), weshalb ab Kap. 5 – falls nicht die Terminologie anderer Studien genutzt wird – von „DaZ-Lernerinnen" bzw. „L2-Lernerinnen" die Rede ist. Die Arbeit verwendet im folgenden Text das generische Femininum – mit der weiblichen Version sind alle Geschlechter gemeint. Die vorliegende Arbeit untersucht einen gynäkologischen Aufklärungstext. Dieser richtet sich im Rahmen der Gynäkologie an Menschen, denen bei Geburt das weibliche Geschlecht zugewiesen wurde. Das generische Femininum erscheint als geeignet dafür, gerade die Stellung von Frauen als Leserinnen im deutschen Gesundheitssystem hervorzuheben. Bezieht sich ein Femininum nicht nur auf die Probandinnen der vorliegenden Studie, so können auch gemischtgeschlechtliche Gruppen gemeint sein.

Kapitel 2 skizziert zunächst die sprachbezogene Lage eingewanderter Frauen in Deutschland und beschreibt die in der Literatur benannten Herausforderungen, denen Frauen ausgesetzt sind. So werden die systemischen Gegebenheiten, in denen Frauen mit eigener Migrationserfahrung Deutsch lernen, dargelegt und im Anschluss werden die daraus resultierenden Kommunikationsbarrieren und der Barriereindex (Rink 2020) dargelegt.

Kapitel 3 setzt das Integrated Model of Health Literacy (Sørensen et al. 2012) mit der Treppe zur Barrierefreien Kommunikation (Maaß/Rink 2019 und andere Quellen) in Beziehung und fasst die Ergebnisse aus Erhebungen zur Gesundheitskompetenz von Migrantinnen (Schaeffer et al. 2021; Berens et al. 2022) zusammen.

Kapitel 4 legt die verwendete Terminologie im Zweitspracherwerb und die Verwendete Spracherwerbshypothese dar. Es umreißt die Konzepte „Verstehen" und „Verständlichkeit" und diskutiert die Schwierigkeiten des Lesens in der Zweitsprache. In Kap. 4 wird das verwendete Arbeitsgedächtnismodell umrissen, das Schemamodell, welches kulturbasiertes Wissen behandelt, und damit auch die Einschränkungen der Arbeitsgedächtniskapazität von L2-Leserinnen und die damit einhergehenden negativen Einflüsse auf das Textverstehen.

Kapitel 5 enthält die Methodik der vorliegenden Arbeit. Es stellt den Texterstellungsprozess von Ausgangstext (Standard-Patientenaufklärung) zum Zieltext (Leichte-Sprache-Plus-Übersetzung) dar. Dabei enthält das Kapitel ausführliche übersetzungsrelevante Analysen von Ausgangs- und Zieltext, aber auch eine Beschreibung der Zieltext-Erstellung, z. B. die Entstehung einer Pilotversion, deren Testung in einer Vorstudie und Überarbeitung zum Zieltext. Kap. 5 enthält auch eine kurze Beschreibung der Korrekturphasen für den Zieltext. Zum Ende von Kap. 5 wird die Methodik der Datenerhebung dargelegt sowie die Methodik der evaluativen und der inhaltlich-strukturierenden qualitativen Inhaltsanalyse (Kuckartz/Rädiker 2022).

Kapitel 6 legt die Varietäten Leichte Sprache (Plus), Einfache Sprache sowie Standard- und Fachsprache dar. Hier werden L2-Lernerinnen als Zielgruppe von verständlichkeitsoptimierten Varietäten charakterisiert und von anderen Zielgruppen unterschieden. Hauptsächlich findet in Kap. 6 eine Diskussion der für die Arbeit relevanten Leichte-Sprache-Regeln statt. Diese werden in Kap. 6 entweder mit Forschungsergebnissen aus der Zweitspracherwerbs- bzw. Leseforschung in der Zweitsprache in Beziehung gesetzt oder anhand eines Beispielcurriculums (Niedersächsisches Kultusministerium 2016) diskutiert.

Kapitel 7 enthält die Ergebnisse der evaluativen und inhaltlich-strukturierenden qualitativen Inhaltsanalyse. Kap. 7.1 enthält allgemeine Ergebnisse, die die Tendenzen insbes. unter den Zielgruppenprobandinnen zeigen. Kap. 7.2 und 7.3 sind nach Ausgangs- und Zieltextprobandinnen sortiert: Zunächst werden die Ergebnisse der Ausgangstextprobandinnen dargelegt, dann die der Probandinnen, die den Zieltext gelesen haben. Kap. 7.2 legt die Ergebnisse aus der Zielgruppe (Frauen mit Deutsch als L2) dar und Kap. 7.3 dasselbe für die Vergleichsgruppe (Frauen mit Deutsch als L1). Die Antworten auf die ausgewählten Interviewfragen werden in Kap. 7.2 und 7.3 detailliert dargelegt. So kann das Verstehen und Anwenden der einzelnen Textstellen, auf die sich die Interviewfragen bezogen, eingeschätzt werden.

Kapitel 8 widmet sich der Diskussion der Ergebnisse aus Kap. 7. Kap. 8.1 setzt die Ergebnisse aus Zielgruppe und Vergleichsgruppe, sowie aus Ausgangs- und Zieltext, miteinander in Beziehung. Kap. 8.2 enthält eine sprachliche Analyse der (nicht)verstandenen und (nicht)angewandten Textstellen. Während Kap. 7.2 und 7.3 Ergebnisse darlegen, suchen Kap. 8.1 und 8.2 nach Gründen für das (Nicht)Verstehen und (Nicht)Anwenden der Textstellen.

Kapitel 9 enthält die Antworten auf die o. g. Forschungsfragen. Hier werden die Ergebnisse der qualitativen Inhaltsanalyse vor dem Hintergrund a) der Theorie aus Kap. 2-4, b) den Überlegungen zur Textverständlichkeit aus Kap. 5 sowie c) der Nutzbarkeit der LS-Regeln aus Kap. 6 diskutiert. Kap. 9 zeigt auch die Limitationen der gewählten Methodik auf.

2 Sprachlerngelegenheit und Kommunikationsbarrieren

In diesem Kapitel wird mit besonderem Blick auf Frauen skizziert, welche Menschen in Deutschland Deutsch lernen und welche Sprachlerngelegenheiten diese z. B. durch Beruf oder Sprachkurs haben. Auf dieser Basis werden die Kommunikationsbarrieren dargelegt, die u. U. insbesondere Frauen betreffen können.

Laut Destatis (2023b) sind 17,3 % der deutschen Bevölkerung seit 1950 zugewandert. Insgesamt haben in Deutschland ca. 27 % der Bevölkerung einen sog. Migrationshintergrund (Destatis 2022) – also sind selbst eingewandert oder haben mindestens ein Elternteil, welcher selbst eingewandert ist. 62 % der Menschen mit Migrationshintergrund wandern aus anderen europäischen Ländern ein bzw. sind Nachfahren von Einwanderinnen aus europäischen Ländern (ebd.). Die wichtigsten einzelnen Herkunftsländer sind die Türkei, Polen, Russland, Kasachstan, und Syrien (ebd.; Demografieportal des Bundes und der Länder o. J.). Ca. 3,5 Millionen Menschen stammen aus Ländern der ehemaligen Sowjetunion und vielen von ihnen sind Spätaussiedlerinnen bzw. deren Nachfahren (ebd.).

Menschen mit eigener Migrationserfahrung (ca. 14 Mio.) sprechen zuhause zumeist vorwiegend *nicht* Deutsch (66 %) oder vorwiegend Deutsch (12 %) (Destatis 2023a: 503). Unter den Menschen, die zuhause *nicht* vorwiegend Deutsch sprechen, nutzen 61 % in geringerem Rahmen Deutsch und 39 % *kein* Deutsch (ebd.: 514). 22 % der Menschen mit eigener Migrationserfahrung sprechen zuhause *nur* Deutsch (ebd.: 509). 987.000 Menschen mit eigener Migrationserfahrung sprechen zuhause vorwiegend Arabisch (ebd.: 509) und etwas über 1 Mio. Menschen mit eigener Migrationserfahrung sprechen zuhause vorwiegend Türkisch (ebd.: 513). Das Alter (Tab. 2-1) und die Aufenthaltsdauer in Deutschland (Tab. 2-2) spielen bei den zuhause gesprochenen Sprachen eine Rolle.

Alter	Gesamtzahl Altersgruppe	zuhause vorwiegend kein Deutsch	vorwiegend Deutsch	nur Deutsch
18–25	899.000	77 %	10 %	13%
25–35	2.565.000	71 %	11 %	18 %
35–45	2.906.000	66 %	14 %	19 %
45–65	4.493.000	63 %	13 %	24 %
ab 65	2.120.000	54 %	10 %	36 %

Tab. 2-1: Angaben, ob zuhause Deutsch gesprochen wird, nach Altersgruppen (ebd.: 521)

Zeit in Deutschland	Gesamtzahl	zuhause vorwiegend kein Deutsch	vorwiegend Deutsch	nur Deutsch
< 5 Jahre	2.221.000	90 %	5 %	6 %
5–10 Jahre	3.097.000	85 %	7 %	8 %
10–15 Jahre	878.000	72 %	12 %	16 %
15–20 Jahre	952.000	66 %	16 %	18 %
20–25 Jahre	1.265.000	62 %	17 %	21 %
25–30 Jahre	1.602.000	53 %	21 %	25 %
30 Jahre <	4.151.000	45 %	14 %	41 %

Tab. 2-2: Angabe, ob zuhause Deutsch gesprochen wird, nach Aufenthaltszeit in Deutschland (ebd.: 521)

Menschen, die weniger als 5 Jahre in Deutschland sind, sprechen zu ca. 90 % zuhause *kein* Deutsch, während diese Prozentzahl mit der Aufenthaltsdauer sinkt (Tab. 2-2). Dies hängt mit unterschiedlichen Faktoren zusammen, z. B. mit der Akkulturalisierung, Teilnahme an Sprachkursen und Immersion in Sprachgemeinschaften. Wichtig ist aber auch der Einfluss der in Deutschland geborenen oder aufwachsenden Kinder, die öfter zuhause Deutsch sprechen (eine qualitative Studie zu Albanisch und Deutsch bei Kelmendi/Riehl 2023). Etwa die Hälfte der Menschen mit Migrationshintergrund, aber ohne eigene Migrationserfahrung, sprechen zuhause nur Deutsch und ca. 17 % vorwiegend Deutsch (vgl. Destatis 2023a: 521). Ein gutes Drittel spricht zuhause vorwiegend kein Deutsch (ebd.: 521) (Tab. 2-3). Es ist anzunehmen, dass Menschen in höherem Alter immer mehr Deutsch mit ihren Kindern, Enkelkindern und anderen Familienmitgliedern und Freundinnen sprechen, und sich die Zahlen in Richtung „vorwiegend Deutsch“ verschieben (dazu Tab. 2-1 und Tab. 2-2).

Vergleich	Gesamtzahl	vorwiegend kein Deutsch	vorwiegend Deutsch	nur Deutsch
eigene Migrationserfahrung	14.166.000	66 %	12 %	22 %
keine eigene Migrationserfahrung	8.478.000	33 %	17 %	50 %

Tab. 2-3: Vergleich zwischen eigene und keine eigene Migrationserfahrung: Wird zuhause Deutsch gesprochen? (ebd.: 521)

Anteil an der Gesamtbevölkerung Deutschlands	mit Migrationshintergrund allgemein	Deutsche und Ausländerinnen mit eigener Migrationserfahrung	ohne eigene Migrationserfahrung
Frauen	26,8 %	16,9 %	24,6 %
Männer	28,2 %	17,5 %	26,1 %

Tab. 2-4: Anteil von Migrantinnen und Migranten an der Gesamtbevölkerung Deutschlands (ebd.: 39)

Die Anzahl der als Frauen und als Männer identifizierten Personen liegt etwa gleichauf (Tab. 2-4). Frauen und Männer haben allerdings unterschiedliche Sprachlernvoraussetzungen, die im Folgenden umrissen werden: Menschen, die nach Deutschland einwandern, können oder müssen einen Integrationskurs besuchen. Ausländerinnen, die sich nach § 44 Abs. 1 AufenthG dauerhaft in Deutschland aufhalten und ihren ersten Aufenthaltstitel nach Januar 2005 erhielten, haben ein Anrecht darauf, an einem Integrationskurs teilzunehmen (Bundesamt für Migration und Flüchtlinge 2023). Menschen, die „sich nicht auf einfache beziehungsweise ausreichende Art auf Deutsch verständigen können“ (ebd.), sind hingegen sogar zur Teilnahme verpflichtet. Hiervon sind Menschen nach § 44 Abs. 2 AufenthG ausgenommen, z. B. bei Ausbildung, ggf. bei Erwerbstätigkeit oder wenn die „Teilnahme auf Dauer unmöglich oder unzumutbar ist" (Bundesministerium der Justiz 16. August 2023). Dieser Absatz ist in Hinblick auf Frauen relevant, wie eine Analyse der Lage geflüchteter Frauen von Kosyakova et al. (2021) erklärt: Geflüchtete Frauen sind im Alltag mit einer Kombination verschiedener Herausforderungen und Diskriminierungen im Zuge der Zuwanderung, der Flucht und im Zuge von geschlechtsbezogenen Aspekten konfrontiert (ebd.: 1, 11, hier auch eine Analyse der wahrscheinlichen Auswirkungen der unterschiedlichen Faktoren). Geflüchtete Frauen waren 2016–2019 in geringerem Maße berufstätig als geflüchtete Männer und übten öfter Teilzeit- oder geringfügige Beschäftigungen aus, während Männer öfter Vollzeitstellen innehatten (ebd.: 2) (Tab. 2-5).

fünf Jahre nach Zuzug, Anzahl erwerbstätiger Frauen oder Männer	**Vollzeit**	**Teilzeit**	**geringfügige Beschäftigung**	**Ausbildung oder Praktikum (bezahlt)**
Frauen	40 %	27 %	18 %	15 %
Männer	59 %	19 %	7 %	15 %

Tab. 2-5: Anzahl erwerbstätiger Frauen und Männer fünf Jahre nach Zuzug (ebd.: 2)

Frauen begannen 2016–2019 auf Grund von Kinder- und Haushaltsbetreuung ihre Sprachkurse später nach Zuwanderung (ebd.: 3), dies führt möglicherweise auch zu einem insgesamt späteren Start von Frauen in den Arbeitsmarkt: Während die Quote von erwerbstätigen Männern nach zwei Jahren stark ansteigt, ist dies bei Frauen erst nach vier Jahren der Fall (ebd.: 3). Frauen besuchen insgesamt auch in geringerem Maße einen Sprach- und Integrationskurs und schließen diesen später ab als Männer (ebd.: 4). Hier könnte demnach der § 44 Abs. 2 AufenthG für Frauen tendenziell relevanter sein als für Männer.

Der erfolgreiche Deutscherwerb ist für Zuwanderinnen nicht die einzige Voraussetzung für eine Arbeitsstelle in Deutschland. Auch die Anerkennung des Berufsabschlusses ist eine bedeutende Hürde, die für Frauen ggf. mit ungleich höheren Kosten verbunden, da sie öfter in Bereichen wie Lehre und Erziehung tätig waren, „die länderspezifisches Wissen und Fähigkeiten erfordern und deren Zugang in Deutschland stark reglementiert ist" (ebd.: 4f.). Für diese Berufe sind also eine hohe Sprachkompetenz und Wissen um länderspezifische

Elemente in Deutschland, nicht zu vergessen eine in Deutschland anerkannte Ausbildung, eine Voraussetzung. Viele geflüchtete Männer steigen in den industriellen Sektor ein, in dem die Anerkennung von Zertifikaten leichter ist und z. B. auch mit geringen Sprachkenntnissen gearbeitet werden kann (ebd.: 4). Sie besuchen öfter Sprach- und Integrationskurse, in denen sie länderspezifisches Wissen erwerben, welches „die Aufnahme einer Erwerbstätigkeit [begünstigt]" (ebd.: 4). Insgesamt nehmen geflüchtete Männer mehr am sozialen Leben außerhalb des Haushalts teil, z. B. in Sprachkursen und dem Beruf, während Frauen öfter die Sorgearbeit innerhalb des Haushalts übernehmen. Dies beeinflusst den Spracherwerb und den Grad der Akkulturation.

Für geflüchtete Frauen ist die Teilnahme am sozialen Leben in Deutschland also durch verschiedene Gegebenheiten eingeschränkt. Ein Blick in den Mikrozensus (Destatis 2023a) zeigt aber, dass sich dieselben Tendenzen in den Erwerbstätigkeitszahlen für Frauen mit Migrationserfahrung insgesamt zeigen. Tab. 2-6 zeigt, dass 59 % der Frauen Nichterwerbspersonen sind, also z. B. wegen Kinderbetreuung, Krankheit oder Jobstart innerhalb der nächsten drei Monate dem Arbeitsmarkt nicht zur Verfügung stehen. Unter den Männern sind dies 41 %. Frauen machen einen kleineren Teil der Erwerbslosen aus, welche nach Mikrozensus aber nicht den Arbeitslosen zuzuordnen ist, wie z. B. die Agentur für Arbeit sie zählen würde (ebd.: 20). Hierzu zählen Personen, die aktiv nach einer Arbeit suchen und auch keiner geringfügigen Beschäftigung nachgehen. Als erwerbstätig zählen 43 % der Frauen und 57 % der Männer – hier zählt jegliche Arbeit gegen Geld und die nicht entlohnte Arbeit in Familienbetrieben. Tab. 2-7 (Quelle: ebd.) zeigt, dass mehr Frauen als Männer solch einer nicht entlohnten Arbeit nachgehen und dass auch mehr Frauen in geringverdienenden Jobs arbeiten. Es ist anzunehmen, dass auch in der Gesamtschau der Migrantinnen die Frauen in größerem Maße geringfügigen oder Teilzeitbeschäftigungen nachgehen als Männer. Dies spiegelt wahrscheinlich – wie die 59 % weiblicher Nichterwerbspersonen in Tab. 2-6 – die anfallende Sorgearbeit im Haushalt wider. Im Übrigen deuten auch die leicht höhere Anzahl unbezahlter Arbeit auf mehr Arbeit innerhalb des Familienverbunds und deshalb innerhalb der Sprachgemeinschaft, was mit weniger Sprachlerngelegenheit einher geht.

Erwerbstätigkeit nach Geschlecht	Gesamt	davon erwerbs-tätig[2]	davon nicht erwerbstätig[3]	davon Nichterwerbs-personen, z. B. wegen Kinderbetreuung[4]
Frauen	50 %	43%	38%	59%
Männer	50 %	57%	62%	41%
Insgesamt	14.166.000 100 %	7.724.000 100 %	527.000 100 %	5.915.000 100 %

Tab. 2-6: Erwerbstätigkeit nach Geschlecht (ebd.: 419, 439, 459)

Einkommen nach Geschlecht	Frauen	Männer
unter 500 €	424.000	142.000
500–1000 €	640.000	337.000
1000–1500 €	820.000	657.000
1500–2000 €	583.000	1.021.000
2000–2500 €	396.000	937.000
2500–3000 €	188.000	474.000
3000–3500 €	96.000	292.000
über 3500 €	148.000	502.000
kein Einkommen	24.000	14.000

Tab. 2-7: Einkommen nach Geschlecht (ebd.: 462f., 442f.)

2 15 Jahre oder älter bei mindestens einer Stunde Arbeit in der jeweiligen Berichtswoche (Destatis 2023a: 20).

3 Personen, die nicht mindestens einer Stunde Arbeit pro Woche nachgehen, aber aktiv nach einer Arbeit suchen (Destatis 2023a: 20).

4 Die Kinderbetreuung ist hier als Beispiel angegeben, weil sie sich in Kosyakova et al. (2021: 10) die Sorgearbeit als größter Faktor in den Unterschieden zwischen weiblicher und männlicher Erwerbstätigkeit herausstellte. Der Mikrozensus definiert Nichterwerbspersonen als „Personen, die nach dem ILO-Konzept weder als erwerbstätig noch als erwerbslos einzustufen sind. Es handelt sich um Personen, die keine […] auf Erwerb gerichtete Tätigkeit ausüben oder suchen. Personen unter 15 Jahren zählen grundsätzlich zu den Nichterwerbspersonen" (Destatis 2023a: 23). Das statistische Landesamt Baden-Württemberg ergänzt: „[…] alle Personen, die keiner Erwerbstätigkeit nachgehen und die […] dem Arbeitsmarkt nicht binnen zwei Wochen zur Verfügung stehen, z. B. wegen längerer Krankheit, Kinderbetreuung, oder bereits feststehendem Arbeitsbeginn in mehr als drei Monaten." (Statistisches Landesamt Baden-Württemberg o. J.).

Es ist anzunehmen, dass die von Kosyakova et al. (2021) angegebenen migrations- und geschlechterspezifischen Faktoren in ähnlicher Weise auf die Gesamtzahl von Frauen mit eigener Migrationserfahrung zutreffen. Frauen mit eigener Migrationserfahrung haben also tendenziell weniger Gelegenheit (Scheible/Rother 2017), Deutsch zu lernen und länderspezifisches Wissen und Fähigkeiten zu akquirieren. Zum länderspezifischen bzw. kulturellen (Islertas 2020; Bauer 2019) Wissen gehört auch die Gesundheitskompetenz. Die Erhebung anhand des HLS-GER 2 zeigt an vielen Stellen eine geringe Gesundheitskompetenz von Menschen mit eigener Migrationserfahrung. Menschen, deren Eltern Migrationserfahrung haben, sind hier mit Menschen ohne Migrationshintergrund gleichauf (Schaeffer et al. 2021: 24) (s. Kap. 3.2).

In diesem Kapitel wurde bisher über „Menschen mit Migrationshintergrund" mit oder ohne eigene Migrationserfahrung gesprochen, da dies die Terminologie aus dem Mikrozensus ist. Da die Terminologie auch anderen für diese Arbeit relevanten Studien zugrunde liegt, wird sie in Diskussionen um diese Studien weiterverwendet. Probandinnen hatten eigene Migrationserfahrung und sprachen Deutsch nicht als Erstsprache. Die Probandinnen der vorliegenden Studie wurden danach ausgewählt, ob sie Deutsch als Zweitsprache, also Deutsch in Deutschland entweder ungesteuert oder teilgesteuert lernen (vgl. Bredel/Maaß 2016a: 169). Wie oben beschrieben besuchen viele Migrantinnen Integrations- oder andere Sprachkurse und lernen so teilgesteuert Deutsch, dies trifft in besonderem Maße auf die Probandinnen der vorliegenden Studie zu (s. Kap. 5). Im Folgenden werden die intendierten Zielgruppen der Leichte-Sprache-Plus-Regeln als „Lernende des Deutschen als Zweitsprache" bezeichnet, da diese Phrase die relevanten Merkmale hervorhebt: das noch-Lernen der Sprache, das Lernen der Sprache im Zielland und die eigene Migrationserfahrung aus einer Sprach- und somit Kulturgemeinschaft in eine andere. „Menschen mit Deutsch als Zweitsprache" wird verwendet, wenn alle Menschen, die Deutsch als Zweitsprache lernen oder sprechen, gemeint sind – also auch alle, die bereits keine Lernervarietäten (nach Klein/Dimroth 2003: 151) mehr sprechen, sondern die Zielsprache Deutsch.

Die Unterschiede zwischen Sprache und Kultur von Herkunfts- und Zielgemeinschaft manifestieren sich in Barrieren, welche von Rink (2020), Keller (2020), Lang (2021) und Ahrens/Fioravanti (2022) bereits für die Zielgruppe

„Lernende des Deutschen als Zweitsprache" näher diskutiert wurden. Eine Überprüfung durch Kommunikations- und Kulturexpertinnen aus der Zielgruppe steht aus. Die bisherigen Überlegungen werden in den folgenden Absätzen dargelegt.

Barrieretyp in der Experte-Laie-Kommunikation	**DaZ-Lernende**
Wahrnehmungsbarriere	
Kognitionsbarriere	
Motorikbarriere	
Sprachbarriere	1
Kulturbarriere: Parakultur	1
Kulturbarriere: Diakultur	1
Fachbarriere	1
Fachsprachenbarriere	1
Medienbarriere: phonisch	
Medienbarriere: grafisch	
Medienbarriere: Medium *per se*	0,5
Motivationsbarriere	1
Emotionsbarriere	abhängig von Kommunikationssituation

Tab. 2-8: Kommunikationsbarrieren in der Experte-Laie-Kommunikation für Lernende des Deutschen als Zweitsprache Grundlage des Barriereindex von (nach Rink 2020: 143 unter Berücksichtigung von Keller 2020: 63, Lang 2021: 135, Ahrens/Fioravanti 2022)

Lernende des Deutschen als Zweitsprache sind mit Kulturbarrieren konfrontiert. Vermeer (1990b: 229) unterscheidet „neben der Gesellschaft als ganzer (neben ihrer ‚Parakultur') Teile der Gesellschaft mit ihren jeweiligen ‚Diakulturen' bis hinab zu den Normen und Konventionen eines einzelnen Mitglieds", letztere nennt er die „Idiokultur". Diakulturen nennt man allgemeinsprachlich „Subkulturen". Dabei kann es sich z. B. um Fachkulturen oder migrantische Kulturen wie die türkische Community in Deutschland handeln, in denen die Fachsprache oder Sprache nur eines der identitätsstiftenden Merkmale ist. Für die vorliegende Arbeit sind die Para- und die Diakulturen von Leserinnen relevant (für Diakultur in der Barrierefreien Kommunikation vgl. Keller 2020; Bredel/Maaß 2016a: 209). Im Sinne der Kulturbarriere ist also nicht nur eine Parakulturbarriere wichtig, die z. B. Unterschiede in Rollenvorstellungen (Bachmann et al. 2014; Småland Goth/Berg 2011), Vorstellungen von Gesundheit und Krankheit (Kleinman 1977), Kommunikationsstile (Meeuwesen et al. 2007) oder Gesundheitssystem (Beiträge in Schölkopf/Pressel 2017) begründet. Einen Überblick über das Thema Gesundheitskompetenz und Kultur gibt Islertas (2020). Keller (2020: 63) beschreibt die Diakulturbarriere für diakulturelle Merkmale wie das Fehlen von Textsortenkenntnis, was auf Lernende des DaZ zutreffen kann. Hier möchte ich aber insbesondere auf die Barriere zu Diakulturen wie Expertinnen eines Faches (z. B. Ärztinnen) hinweisen, welche sich anhand ihrer Sozialisation in eine Fachgemeinschaft (s. u.), zu der Laiinnen keinen Zugang haben, auszeichnen. So bleiben bestimmte fachbereichsspezifische Funktionen für Laiinnen möglicherweise nicht nachvollziehbar, z. B. die rechtliche Absicherungsfunktion der Patientenaufklärung oder die Konzeption von Texten nach Vorgaben des Faches (vgl. Kap. 6) statt nach den Ansprüchen der Adressatinnen.

Eine Sprachbarriere trifft zu, da die Zielgruppen als Lernende per Definition die Zielsprache Deutsch noch nicht erreicht haben und sog. Lernervarietäten sprachen (Klein/Dimroth 2003). Etwa ein Drittel aller Lernenden erreicht die Zielsprache nach Klein/Dimroth (2003: 135) nicht (die Zielsprache ist ugs. das „muttersprachliche Niveau", bei dem L1-Sprechende das Deutsch der Lernerin als „perfekt" wahrnehmen, vgl. Klein (2007), s. Kap. 4.1), wenn ihre Lernervarietät für die meisten Kommunikationsanlässe ausreicht (Klein/Dimroth 2003: 155) – egal wie viel Zeit sie in Deutschland verbringen (Estévez Grossi 2017; Meisel et al. 1981: 132). Auf Menschen mit DaZ, die bereits die Zielsprache Deutsch erreicht haben, trifft diese Barriere nicht mehr oder nur in sehr begrenztem Umfang zu. Die Fach- und Fachsprachenbarrieren betreffen potenziell alle Zielgruppen von Experte-Laie-Kommunikation, nicht nur DaZ-Lernende (Rink 2020). Sie entstehen durch diakulturelle Unterschiede: Ärztinnen wurden durch Studium, Praxiszeiten sowie Aus- und Weiterbildungen in eine Fachdisziplin sozialisiert (vgl. z. B. Lempert 2006), welche ihre eigenen Arten zu handeln und zu sprechen haben, und – für den Gegenstand der vorliegenden Arbeit am wichtigsten – ein detailliertes und komplex integriertes Fachwissen besitzen, über das Laiinnen nicht verfügen (Fachbarriere). Dieses Fachwissen wird innerhalb der Fachdisziplin in komplexen fachsprachlichen Strukturen ausgedrückt, z. B. in Fachtermini, besonderen syntaktischen Strukturen (Riha 2001) und Metaphern (Zurolo 2021). Diese fachsprachlichen Elemente sind ohne das nötige dahinterstehende Fachwissen nicht oder schwer zu verstehen und somit für Laiinnen unzugänglich (Fachsprachenbarriere). Ahrens/Fioravanti (2022) argumentieren, dass auch die Medienbarriere nicht unberücksichtigt bleiben darf, da die Mediennutzung von den Gewohnheiten und Präferenzen innerhalb para- und diakultureller Strukturen abhängt sowie auch von der Anbindung an die Strukturen im Herkunftsland. Dazu gehört, ob ein Medium im Land verfügbar ist – für das Smartphone betrifft das z. B. die internationale Verfügbarkeit von *Meta*-Apps wie *Facebook* und *WhatsApp*, welche bspw. in China gesperrt sind. Hier ist stattdessen die Chat-App WeChat verbreitet, was sich u. a. auf chinesische Migrantinnen in Italien auswirkt (ebd.: 275). Wie Simon/Neuwöhner (2011) feststellen, gibt es unterschiedliche Mediennutzungspräferenzen zwischen Fernsehen und Radio unter Menschen mit Migrationshintergrund in Deutschland. Unter den untersuchten Menschen mit Migrationshintergrund waren es die Menschen mit türkischem Migrationshintergrund, die in Deutschland am ehesten ausschließlich türkischsprachiges Fernsehen nutzten (29 % der Befragten mit türkischem Migrationshintergrund) (ebd.: 468). Im Gegensatz dazu waren es unter den Menschen mit polnischem Migrationshintergrund nur 6 % (ebd.: 468). Umgekehrt nutzten Menschen mit polnischem Migrationshintergrund am ehesten ausschließlich deutschsprachiges Radio (75 %), während es unter den Menschen mit türkischem Migrationshintergrund nur 32 % waren (ebd.: 468). Dabei sind aber nicht nur Herkunftsland, sondern auch Deutschniveau und Alter ausschlaggebend (diese Zusammenfassung auch in Ahrens/Fioravanti 2022: 275).

Zwar kann nicht pauschal eine Emotions- oder Motivationsbarriere angenommen werden, die Wahrscheinlichkeit für beide ist aber höher, wenn eine Sprachbarriere besteht. Die Emotionsbarriere betrifft Kommunikationssituationen (Lang 2021) und trifft z. B. zu, wenn eine ernste Diagnose kommuniziert wurde – hiernach werden u. U. keine Informationen mehr verstanden oder behalten (s. Kap. 4). Die Emotionsbarriere kann auch gerade dann relevant werden, wenn Menschen frustrierende Dolmetschsituationen erleben (z. B.

Baars et al. 2017; Zendedel et al. 2016) oder Diskriminierung ausgesetzt sind (z. B. Aikins et al. 2021; Wegrzyn/Jochimsen 2020). Eine Motivationsbarriere besteht z. B. bei besonders langen Texten oder Texten, mit denen Leserinnen schlechte Erfahrungen gemacht haben. Lang (2021: 134) definiert für die Behördenkommunikation „eine textsorten- bzw. senderbezogene Motivationsbarriere". Viele Lernende des Deutschen als Zweitsprache könnten negative Erfahrungen mit Verwaltungskommunikation gemacht haben und somit wenig Lesemotivation bei Verwaltungstexten verspüren. Sie kann auch insbesondere bestehen, wenn das (selbst eingeschätzte oder objektive) Sprachniveau für einen deutschsprachigen Text (mündlich oder schriftlich) nicht ausreicht. In diesem Falle werden Texte u. U. nicht gelesen oder Kommunikationssituationen vermieden (vgl. Akhavan/Karlsen 2013).

Hervorzuheben ist, dass sich diese Barrieren auf Texte beziehen, denen Lernende des DaZ in Deutschland begegnen und die für in Deutschland sozialisierte Menschen produziert wurden. Texte, die insbesondere für die Zielgruppe konzipiert wurden, sollten geringere Barrieren beinhalten. Es ist zu erwarten, dass auch Texte der Herkunftsgemeinschaft, die in Deutschland gelesen werden, weniger oder keine Barrieren aufweisen. Die nach Destatis (2023a) und Kosyakova et al. (2021) dargelegten Zahlen zeigen weniger Sprachlerngelegenheiten und landesspezifische, und somit kulturspezifische, Lerngelegenheiten für Frauen, da diese sich in größerem Umfang im Haushalt und Familienbund aufhalten und in geringerem Umfang arbeiten oder an Sprachkursen teilnehmen. Deshalb ist anzunehmen, dass die o. g. Kommunikationsbarrieren in größerem Maße auf Frauen als auf Männer zutreffen können, insbesondere auf Frauen mit geringem Einkommen und geringer Bildung (z. B. ersichtlich an der gemessenen Gesundheitskompetenz, z. B. Schaeffer et al. 2021: 23; Berens et al. 2022: 18, 19).

3 Zugang zu Gesundheitsinformationen

Gesundheitskompetenz ist gesundheitssystemspezifisch und hat international verschiedene Definitionen, die unterschiedliche Elemente fokussieren. In diesem Kapitel wird der Terminus „Gesundheitskompetenz“ nach Sørensen et al. (2012) diskutiert (Kap. 3.1) und die Forschungslage der Gesundheitskompetenz von Migrantinnen in Deutschland anhand der HLS-GER2- und der HLS-MIG-Studien dargelegt (Kap. 3.2).

3.1 Finden, Verstehen, Bewerten und Anwenden von Gesundheitsinformationen

Das Konzept *Gesundheitskompetenz* (Englisch: *Health Literacy*) ist in der Public Health viel diskutiert und hat keine einheitliche Definition. Beliebt – und für sprachwissenschaftliche Ansätze besonders nützlich – ist die Konzeptualisierung nach Sørensen et al. (2012: 3), welche anhand einer sog. „systematischen Literaturrecherche“ aus bereits existierenden Definitionen erarbeitet wurde:

> *Health literacy is linked to literacy and entails people's knowledge, motivation and competences to access, understand, appraise, and apply health information in order to make judgments and take decisions in everyday life concerning healthcare, disease prevention and health promotion to maintain or improve quality of life during the life course.*

Nach Sørensen et al. (2012: 3) besteht *Health Literacy* demnach aus den vier Dimensionen *access, understand, appraise* und *apply* (zu Deutsch i. d. R. *finden, verstehen, bewerten* und *anwenden*). Wie in Posselt et al. (2023) vorgestellt, werden diese Dimensionen in der interdisziplinären Forschung um

„Gesundheitskompetenz" für jedes Projekt genauer definiert – so auch in der vorliegenden Arbeit (s. Ahrens et al. 2022). In diesem Projekt werden die vier Dimensionen wie unten aufgeführt konzeptualisiert und, wie in Abb. 3-3 zu sehen, an der Treppe zur Barrierefreien Kommunikation (Maaß/Rink 2019: 24) situiert, welche die Zugänglichkeit von Kommunikaten aufschlüsselt. Alle Elemente werden durch individuelle und institutionelle Faktoren beeinflusst (vgl. Bitzer/Sørensen 2018). Das bedeutet, dass eine hohe oder geringe Gesundheitskompetenz keine individuelle Eigenschaft ist, sondern durch die Gestaltung des Gesundheitssystems positiv oder negativ beeinflusst wird.

Finden (*access*):
Finden wird im Sinne des englischen Lexems *access* definiert. Es umfasst das Auffinden (*retrieve*, Abb. 3-3) und Wahrnehmen (*perceive*, Abb. 3-3) von Kommunikaten. Das Auffinden nach Sørensen et al. die Elemente *suchen* (*seek*), *finden* (*find*) und *erhalten* (*obtain*). Zu *access* gehört nach Sørensen et al. (2012: 9) auch die Vertrauenswürdigkeit (*trustworthiness*) des Textsenders, also z. B. ein Verlag oder eine Internetplattform (vgl. Ahrens et al. 2022: 19). In der vorliegenden Arbeit wird *trustworthiness* unter *bewerten* diskutiert (s. u.).

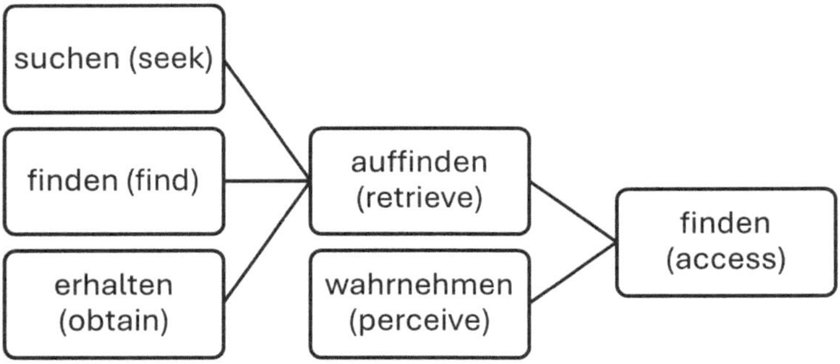

Abb. 3-1: Elemente der Gesundheitskompetenzdimension „finden" (vgl. ebd.: 19)

Verstehen (*understand* in Sørensen et al. (2012)/*comprehend* in Maaß (2020)):
Im vorliegenden Projekt ist **Verstehen** „der [...] Aufbau einer konsistenten und kohärenten mentalen Repräsentation eines Sachverhalts" (Schnotz 1994: 35) „durch den der Leser die Bedeutung eines Textes erkennt und mental reprä-

sentiert“ (Schiefele 1996: 91). *Verstehen* geht mit *Wahrnehmen* (*perceive*) und mit *Verknüpfen* (*link*) einher (Kap. 4.2), wird aber für Forschungszwecke von diesen getrennt (Abb. 3-3). Die Konzeptualisierung von *Verstehen* nach Sørensen et al. (2012: 9) ist nicht Teil der vorliegenden Arbeit (für eine Diskussion s. Ahrens et al. (2022: 20f.). *Verstehen* wird im Kap. 4.2 eingehend diskutiert.

Bewerten (*appraise*):

Bewerten besteht nach Sørensen et al. (2012: 9) aus den Elementen *interpretieren* (*interpret*), *filtern* (filter), *judge* und *evaluate* (vgl. Ahrens et al. 2022: 20f.). *Judge* und *evaluate* werden in Sørensen et al. nicht weiter definiert und sollen hier als *ein* Element betrachtet werden, da der Unterschied im interlingualen Diskurs nicht auszumachen ist – beide könnten zu Deutsch *bewerten*, *beurteilen* oder *evaluieren* bedeuten, in dieser Arbeit sollen beide als *bewerten* gelten und den Kern der Dimension *bewerten* darstellen.

Beim *Interpretieren* und *Filtern* werden – aus linguistischer Sicht – extratextuelle Informationen wie Vorwissen und Informationen zum Sender (nach Sørensen et al. *trustworthiness*) hinzugezogen (vgl. Kercher 2013: 70), um sie im nächsten Schritt *Handeln/Anwenden* auf die eigene Situation zu übertragen. Dabei werden die relevante Textinformationen ausgewählt (*filtern*) und ihre Bedeutung anhand von vorhandenen Vorwissens und Wertvorstellungen *interpretiert* – sie werden also mit dem Vorwissen **verknüpft**. Daraufhin werden sie *bewertet* (*judge/evaluate*) und im Anschluss **akzeptiert** – oder auch nicht.

Lang (2021: 116f.) geht davon aus, dass die *Akzeptanz* des Senders (also *trustworthiness*), die Vorerfahrungen mit Texten des Senders und das *Verstehen* wechselseitig beeinflussen (ebd.: 117; Ahrens et al. 2022: 19). Ist die *Akzeptabilität* des Textes niedrig, weil der Sender nicht akzeptabel ist (z. B. eine nicht vertrauenswürdige Webseite), so kann die Textrezeption abgebrochen oder verweigert werden (Lang 2021: 116). *Akzeptabilität* wirkt sich aber auch auf der Textebene selbst aus. Hier ist sie das Ergebnis des *Verstehens*- und *Bewertungs*prozesses und damit eine Voraussetzung für erfolgreiches *Handeln* bzw. *Anwenden* (vgl. ebd.: 114). Bei gutem *Verstehen* können die Informationen mit dem Vorwissen und mit den eigenen Wertvorstellungen *verknüpft* werden. Dies macht es möglich, die Informationen zu *bewerten*. Bei positiver Bewertung wird die Information bzw. der Text schließlich *akzeptiert*. Akzeptierte Informationen können am Ende *angewandt* werden. In der vorliegenden Arbeit ist insbes. das *Akzeptieren*, das aus dem Verstehens- und Bewertungsprozesses resultiert, relevant.

In diesem Projekt wird **Bewerten** als Abwägen der *Akzeptabilität* der Textinformationen definiert. Dieses Abwägen basiert auf dem *Filtern* und *Interpretieren* der *verstandenen* und *verknüpften* Textinformationen.

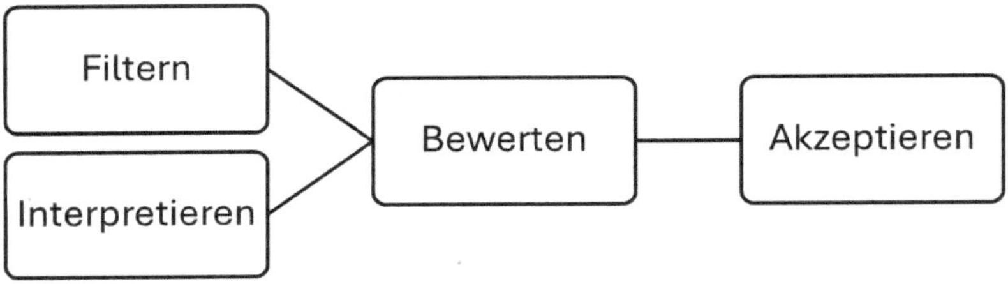

Abb. 3-2: Elemente der Gesundheitskompetenzdimension „bewerten"

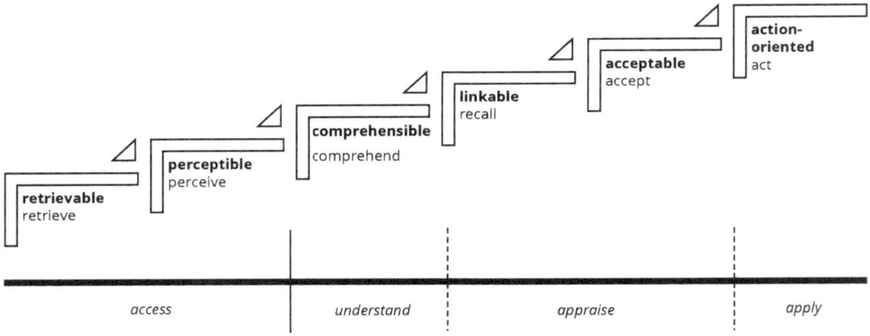

Abb. 3-3: Zusammenführung der Gesundheitskompetenzdimensionen und der Treppe zur Barrierefreien Kommunikation aus Ahrens et al. (2022: 21)

Anwenden (*apply*):

Anwenden wird in diesem Projekt nach Sørensen et al. (2012: 9) definiert als „the ability to communicate and use the information to make a decision to maintain and improve health."

Abb. 3-3 zeigt die Stratifizierung der Gesundheitskompetenzdimensionen an der Treppe zur Barrierefreien Kommunikation. Die gefetteten Wörter in den

„Stufen" der Treppe zeigen die Textseite, der Normaldruck die Rezipientinnenseite. Um aufgrund der Informationen im Text handeln zu können (d.h. im Sinne der vorliegenden Arbeit: um über die Informationen kommunizieren zu können und aufgrund der Informationen Entscheidungen treffen zu können), muss die Leserin den Text *auffinden*, *wahrnehmen*, *verstehen*, *behalten* und *akzeptieren* können. Für die Textsorte bedeutet das, der Text muss *auffindbar*, *wahrnehmbar*, *verständlich*, *verknüpfbar*, *akzeptabel* und *handlungsorientierend* sein (für eine nähere Ausführung des Modells s. Maaß 2020). Der Text muss demnach auf seine Zielgruppe angepasst sein, sodass diese sechs Voraussetzung erfüllt sind. Die horizontale Linie in Abb. 3-3 zeigt die Verortung der Gesundheitskompetenzdimensionen an den Stufen der Treppe zur Barrierefreien Kommunikation. Die vertikalen Linien zeigen, ob die nebeneinanderliegenden Dimensionen nach Sørensen et al. (2012) klar voneinander getrennt sind oder sich – aus sprachwissenschaftlicher Sicht – überlappen. So sind *finden* und *verstehen* klar voneinander abgegrenzt, *verstehen*, *bewerten* und *anwenden* nach Sørensen et al. jedoch nicht. In der vorliegenden Arbeit werden die Termini so verwendet, wie hier in Kap. 3.1 dargestellt und, im Falle von *Wahrnehmen* und *Verstehen*, in Kap. 4.2 vertieft.

3.2 Zugang zu Gesundheitsinformationen für Menschen mit eigener Migrationserfahrung

Zuletzt unterschieden deutsche Erhebungen zwischen Menschen mit und ohne eigener Migrationserfahrung. Gesundheitskompetenz wird z. B. im HLS-GER 2 erhoben, einer Erhebung zur Gesundheitskompetenz in Deutschland, die auf einem Instrument zur Selbsteinschätzung beruht. Auf den HLS-GER 2 beziehen sich die Daten in diesem Kapitel. Gesundheitskompetenz wird hier in vier Kompetenzniveaus eingeteilt: *exzellent*, *ausreichend*, *problematisch* und *inadäquat*. Diese Niveaus werden dichotomisiert: *exzellente* und *ausreichende* Gesundheitskompetenz sind „hohe" Gesundheitskompetenz und *problematische* und *inadäquate* Gesundheitskompetenz sind „geringe" Gesundheitskompetenz (Schaeffer et al. 2021: 11).

Laut HLS-GER 2 (ebd.: 21) haben in Deutschland ca. 59 % der Bevölkerung eine geringe Gesundheitskompetenz. Unter den Menschen mit Migrationshintergrund sind es ca. 63 % mit geringer Gesundheitskompetenz (ebd.: 23), aber nur bei Menschen mit *eigener* Migrationserfahrung zeigt sich eine statistische Signifikanz gegenüber Menschen ohne Migrationshintergrund (ebd.: 24). Schaeffer et al. (2021: 25) weisen darauf hin, dass nur Menschen mit ausreichenden Deutschkenntnissen an der Umfrage teilnehmen konnten. Menschen mit eigener Migrationserfahrung bilden laut HLS-GER-2-Erhebung eine sog. vulnerable Gruppe, also eine Gruppe, bei der eine geringe Gesundheitskompetenz gemessen wird (vgl. Berens et al. 2022).

Der HLS-GER 2 schlüsselt nur wenige Aspekte von Gesundheitskompetenz für Menschen mit eigener Migrationserfahrung auf. Demnach schätzen Menschen mit Migrationserfahrung es

> *als (sehr) schwierig ein, sich für eine bestimmte Gesundheitseinrichtung oder einen Gesundheitsdienstleistenden zu entscheiden (63,2 Prozent). Auch Qualitätsinformationen ausfindig zu machen, findet der Großteil von ihnen vergleichsweise (sehr) schwierig (78,2 Prozent). (Schaeffer et al. 2021: 78)*

Da der HLS-GER 2 wenig Aufschluss über Menschen mit eigener Migrationserfahrung im Speziellen gibt, sollen nähere Dimensionen und Aspekte von Gesundheitskompetenz aus dem HLS-MIG (Berens et al. 2022) zusammengefasst werden. Hier wird die Gesundheitskompetenz für Menschen aus dem ex-sowjetischen Raum und der Türkei näher beleuchtet.

Geringe Gesundheitskompetenz	Herkunftsland Türkei	ex-sowjetische Herkunftsländer
Finden	54 %	46 %
Verstehen	57 %	37 %
Beurteilen	70%	70%
Anwenden	52 %	58 %

Tab. 3-1: Geringe Gesundheitskompetenz in den vier Dimensionen finden, verstehen, beurteilen, anwenden unter Menschen mit eigener Migrationserfahrung (ebd.: 22–23)

Frauen suchen dabei etwas häufiger als Männer nach „Informationen zu gesundheitlichen oder medizinischen Themen" (ebd.: 41). Ca. 92 % der Frauen mit ex-sowjetischem Migrationshintergrund (eigener oder elterlicher) haben diese schon einmal gesucht und ca. 86,2 % der Frauen mit türkischem Hintergrund (ebd.: 41). Bei den Männern sind es je 81 % bzw. 79,8 % respektive (ebd.: 41). Unter den Menschen mit eigener Migrationserfahrung 41 % (ex-sowjetischer Hintergrund) bzw. 61,2 % (türkischer Hintergrund) in den letzten 12 Monaten eine Erklärung nicht verstanden, noch mehr unter den Probandinnen, die das Interview auf Russisch bzw. Türkisch geführt haben (s. Tab. 3-2 aus ebd.: 44).

Antworten „ja" auf die Frage „Wenn Sie einmal an die letzten 12 Monate denken: Ist es vorgekommen, dass Sie Erklärungen von jemandem nicht richtig verstanden haben?"	ex-sowjetischer Migrations-hintergrund	türkischer Migrations-hintergrund
Gesamt	41,6 %	49,5 %
Interview auf Deutsch	40,6 %	41,4 %
Interview auf Russisch oder Türkisch	42,5 %	64,2 %
elterliche Migrationserfahrung	46,5 %	35,5 %
eigene Migrationserfahrung	41,0 %	61,2 %

Tab. 3-2: Angaben, ob Erklärungen nicht verstanden wurden nach Probandinneneigenschaften in Prozent aus Berens et al. (2022: 44)

Die Menschen (mit und ohne eigene Migrationserfahrung), die von Verstehensschwierigkeiten berichten, geben am meisten Schwierigkeiten bei Fachärztinnen an. Je ca. 60 % der Menschen mit ex-sowjetischem bzw. türkischem Hintergrund geben hier Verstehensschwierigkeiten an. Die nächsten Posten sind die Krankenkasse und die Hausärztin, die je von 35–40 % der Menschen angegeben werden (ebd.: 43).

Besonders interessant ist die Nutzung fremdsprachlicher Gesundheitsinformationen (Russisch, Türkisch oder andere Sprachen), die vor allem von Menschen, die die Interviews auf Russisch oder insbesondere Türkisch geführt haben, präferiert werden (vgl. ebd.: 44). Menschen ohne eigene Migrationserfahrung geben nur selten an, nur fremdsprachige Texte zu nutzen – keine Menschen mit ex-sowjetischen Migrationshintergrund und lediglich 1,4 % der Menschen mit türkischem Migrationshintergrund (vgl. ebd.: 45). Zu fast 80 % (ex-sowjetisch) bzw. fast 90 % (türkisch) nutzen die Menschen ohne eigene Migrationserfahrung deutschsprachige Texte.

Anders die Zahlen bei Menschen mit eigener Migrationserfahrung, die damit die Zahlen aus Kapitel 2 zur zuhause gesprochenen Sprache widerspiegeln. Hier nutzen 36 % der Menschen mit eigener Migrationserfahrung aus ex-sowjetischen Ländern nur fremdsprachige Texte, ca. 31 % beides und ca. 32 % nur deutsche Texte. Unter Menschen mit eigener Migrationserfahrung aus der Türkei lesen 55 % nur fremdsprachige Texte, 16 % beides und 29 % nur deutsche Texte (ebd.: 45). Je ca. 55 % der der Menschen, die das Interview auf Deutsch geführt haben, lesen auch nur deutsche Texte – genauso umgekehrt: Ca. 55 % der Menschen, die das Interview auf Russisch geführt haben, lesen nur fremdsprachige Texte. Genauso in der anderen Sprachgruppe, nur in höherer Prozentzahl: Je ca. 77 % der Menschen, die das Interview auf Deutsch geführt haben, lesen auch nur deutsche Texte – genauso umgekehrt: Ca. 75 % der Menschen, die das Interview auf Türkisch geführt haben, lesen nur fremdsprachige Texte (ebd.: 45). Es wurde auch gefragt, wie viele Menschen Informationsangebote aus russischsprachigen Ländern oder der Türkei rezipieren (gegenüber z. B. Übersetzungen deutscher Texte). 75 % der Menschen mit ex-sowjetischem Hintergrund, die das Interview auf Russisch geführt hatten und 62 % mit eigener Migrationserfahrung nutzten solche Texte (ebd.: 46). Unter Menschen mit türkischem Hintergrund waren es 51 % der

Menschen mit türkischem Interview und 48 % der Menschen mit eigener Migrationserfahrung (ebd.: 46). Menschen, die das Interview auf Deutsch führten, nutzten aber immer noch Texte aus diesen Ländern (39 % ex-sowjetisch und 24 % türkisch). Menschen mit elterlicher Migrationserfahrung nutzten in geringerem Umfang Texte aus russischsprachigen Ländern oder der Türkei (13 % ex-sowjetisch, 17 % türkisch).

Eines der Probleme in der Kommunikation mit Ärztinnen zeigt sich auch in der Allgemeinbevölkerung, nämlich die Termini zu verstehen, die von Ärztinnen genutzt werden (ebd.: 65; Schaeffer et al. 2021: 83). Kap. 7 wird zeigen, dass es hier verschiedene Lösungen für Menschen mit Deutsch als L1 und L2 braucht, und dass die Verstehensschwierigkeiten, zumindest zum Teil, unterschiedliche Ursachen haben können.

Der Gesundheitskompetenz von DaZ-Lernenden wurde sich hier mit den vorhandenen Daten zu Menschen mit Migrationshintergrund anhand aktueller Selbsteinschätzungsstudien, erhoben durch HLS-GER 2 und HLS-MIG, genähert. Es ist ersichtlich, dass zwischen Menschen mit eigener Migrationserfahrung und Menschen mit elterlicher Migrationserfahrung unterschieden werden muss. Unter 63 % der Menschen mit Migrationshintergrund mit geringer Gesundheitskompetenz sind es nur die Menschen mit *eigener* Migrationserfahrung, die signifikant schlechtere Ergebnisse erzielen als die Bevölkerung ohne Migrationshintergrund. Die Navigation im Gesundheitssystem fällt schwer (Berens et al. 2022: 60; Schaeffer et al. 2021: 78), so auch die Identifikation qualitativer Gesundheitsinformationen (ebd.: 78), also das Beurteilen von Informationen (vgl. Berens et al. 2022: 22f.), nicht nur deutschsprachiger Informationen (ebd.: 45f.). Erklärungen von Gesundheitsprofessionen werden zum Teil nicht verstanden (ebd.: 44) und auch Termini werden nicht verstanden (ebd.: 65). Menschen mit Migrationshintergrund nutzen auch fremdsprachige Gesundheitsinformationen, insbesondere Menschen mit eigener Migrationserfahrung und Menschen, die die Interviews auf Russisch oder Türkisch geführt haben (ebd.: 44f.).

Diese Daten und die Informationen aus Kap. 2 zeigen neben Schwierigkeiten auch Chancen und Kompetenzen auf. So die Informationssuche in weiteren Sprachen neben Deutsch und die Nutzung von Netzwerken, z. B. für die Sprachmittlung. Menschen mit Migrationserfahrung sind mit Barrieren konfrontiert, die von institutioneller Seite leicht zu überwinden wären, z. B. die Sprachbarriere, welche das Verstehen beeinträchtigt. Zum Überwinden dieser Barrieren soll die vorliegende Arbeit Lösungen vorschlagen, welche nicht inter-, sondern intralinguale Erleichterungsansätze vorstellt. Es gibt aber auch Barrieren, die schwerer zu überwinden sind und sich laut HLS-GER-2- und HLS-MIG-Erhebungen als schwerwiegender herausstellen, nämlich die Beurteilung von Gesundheitsinformationen und die Navigation im Gesundheitssystem. Diese Barrieren können im Rahmen der vorliegenden Arbeit nicht adressiert werden.

4 Lesen und Verstehen bei DaZ-Lernerinnen

Die vorliegende Arbeit folgt der Unterscheidung zwischen Erst- und Zweitspracherwerb, Fremd- und Zweitspracherwerb, sowie zwischen gesteuertem und ungesteuertem Zweitspracherwerb. Das vorliegende Kapitel legt die Konzepte im Zweitsprachenerwerb dar, die für die vorliegende Arbeit gewinnbringend sind. Deshalb wird in Kap. 4.1 das Deutsch von DaZ-Lernerinnen als eigenständige, in sich sinnvolle „Lernervarietät“ konzeptualisiert. Hierin lassen sich z. B. die „Basisvarietät“ als minimale Lernervarietät und die „Zielsprache“ als zwei Enden eines Spektrums unterscheiden. Es wird kurz diskutiert, wie sich der Zweitspracherwerb bei Kindern von dem erwachsener Lernerinnen unterscheidet, und wie sich der gesteuerte vom ungesteuerten Zweitspracherwerb unterscheidet. Kap. 4.2 legt die relevanten Konzeptionalisierungen von „Verstehen“ und „Verständlichkeit“ dar und ergänzt somit Kap. 3.1. In Kap. 4.3 wird der noch nicht automatisch ablaufende Leseprozesses mit seinen Besonderheiten für Zweitsprachenlernerinnen dargelegt. Es wird umrissen, welche Voraussetzungen erfüllt sein müssen, damit eine Textaussage (Proposition) als „wichtig“ eingestuft werden kann. Kap. 4.4 legt ein Arbeitsgedächtnismodell nach Baddeley (2001) und Kintsch/van Dijk (1978) dar. Im Arbeitsgedächtnis werden gelesene Informationen gespeichert und verarbeitet. Die Modelle näheren sich dem Prozess an, die diese Informationen im Arbeitsgedächtnis durchlaufen. Dabei berücksichtigen sie u. a. die Lesefähigkeit, Leseflüssigkeit, Wissen über die Aussprache der Wörter, die visuelle Textgestaltung und das bereits existierende Vorwissen zu den Textinformationen. Zum Ende des Kapitels, in Kap. 4.5, wird kulturbasiertes Wissen anhand des „Schemamodells“ konzeptualisiert. Demnach wird kulturbasiertes Wissen als „Schema“ abgelegt, das in einem Netzwerk mit anderen Schemata verbunden ist. Kap. 4.6 zieht ein Fazit zu den Verstehensvoraussetzungen von L2-Lernerinnen und fasst die für diese Arbeit wichtigen Punkte zusammen.

4.1 DaZ-Lernerinnen sprechen „Lernervarietäten"

Ein Kind beginnt die Erstsprache(n) bereits vor dem Alter von drei Jahren zu lernen. Zweitsprachen hingegen werden „nach dem Alter von 3 Jahren" (Harr et al. 2018: 11) bzw. ab einem Alter von fünf Jahren (vgl. Czinglar 2013: 14) erlernt. Die Fremdsprache wird i. d. R. im Heimatland (wichtig: nicht im Zielland) in einer Unterrichtssituation, also gesteuert, erlernt (vgl. Harr et al. 2018: 8). Die Zweitsprache hingegen wird im Zielland (oder „Aufnahmeland") erlernt und zwar ungesteuert, also ohne Unterricht, in der Interaktion mit L1-Sprecherinnen und anderen L2-Lernerinnen (vgl. Grießhaber 2016: 128; Harr et al. 2018: 8). In Wirklichkeit vermischen sich beide Vermittlungssituationen, z. B. weil die Rechtsprechung für bestimmte Migrantinnengruppen die Teilnahme an Integrationskursen vorsieht (Bundesamt für Migration und Flüchtlinge o. J.).

Während der Zweitspracherwerb bei Kindern viel erforscht ist, wird er für Erwachsene vernachlässigt (vgl. Sahlender/Schrader 2017: 279). Es ist bekannt, dass Kinder eine Zweitsprache erfolgreicher erlernen als Erwachsene. Eine „erfolgreiche" Beherrschung, standardsprachlich als „perfekt" bezeichnet, der L2 wird dadurch bewertet, ob Erstsprachlerinnen die L2-Sprecherinnen als „perfekte" Sprecherinnen bewerten (vgl. Klein 2007: 141). Erwachsene können alle bisher untersuchten Aspekte des Spracherwerbs perfekt erlernen, tun dies i. d. R. aber nicht (ebd.: 138; Harr et al. 2018: 12). Klein (2007: 143) führt dies darauf zurück, dass Kinder sich eine soziale Identität, welche eng mit der Verkehrssprache der Gesamtgesellschaft zusammenhängt, erarbeiten müssen, während Erwachsene bereits eine soziale Identität haben (für eine Diskussion des Alterseffekts s. Czinglar 2013: 250). Die L2 wird hierfür also nicht gebraucht oder bedroht gar diese bereits bestehende Identität (vgl. Klein 2007: 143). Dies ist eine Annahme, die für die vorliegende Arbeit übernommen wird. Eine weitere in der Literatur diskutierte Begründung ist die sog. *critical period hypothesis*, nach der es einen bestimmten Zeitraum gibt, in dem Sprachen erfolgreich erlernt werden können (vgl. ebd.: 141). Diese wird z. B. von Klein (2007: 141) abgelehnt und im Rahmen der vorliegenden Arbeit nicht berücksichtigt.

Für Forschungsprojekte zur Leichten und Einfachen Sprache für Menschen mit DaZ erscheint die *Interlanguage*-Hypothese als Erwerbshypothese sinnvoll. Sie entfernt sich vom defizitären Verständnis vom Spracherwerb, in der Lerneräußerungen anhand ihrer Differenz vom Standard definiert werden – also welche Fehler gemacht werden. Die Interlanguage-Hypothese hingegen respektiert die sog. Lernervarietäten (*Interlanguages*) in ihren Funktionen und Regelhaftigkeiten, die sich von Funktionalität und Regelhaftigkeit des Standards unterscheiden. Verschiedene Aspekte dieser Lernervarietäten sind unabhängig von L1 und L2 und können somit bei einer breiten Masse von DaZ-Lernerinnen angenommen werden.

Im Longitudinalprojekt „Second Language Acquisition by Adult Immigrants" (gefördert von der *European Science Foundation*, ESF) wurde in den 1980ern die sog. Basisvarietät (*base variety*) abgeleitet. Das EFS-Korpus umfasst den Spracherwerb von Arbeiterinnen, die in europäische Länder immigriert waren. Zum Korpus gehören u.a. die Zielsprachen Deutsch, Niederländisch, Englisch und Schwedisch und die Erstsprachen Ausgangssprachen Arabisch, Türkisch, Italienisch und Spanisch (Klein/Perdue 1992; Zusammenfassung in Czinglar 2013: 53f.). Für die Zielsprache Deutsch wurden die Erstsprachen Italienisch und Türkisch untersucht (Klein/Perdue 1992). Die Basisvarietät ist eine Spracherwerbsstufe, die zu Beginn des (ungesteuerten) Zweitspracherwerbs durchlaufen wird und auf der ein Drittel der Lernerinnen stehenbleibt (Fossilisierung) (Klein/Dimroth 2003: 153). Es handelt sich dabei um eine Stufe in der Entwicklung der Sprachproduktion. Die Lernerinnen, deren Basisvarietät fossilisiert, bauen nur noch den Wortschatz und situationsgebundene Varianten der Basisvarietät aus (ebd.: 156). Die Basisvarietät zeichnet sich unabhängig von Erst- und Zweitsprache (zur Diskussion der Sprachunabhängigkeit s. Czinglar 2013: 63) durch folgende Merkmale aus: keine Flexion (Klein et al. 1993: 75; Klein/Dimroth 2003: 153), viele Funktionswörter und nach klaren Prinzipien aufgebaute verbale Äußerungen, also das Verb in Grundform und davon abhängige Argumente (vgl. ebd.: 152). Da die Basisvarietät als sprachunabhängig beschrieben wird (obwohl Czinglar 2013 von Einflüssen aus der L1 spricht) und konkrete Eigenschaften der Basisvarietät aufgezählt werden, gibt sie einen Einblick in die Sprachkompetenz von L2-Lernanfängerinnen und somit in die Spracherwerbsstufen. Deshalb wird sie in Kap. 6 wieder aufgegriffen, auch wenn von der Sprachproduktion nicht ohne Weiteres auf die Rezeption beim Lesen geschlossen werden kann.

Die Sprachkompetenz von L2-Lernerinnen, die zumindest teilgesteuert die L2 lernen, also z. B. an Integrationskursen teilnehmen, kann anhand von Curricula (in Kap. 6 Niedersächsisches Kultusministerium 2016a) abgeschätzt werden. Eine nähere Betrachtung ausgewählter Spracherwerbsschritte findet sich in Kapitel 6. Neben Lexik und Syntax müssen mit der Grammatik auch Morphologie erlernt werden, außerdem die Informationsstruktur in Sätzen und in Texten der L2 (vgl. Czinglar 2013: 71) und Elemente wie Höflichkeit.

4.2 Was ist Verstehen?

In diesem Kapitel werden die dieser Arbeit zugrundeliegenden Theorien und Erkenntnisse zum Leseprozess von Texten in der Zweitsprache und zum Verstehen von schriftlichen Texten in der Zweitsprache dargelegt. Verstehen ist „der […] Aufbau einer konsistenten und kohärenten mentalen Repräsentation eines Sachverhalts“ (Schnotz 1994: 35) „durch den der Leser die Bedeutung eines Textes erkennt und mental repräsentiert“ (Schiefele 1996: 91). Dabei bedeutet Verstehen nicht gleichzeitig „den Erwerb und die Speicherung neuen Wissens“ (Kercher 2013: 56). Verstehen findet demnach auf der Rezipientinnenseite statt (Maaß/Rink 2019: 24). Eine mentale Repräsentation ist „the cognitive construct of life-like representations of the world“ (Jäggi et al. 2020: 4; u. a. nach Kintsch/van Dijk 1978), die durch die Interaktion zwischen dem Text und der Leserin entsteht – also durch Bottom-up- (Texteigenschaften) und Top-down-Prozesse (z. B. Vorwissen zum Textthema und Erwartungen der Leserin an die Textsorte) (vgl. Kercher 2013: 71).

Der Gesamtverstehensprozess umschließt nicht nur den durch Schnotz (1994) beschriebenen Aufbau einer kohärenten mentalen Repräsentation, sondern einen mehrstufigen Prozess, der die Perzeption, das Verstehen im engeren Sinne und das Behalten der Informationen umfasst (Maaß 2020: 36). Die **Perzeption** schriftlicher Texte ist die Aktivität der visuellen Wahrnehmung, Aufnahme und Auswertung (vgl. ebd.: 36). Ein Kriterium, welches das Verstehen und Handeln im Standardtext behindert, ist die sinnentstellende Worttrennung am Zeilenende, welche Regressionen verursacht und den Leseprozess verlangsamt (König 2004: 76) bzw. im vorliegenden Projekt die Identifikation von Wörtern hemmte (Ahrens/Maaß 2024). Ein weiteres ist die Anordnung der Zeilen, welche in Standard- und Einfache-Sprache-Text zweispaltig erfolgte. Zu lange Zeilen verursachen Regressionen, da das Arbeitsgedächtnis für ihre komplette Erfassung nicht ausreicht, während zu kurze Zeilen zu langen Fixationspausen führen und so den Lesefluss hemmen (Tinker 1963: 86). **Behalten** ist die Verknüpfung neuer Information mit Vorwissen im Langzeitgedächtnis (Maaß 2020: 27, 42). Gegenstand der vorliegenden Arbeit ist das Verstehen im engeren Sinne, aber Hinweise auf das Wahrnehmen und vor allem auf das Behalten von Textinformationen sind unumgänglich.

Auf Textseite steht die Verständlichkeit, die als „Anpassung des Textes an den Leser" (Groeben 1982: 148) definiert wird. Verständlichkeit besteht aus vielen Komponenten (Kercher 2013: 156), von denen in diesem Projekt Komponenten mit Bezug auf die sprachlichen Texteigenschaften im Fokus stehen.

Auf Nutzerseite ist neben dem Verstehen auch das Nichtverstehen relevant. Nichtverstehen ist die Nichtbildung einer adäquaten oder inadäquaten mentalen Repräsentation (ebd.: 56 unter Rückgriff auf Schnotz 1994: 33), welche von der Leserin erkannt wird, da dem Text kein Sinn entnommen wird. Der Aufbau einer kohärenten mentalen Repräsentation, welche aber „nicht der eigentlichen (bzw. intendierten) Bedeutung des Textes entspricht" (Kercher 2013: 56 mit Bezug auf Schnotz 1994: 32f.), ist Missverstehen. Missverstehen wird i.d. R. nicht erkannt, da eine kohärente mentale Repräsentation entsteht. Missverstehen kann, muss aber nicht, im weiteren Leseprozess bemerkt werden.

4.3 Nicht-automatische Leseprozesse bei DaZ-Lernerinnen

Der Leseprozess gestaltet sich aus Vorwärtssakkaden, Fixationen und Regressionen (vgl. Grießhaber 2016: 253). In der Fixation werden Informationen aufgenommen (vgl. ebd.: 254.). Regressionen sind Indikatoren für „Verständlichkeitshürden" (Kercher 2013: 284), z. B. wenn die neue Information nicht zu vorherigen Informationen passt (s. u.). Je komplexer die Leseanforderung, „desto kürzer die Vorwärtssakkaden, desto länger die Fixation und desto mehr Regressionen werden erforderlich und desto weniger Wörter pro Minute werden gelesen“ (Bredel/Maaß 2016a: 119). Texte in der L2 können solch komplexe Leseanforderungen an schwache L2-Leserinnen stellen, was u. a. zu längeren Fixationszeiten führt (vgl. Nisbet et al. 2021: 16).

Die so extrahierten Propositionen werden im Arbeitsgedächtnis verarbeitet. Dies geschieht in Chunks, deren Größe nach Kintsch/van Dijk (1978: 368, 371) von der Phrasenstruktur des Textes (eine der sprachlichen Eigenschaften) als auch von der Verarbeitungskapazität der Leserin abhängt (für eine Übersicht s. Kercher 2013: 78). Die Verarbeitungskapazität wird u. a. von der Sprachkompetenz der Leserin beeinflusst als auch durch die Vertrautheit des Themas (ebd.: 78; Ehlers 2006: 32f.). Bei unbekannten Themen oder bei geringer Lesekompetenz fallen die Chunks kleiner aus – sie enthalten also weniger Propositionen (Kintsch/van Dijk 1978: 368, 371). Der Verstehensprozess verläuft in Zyklen, und zwar in der Reihenfolge, in der die Propositionen angeordnet sind (ebd.: 368, 371). In jedem Zyklus wird ein Chunk, also eine bestimmte Anzahl an relevanten Propositionen, verarbeitet (ebd.). Die wichtigsten Propositionen werden im Kurzzeitgedächtnis behalten und die Propositionen im Chunk des folgenden Zyklus werden mit diesen abgeglichen (ebd.). „Wichtig“ sind Propositionen z. B. wenn sie im Kotext eine große Rolle spielen, also wenn sie schon zu vielen anderen Propositionen in Beziehung stehen (ebd.: 368f.). Die Propositionen werden im Leseprozess also hierarchisch geordnet – wichtige Propositionen werden im Kurzzeitgedächtnis behalten, mit nachfolgenden Propositionen abgeglichen und schließlich ins Langzeitgedächtnis übertragen (vgl. ebd.: 368), unwichtige werden fallengelassen. Die wichtigen Propositionen bestimmen, wie die ihnen untergeordneten Propositionen verstanden werden – sie steuern also die Vorannahmen über den Text (ebd.: 368, 371). Eine von der Leserin als zentral identifizierte Proposition ist die ranghöchste (ebd.: 368). Für diese Hierarchisierung muss die Leserin „in der Lage sein, wichtige und unwichtige Informationen voneinander zu trennen (**Selektivität**)“ (Ehlers 2006: 32, Hervorh. im Original). Insbesondere schwache L2-Leserinnen haben eine geringe Selektivität, sodass sie wichtige Propositionen nicht von unwichtigen unterscheiden. Da im Kurzzeitgedächtnis nur eine begrenzte Anzahl an Propositionen gespeichert werden kann, überlastet schließlich das Arbeitsgedächtnis (ebd.: 33; Conway/Engle 1994: 369). Durch das Fehlen der hierarchiehohen Propositionen, welche die Erwartungen an den Text bzw. die untergeordneten Propositionen steuern, kann die Textentwicklung nicht vorhergesehen werden. Stark konventionalisierte Textsortenmerkmale wirken sich positiv auf die Auswahl von wichtigen Propositionen aus, da diese die Erwartungen an den Text steuern (Kintsch/van Dijk 1978: 363), und auch ein klar formuliertes Leseziel hilft Leserinnen in dieser Beziehung (ebd.: 373).

Für die Identifikation wichtiger Propositionen muss die Leserin von den Detailinformationen abstrahieren (Ehlers 2006: 32), z. B. generalisieren (Kintsch/van Dijk 1978: 366). Für die Verknüpfung der alten und neuen Propositionen im Arbeitsgedächtnis muss die Leserin Inferenzen machen, also Schlussfolgerungen auf lokaler Ebene, unterhalb der Satzgrenze, und Schlussfolgerungen auf globaler Ebene z. B. zum Textthema oder zur Autorintention (Ehlers 2006: 32; Kintsch & van Dijk 1978: 368). Das Lesen in der zu lernenden L2 ist jedoch noch nicht automatisiert. Segalowitz (2005) fasst verschiedene Definitionen und Konzeptualisierungen von Automatisierung zusammen. Im Rahmen der vorliegenden Arbeit wird Automatisierung verstanden als grundlegende Umstrukturierung von Verarbeitungsvorgängen: Die bewusste Verarbeitung geschriebener Sprache wird zu einer unbewussten, mühelosen und nicht zu stoppenden Verarbeitung (ebd.: 388ff.), z. B. auf den Ebenen der Worterkennung, der Zuordnung von Wortbedeutungen und der Verarbeitung grammatischer Hinweise (ebd.: 401). Automatische Verarbeitung verbraucht weniger kognitive Ressourcen als bewusste Verarbeitung. Je mehr Prozesse automatisch ablaufen, desto mehr Ressourcen stehen für andere Vorgänge zur Verfügung, z. B. für das Filtern relevanter Informationen (ebd.: 387; 400). Automatisierte Prozesse laufen schneller und akkurater ab als bewusste Prozesse und bleiben zudem ungestört von anderen Informationsquellen (ebd.: 401), was das adäquate Verstehen begünstigt.

4.4 Arbeitsgedächtnis bei Lese-Anfängerinnen und geübten Leserinnen

Das Arbeitsgedächtnis besteht nach Baddeley (2001) (deutsche Terminologie nach Schmidt 2000) aus mehreren Komponenten. Die phonologische Schleife verknüpft Wörter mit ihrer phonologischen Gestalt und speichert diese phonologische Gestalt für maximal zwei Sekunden (Baddeley 2001: 852ff.; Schmidt 2000: 96). Dies ist eine Komponente, die bei Leserinnen mit DaZ die Arbeitsgedächtniskapazität hemmen könnte, da dieser Prozess bei ihnen nicht automatisiert stattfindet und dann viel Kapazität braucht (ebd.: 95). Neben der phonologischen Schleife beschreibt Baddeley einen visuell-räumlichen Skizzenblock, in dem in geringer Kapazität räumliche und visuelle Informationen gespeichert werden. Ein episodischer Puffer speichert multimodale Informationen in Episoden und die zentrale Exekutive übernimmt die Überwachungs- und Koordinierungsfunktion des Arbeitsgedächtnisses. Baddeleys Modell räumt also Komponenten für die phonologische Repräsentation und die räumliche sowie multimediale Gestaltung des Gelesenen ein.

Der nach Kintsch/van Dijk (1978) beschriebene Prozess im Arbeitsgedächtnis kann unterbrochen werden, wenn eine neuen Proposition nicht zu den wichtigen Propositionen passt (für einen Überblick über die Gründe s. Kercher 2013: 80). Für die Verbindung der bisherigen und der neuen Propositionen ist dann ein Umorganisieren der bisherigen Hierarchie innerhalb der Propositionen nötig (vgl. ebd.: 81), Neulesen (Reinstanzierungssuche, ebd.: 80) oder auch eine Inferenz aus Propositionen im Langzeitgedächtnis, Sprach- oder Vorwissen nötig (s. ebd.: 80; Kintsch/van Dijk 1978: 365, 368). Solche Strategien sind besonders oft bei Lesenden erforderlich, die in jedem Schritt nur kleine Chunks ins Arbeitsgedächtnis aufnehmen können (Kercher 2013: 81; Kintsch/van Dijk 1978: 371), z.B. bei schwachen L2-Leserinnen (Ehlers 2006: 32f.; Schmidt 2000: 95). Für eine effiziente Arbeitsgedächtnisnutzung braucht es eine Automatisierung der folgenden Leseprozess-Komponenten (Ehlers 2006: 32; Schmidt 2000: 95): graphophonische Zuordnung, lexikalische Dekodierung und syntaktische Dekodierung (ebd.: 95). Nur dann steht ausreichend Arbeitsgedächtniskapazität zur Verfügung, um einen Text strategiegeleitet zu verstehen, die eigene Aufmerksamkeit zu steuern und die Informationen zu behalten (ebd.: 95).

Ein Text ist verstanden, wenn sich eine kohärente Textbasis gebildet hat. Das bedeutet, wenn alle wichtigen Propositionen zueinander in Beziehung gesetzt wurden (vgl. Kintsch/van Dijk 1978: 363), sei es durch Textinformationen (z.B. explizite Informationen oder eine kohärente Textstruktur) oder durch Inferenzen aus dem Vor- oder Fachwissen der Leserin (vgl. ebd.: 368).

Bei L2-Leserinnen gibt es zwei Stadien, die sich nach L2-Niveau richten: L2-Leseanfängerinnen halten sich eng an die Sprachstruktur und machen kaum Inferenzen (Ehlers 2006: 33). Fortgeschrittenere L2-Leserinnen machen Inferenzen, die bei sehr hohem L2-Niveau den Inferenzen von L1-Leserinnen gleichen (vgl. Cunnings 2017: 666), aber auch abweichen können (vgl. ebd.: 666), und nutzen den Kontext, um den Text zu verstehen (Schmidt 2000: 97).

Nach Just/Carpenter (1992: 125ff.) haben Personen mit einer individuell bedingt geringen Arbeitsgedächtniskapazität „keine Ressourcen frei, um parallel und interaktiv semantische, pragmatische und kontextuelle Informationen bei der Syntaxanalyse zu verwerten" (Fischer 2011: 154; auch Just/Carpenter 1992: 126, 128). Sie haben demnach Schwierigkeiten, die gelesenen Segmente innerhalb von Zielsetzung und Kontext zu monosemieren. Da das Arbeitsgedächtnis von schwachen L2-Lesenden mit dem Verarbeiten auf sub-syntaktischer Ebene ausgelastet ist, fehlen ihnen eben diese Ressourcen. Cunnings (2017) widerspricht dieser Interpretationsweise und begründet die Unterschiede im Textverstehen von L2- und L1-Leserinnen auf die Art der Speicherung und des Abrufens von Informationen im Gedächtnis. Das geringere Verstehen erklärt er anhand von unterschiedlich ablaufenden Abrufmechanismen von L2-Leserinnen, die eher von Interferenzen gestört werden können als bei L1 (ebd.: 662). Er bezieht sich dabei auf L2-Leserinnen der höheren Niveaus (ebd.: 672) und bespricht auch Strukturen, die zeigen, dass L2-Leserinnen auf sehr hohen Niveaus dieselben Abrufmechanismen vollführen wie L1-Leserinnen (ebd.: 666).

4.5 Die Bedeutung vor Vorwissen und Kultur

Wissen ist in einem Netzwerk von Konzepten angelegt (Ballstaedt et al. 1981: 27). Teilsysteme dieses Netzwerks, die konzeptuell zusammenhängend und von anderen konzeptuellen Teilsystemen abgrenzbar sind, nennt man Schemata (ebd.: 27). Ein Schema enthält „typische Zusammenhänge eines Realitätsbereichs", der auf Erfahrungen beruht (ebd.: 27) und somit kulturell geprägt ist (vgl. Fischer 2011: 136). Scripts sind eine bestimmte Art des Schemas, nämlich „sehr komplexe Schemata, in denen allgemeines Wissen über Handlungs- und Ereignisfolgen in wohldefinierten Situationen repräsentiert ist" (Ballstaedt et al. 1981: 28). Scripts werden z. B. durch bestimmte Wörter aktiviert und enthalten Wissen über mögliche und notwendige Handlungen in der betreffenden Situation, Wissen um in der Situation enthaltene Gegenstände, möglicherweise vorkommende Ereignisse und die vorgesehenen Rollen (ebd.: 28). Scripts und andere Schemata eröffnen so bestimmte Erwartungen an das Informationsangebot, sog. Leerstellen, von denen erwartet wird, durch das Informationsangebot gefüllt zu werden. Zum Füllen der Leerstellen, also zum Erfüllen der Erwartungen, können auch Inferenzen gezogen werden, die über die Informationen im Text hinaus gehen (ebd.: 29).

Schemata „[ermöglichen, strukturieren und begrenzen] Erfahrung" (ebd.: 29). Das bedeutet, wenn zu einem Realitätsbereich kein Schema vorliegt, so können auch die „Zustände und Vorgänge" in diesem Realitätsbereich nicht verstehen (ebd.: 29). Da Schemata erfahrungs- und damit kulturbasiert sind, können sie zwischen unterschiedlichen Leserinnengruppen (und individuellen Leserinnen) unterschiedlich sein (Razum et al. 2004: A2885).

Solche Schemata existieren für im Text thematisierte Sachverhalte, aber auch für Texte selbst (Grabe 2009). Zwischen Gesellschaften (also auf parakultureller Ebene) kann das Ansehen des geschriebenen Textes schwanken, und damit, in welchem Rahmen ein geschriebener Text kritisiert und in Frage gestellt werden kann (ebd.: 138). Dies hat Auswirkungen auf die Gesundheitskompetenz, insbes. in der Dimension *bewerten* (s. Kap. 3.1). Zudem unterscheiden sich Textsorten, und somit auch die Erwartungen an die Gestaltung von Texten, zwischen Parakulturen (und Diakulturen) (ebd.: 139), was das Verstehen, Akzeptieren und Anwenden der Texte hemmen kann (vgl. Schubert 2016; Rink 2020).

4.6 Zwischenfazit zum Lesen und Verstehen bei DaZ-Lernerinnen

Das Leseverstehen wird also von Texteigenschaften beeinflusst, sowohl von sprachlichen Eigenschaften als auch von inhaltlichen Eigenschaften wie z. B. der Bezugnahme auf bereits vorhandenes Vorwissen (s. Artelt et al. 2007: 28). Es wird von der Zielsetzung beeinflusst, die der Leserin gegeben wird oder die z. B. durch die Textstruktur vorgegeben wird. Das Leseverstehen wird aber auch von der Leserin selbst beeinflusst, und zwar von der Automatisierung ihres Leseprozesses (ebd.: 30), ihrem Vorwissen zum Textthema oder zur Textsorte sowie ihrem Wortschatz (ebd.: 13ff.). Artelt et al. (2007: 12) fassen dies in einem Modell zusammen, das in Abb. 4-1 vereinfacht und mit der hier genutzten Terminologie abgebildet wird:

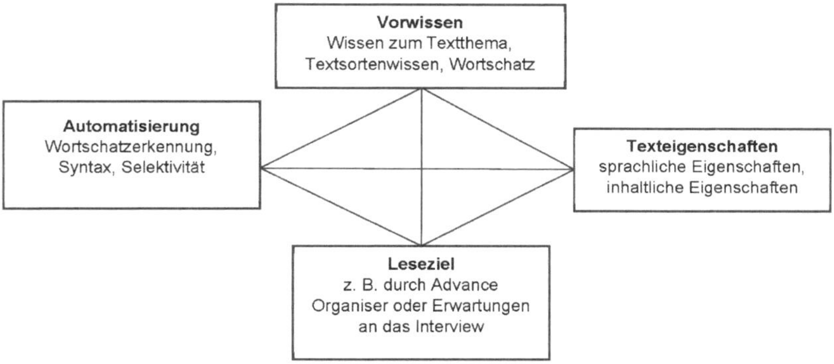

Abb. 4-1: Determinanten der Lesekompetenz, reduziert und adaptiert aus Artelt et al. (2007: 12)

Das Arbeitsgedächtnis, wie es nach Kintsch/van Dijk (1978) beschrieben ist, basiert auf der Annahme einer kompetenten Leserin, d. h. bei einer Leserin, bei der der Verstehensprozess automatisch abläuft. Bei schwachen Leserinnen ist der Verstehensprozess nicht automatisiert, z. B. bei L2-Leseanfängerinnen. Sie selektieren Propositionen nicht und abstrahieren auch nicht. Da sie mehr Kapazitäten für die Entnahme von Propositionen und für anderen rangniedrige Verstehensprozesse aufwenden, bleibt eine geringere Kurzzeitgedächtniskapazität, sodass kleinere Chunks aufgenommen und abgeglichen werden können. Außerdem wird in der vorliegenden Arbeit wird die folgende Annahme vertreten: Je höher die Lesekompetenz in der L2, also je mehr zielsprachliche Elemente in der Lernervarietät existieren, desto mehr semantische, pragmatische und kontextuelle Faktoren können in die Interpretation des Gelesenen hinzugezogen werden (s. Just/Carpenter 1992). Auch auf sub-propositionaler Ebene wird in dieser Arbeit nicht von einem Standard-Leseprozess ausgegangen, sondern von kurzen Vorwärtssakkaden, langen Fixationszeiten und mehr Regressionen, also einer geringeren Lesegeschwindigkeit, welche sich auch auf das Speichern der Propositionen im Kurzzeitgedächtnis auswirkt. Werden neue Propositionen zu langsam aufgenommen, werden sie zu langsam mit denen im Kurzzeitgedächtnis abgeglichen und die maximale Speicherdauer wird überschritten (vgl. Kintsch/van Dijk 1978: 371; Maaß 2020: 42). Diese Annahmen implizieren bereits bestimmte Erwartungen an das Verstehen der Standard-Patientenaufklärung und auch der Leichte-Sprache-Plus-Version: Ist die Sprachkompetenz zu gering bzw. weicht die Lernervarietät zu stark von den zielsprachlichen Prinzipien ab, so wird kein deutscher Text verstanden. Das heißt: Es wird keine adäquate mentale Repräsentation aufgebaut, die tatsächlich dem Textinhalt entspricht. Bestimmte zielsprachliche Elemente müssen also sicher erlernt worden sein, damit ein deutscher Text über fachliche Themen verstanden werden kann. Im Umkehrschluss bedeutet dies: Schreiben wir einen deutschen Text für L2-Lernerinnen, so können wir bereits gewisse sprachliche Kompetenzen voraussetzen (s. Kap. 6). Weniger vorhersehbar erscheinen die Einflüsse von Vorwissen und Kultur. Hier wird relevant, dass wir bei L2-Leserinnen nicht von einer Zielgruppe sprechen, sondern hiermit verschiedene Zielgruppen gemeint sind, die die Gemeinsamkeit haben, Deutsch als Zweitsprache zu sprechen. Pflegerinnen mit DaZ, die in Deutschland arbeiten, sind in die deutsche fachliche Diakultur sozialisiert. Beim Lesen sprachlich angemessener Texte werden relevante Schemata aktiviert und führen zu adäquaten Erwartungen an die Textinformationen. Medizinische Laiinnen hingegen haben dieses diakulturelle Wissen nicht, weshalb nicht dieselben Schemata aktiviert werden. Diese müssen für sie erklärt werden, werden aber ggf. nicht verstanden – die mentale Repräsentation bei den Leserinnen entspricht dann also nicht den Textinformationen, weil sie durch nicht-passendes

Vorwissen ergänzt wurden. So beeinflussen die sprachlichen und (dia-)kulturellen Voraussetzungen das Verstehen und Anwenden von Nutzerinnenseite.

Die (overte) Verständlichkeit von Texten kann durch verschiedene Lesbarkeitsformeln berechnet werden. Für diese Arbeit relevant ist der im Programm TextLab genutzte Hohenheimer Verständlichkeitsindex (HIX). Er setzt sich aus vier für Deutsch validierte Lesbarkeitsformeln zusammen: Amstad-Formel, erste neue Wiener Sachtext-Formel, SMOG-Index und Lix-Lesbarkeitsindex (Klartext-Initiative o. J.). Zudem bezieht der HIX Textparameter wie durchschnittliche Satz- und Wortlänge mit ein (ebd.). Der HIX stuft Texte mit sog. Indexwerten zwischen 0 (sehr gering verständlich) und 20 (sehr gut verständlich) ein (ebd.). Leichte-Sprache-Texten wird ein Wert ab 18 beigemessen.

5 Textarbeit und Studiendesign

In diesem Kapitel wird in **chronologischer** Abfolge die Entwicklung des untersuchten Zieltextes und des dafür verwendeten Leitfadens dargelegt. Dafür beginnt das Kapitel mit den Grundlagen der Texterstellung (Kap. 5.1) von evidenzbasierten Gesundheitsinformationen und thematisiert in Kap. 5.2–5.4 die übersetzungsrelevante Ausgangstextanalyse, die die Basis für die Übersetzung einer Pilotversion (Kap. 5.5) ist. Diese Pilotversion und ein dazugehöriger Leitfaden wurden in einer Vorstudie getestet und die Pilotversion zudem in einem Gremium von Expertinnen der Gesundheitskommunikation (im Deutschen Netzwerk Gesundheitskompetenz e.V.) diskutiert (Kap. 5.6). Nach Testung und Fachdiskussion entstand aus der Pilotversion der Zieltext, welcher in der Studie verwendet wurde (Kap. 5.7). Dieser Zieltext wird sodann übersetzungsrelevant analysiert (Kap. 5.8–5.9), u.a. um seine Eigenschaften mit denen des Ausgangstextes zu vergleichen. Es folgt die Erstellung des finalen Leitfadens (Kap. 5.10), welcher für den Zieltext neu erarbeitet wurde. Das Kapitel schließt mit der Methodik und Durchführung der Studie (Kap. 5.12). Die übersetzungsrelevanten Analysen von Ausgangs- und Zieltext geben einen Überblick über die sprachlichen Eigenschaften, auf die später in Kapiteln 6, 7 und 8 aufgebaut wird. In diesen Kapitel geht es um konkrete Möglichkeiten der Leichten Sprache Plus (Kap. 6.1) bzw. um konkrete Formulierungen und deren mögliche Wirkung auf das Verstehen und Anwenden (Kap. 7, Kap. 8) geht. Die übersetzungsrelevanten Textanalysen sind linguistische Analysen, welche in Tab. 5-11 zusammengefasst werden.

5.1 Theoretische Grundlagen für die Übersetzung in Leichte-Sprache-Plus

Für die Erstellung der für die Studie vorliegenden Texte wurde auch die Leitlinie evidenzbasierte Gesundheitsinformationen (EBGI) (Lühnen et al. 2017) hinzugezogen. Diese fasst – mit einem anderen Schwerpunkt – die Arbeitsschritte des Erstellens verständlichkeitsoptimierter Informationen zusammen.

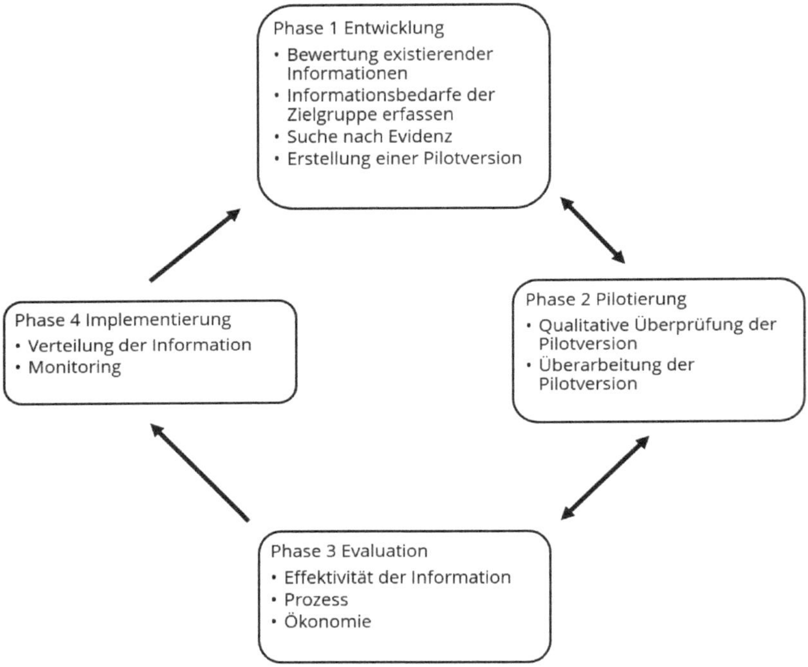

Abb. 5-1: Zirkuläre Entwicklung und Evaluation evidenzbasierter Gesundheitsinformationen nach Lühnen et al. (2017: 15; darin nach Craig et al. 2008)

Die Leitlinie EBGI bezieht sich auf die inhaltliche Gestaltung von Gesundheitsinformationen, die sich auf wissenschaftliche Befunde stützen (für die Erstellung von Leitlinien siehe z. B. AWMF Online 2023). Mit Bezug auf Craig et al. (2008) fasst die Leitlinie EBGI die Schritte zusammen, die für die Erstellung solcher Informationen notwendig sind. Diese Schritte werden im Folgenden skizziert und auf die vorliegende Arbeit bezogen.

Phase 1: Entwicklung

Die Entwicklungsphase bezieht den Textinhalt und die sprachliche Gestaltung mit ein. Hier ist eine Analyse der Texte, die es zum gegebenen Thema schon gibt, eingeordnet. Auch die Bedarfe der Zielgruppe werden aufgegriffen, z. B. in Bezug auf die in der Zielgruppe bestehenden Wissenslücken. Mit Rücksicht auf die Ergebnisse dieser Analysen wird die Suche nach Evidenz gestaltet. Schließlich wird aufgrund dieser Informationen eine Pilotversion des Textes erstellt, welche den Empfehlungen der Leitlinie folgt. Die Leitlinie macht Empfehlungen zu folgenden Punkten (die Kann-Empfehlungen werden außer Acht gelassen (Lühnen et al. 2017: 7)):

Die Leitlinie deckt außerdem folgende Qualitätskriterien (ebd.: 17) ab, die mit der Gestaltung von verständlichkeitsoptimierten Informationen übereinstimmen:

- **Zielgruppenorientierung** (vgl. ebd.: 17): Hierin wird die Patientinnenautonomie berücksichtigt sowie kulturelle Unterschiede, subjektive Gesundheitsvorstellungen, Wertvorstellungen sowie geschlechts-, alters- und beeinträchtigungsspezifische Faktoren.
- **Sprache**: Bei der Erstellung sollen Überlegungen z. B. zur „einfache Sprache“ (ebd.), die Muttersprache der Adressatinnen oder „der Umgang mit fachsprachlichen (medizinischen) Begriffen“ (ebd.) gemacht werden. Ziel ist eine „zielgruppenorientierte sprachliche Vermittlung an, die für möglichst viele Leserinnen und Leser verständlich“ und „patientenorientiert“ ist (ebd., 18). Demnach sind patientenorientierte Informationen ausgezeichnet durch Einfachheit, Gliederung/Ordnung, Kürze/Prägnanz und eine interessante Schreibweise/Gestaltung (vgl. ebd.: 18).
- **Barrierefreiheit**: Unter diesem Aspekt hebt die Leitlinie (ebd.: 20) einige Aspekte der Leichten Sprache hervor, verweist aber auch auf andere Aspekte von Barrierefreiheit (ebd.: 21).

Phase 2: Pilotierung

Der theoretisch auf die Adressatinnen abgestimmte Text wird in Phase 2 überprüft. Hierzu können Gruppeninterviews dienen. In dieser Studie finden sowohl Gruppen- als auch Einzelinterviews statt. Aufgrund der Ergebnisse dieser Interviews wird der Text überarbeitet und schließlich erneut überprüft.

Phase 3: Evaluation

In der optionalen Phase 3 können die vom Text erzielten Ergebnisse überprüft werden. Zudem kann der Texterstellungsprozess aus den Phasen 1 und 2 evaluiert und ökonomisiert werden.

Phase 4: Implementierung

In Phase 4 wird der Text weiter verteilt und seine Ergebnisse bei den Zielgruppen über einen langen Zeitraum beobachtet.

Unbedingt notwendig sind die Phasen 1 und 2, welche auch in der vorliegenden Studie abgedeckt werden – jedoch in Hinblick auf die **Verständlichkeit** und **Anwendbarkeit** (also die sprachliche Oberfläche) der Texte, nicht in Hinblick auf die Informationen darin. Phasen 3 und 4 sind nicht Teil dieser Studie.

Der Übersetzungsprozess beginnt mit einer Textanalyse unter Berücksichtigung des Übersetzungsauftrags (Vermeer 1990a: 132f.). Der Übersetzungsauftrag wird vom Initiator übermittelt, der in dieser Arbeit auch die Übersetzerin ist (vgl. ebd.: 122). Der Übersetzungsauftrag lautet:

> Aufgrund der theoretischen Erkenntnisse zur Zielgruppe, zu den Erkenntnissen des Zweitsprachenerwerbs und zu den bereits vorhandenen Empfehlungen für Einfache-Sprache-Texte für die Zielgruppe der Menschen mit DaZ, die Deutsch auf einem A2- bis B1-Niveau sprechen, soll ein möglichst verständlicher Text formuliert werden, der für die ZG die Informationsfunktion übernimmt und für die Gatekeeper die Funktion der rechtlichen Absicherung. Der Text erfüllt keinen realweltlichen Zweck, sondern dient erstens der wissenschaftlichen Untersuchung der Verständlichkeit von Texten, die den theoretischen Ergebnissen und Vorannahmen folgen. Zweitens hat der Text die Funktion, die aus der Theorie entwickelten Regeln (Kap. 6) zu überprüfen und zu verbessern.

Daraufhin wird der Ausgangstext analysiert. Dies ist wichtig für eine fundierte Kenntnis des Ausgangstextes, mit der sich der Zieltext gezielt planen lässt. Zur Textanalyse dient die erweiterte Laswell-Formel (Nord 1992: 43):

intratextual factors	**praktische Anwendung**
On what subject matter	Textthema
does he say what	Textinhalt(e)
(what not)	(Wissensvoraussetzungen)
in what order	Textstruktur
using which non-verbal elements	parasprachliche und nicht-sprachliche Zeichen
in which words	Lexik
in what kinds of sentences	Syntax
in which tone?	Tonalität/Suprasegmentalia

Tab. 5-1: Analysepunkte der erweiterten Laswell-Formel zur intratextuellen übersetzungsrelevanten Textanalyse nach Nord (1992: 43, 2009: 160)

extratextual factors	**praktische Anwendung**
Who transmits	Autorin, Senderin
to whom	Adressatin
what for	Senderintention
by which medium	Medium
where	Ort
when	Zeit
why a text	Anlass
with what function?	Textfunktion

Tab. 5-2: Analysepunkte der erweiterten Laswell-Formel zur extratextuellen übersetzungsrelevanten Textanalyse nach Nord (1992: 43, 2009: 160)

interplay of extra- and intratextual factors	**praktische Anwendung**
To what effect?	Wirkung bei Rezipientinnen

Tab. 5-3: Analysepunkte der erweiterten Laswell-Formel zum Zusammenspiel der intra- und extratextuellen Faktoren nach Nord (1992: 43, 2009: 160)

Ist der Ausgangstext analysiert, kann der Zieltext mit der erweiterten Laswell-Formel geplant werden. Ab Kap. 5.5 wird die Entwicklung der Pilotversion bis zum Zieltext beschrieben. In Kap. 5.8 erfolgt die Zieltextanalyse zum Vergleich mit der hier erfolgten Ausgangstextanalyse. Die für die Übersetzung angewandten Übersetzungsverfahren sind nicht Gegenstand der vorliegenden Arbeit (für interlinguale Übersetzungsverfahren siehe z. B. Nord 2007, für intralinguale Übersetzungsverfahren siehe Maaß 2015). Dem Übersetzungsprozess folgt ein sprachlicher und ein inhaltlicher Korrekturprozess (Kap. 5.7).

5.2 Analyse des Ausgangstextes: textinterne Faktoren

Textthema

Das Textthema ist die Gewebeentnahme und die Konisation am Gebärmutterhals. Im Analyseschritt „Textstruktur" werden sowohl Textinhalte als auch Textstruktur analysiert, was Aufschluss über die genauere Ausrichtung des Textthemas gibt.

Textinhalt(e)

Die Textinhalte fallen eng mit der Textstruktur zusammen und werden im nächsten Schritt zusammen mit ihr analysiert.

Textstruktur

Die Analyse der Textstruktur folgt hier einer Beschreibung der rechtlichen Anforderungen an die Patientenaufklärung (Heberer/Hüttl 2010), die hier als Textsortenbeschreibung genutzt wird. Im Anschluss wird der Ausgangstext anhand dieser Textsortenbeschreibung analysiert.

Die Patientenaufklärung als situierte Kommunikation besteht im Wesentlichen aus den folgenden Punkten:

- Diagnoseaufklärung
- Behandlungsaufklärung
- Risikoaufklärung

- Sicherungsaufklärung (im weiteren Text „Verhaltenshinweise“)
- Abfragen der Lebensführung der Patientin
- Eckdaten über das Aufklärungsgespräch

Die **Diagnoseaufklärung** erfolgt im Verlauf der Behandlung, sofern sie für die Entscheidungsfindung der Patientin relevant ist (ebd.: 169). Die Diagnoseaufklärung umfasst nur gesicherte Befunde und darf keine Mutmaßungen enthalten (ebd.: 169). Die **Behandlungsaufklärung** enthält die Art des Eingriffs, dessen Tragweite und absehbare, mögliche Neben- oder Folgeeingriffe (ebd.: 168). Die Patientin hat ein Anrecht darauf, über andere, gleichwertige Behandlungsmethoden informiert zu werden (ebd.: 168). Die **Risikoaufklärung** umfasst Risiken, die bei fehlerfreier Durchführung der Behandlung bestehen (ebd.: 168). Die **Verhaltenshinweise** sind Warnungen vor Verhalten, das dem Therapieerfolg abträglich sein könnte (ebd.: 169). Die **Lebensführung der Patientin** muss erfragt werden, damit Umstände, die mögliche Risiken erschweren könnten, aufgedeckt werden können (ebd.: 169). Das Aufklärungsgespräch muss sich an verschiedenen **Eckdaten** messen lassen (ebd.: 169f.):

- Wer hat die Aufklärung durchgeführt und wer wurde aufgeklärt?
- Welche Informationen umfasst die Aufklärung – also worüber wurde aufgeklärt?
- Wie und wann wurde aufgeklärt?
- Im Falle einer Sprachmittlung wird festgehalten, wer die Sprachmittler(in) war

Die vorliegende Arbeit hat den schriftlichen Teil der „Patientenaufklärung“ zum Fokus. Im Ausgangstext wurden diese Schritte wie folgt schriftlich umgesetzt:

- Behandlungsaufklärung:
  - Regelhafte Behandlungsschritte
  - Hinweise auf vorhersehbare Erweiterungen des Eingriffs
- Risikoaufklärung

- Behandlungsaufklärung:
  - Tragweite der Behandlung (Erfolgsaussichten)
- Verhaltenshinweise:
  - Präoperativ
  - Postoperativ
- Erfragen der Lebensführung: Fragebogen
- Dokumentation der mündlichen Aufklärung
- Eckdaten über das Aufklärungsgespräch: Notieren des Wann, Wie, Worüber und des Durch Wen (ebd.: 171) sowie Zeugen (ebd.: 172).
  - Gleichzeitig Dokumentation des Verstehens
  - Gleichzeitig Einwilligung in die Behandlung bzw. Ablehnung

Auffällig ist, dass die **Diagnoseaufklärung** wegfällt. Die Gewebeentnahme am Gebärmutterhals dient in erster Linie der Diagnose. Allerdings wird die Behandlung wie folgt begründet und für die Patientin eingeordnet:

> *Bei Ihnen wurden im Krebsfrüherkennungsabstrich Zellveränderungen am Gebärmuttermund festgestellt. [...] So kann die Art der Erkrankung festgestellt und ggf. eine geeignete Behandlung geplant werden. [...]* (Merkle/Schlund 2018: 1)

Die **Behandlungsaufklärung** zieht sich durch den Text. Zu Beginn wird der Patientin dargelegt, welche Behandlungsschritte i.d.R. durchlaufen werden (z.B. Entleerung der Blase) und welche Eingriffserweiterungen möglicherweise sinnvoll oder notwendig werden (z.B. Ausschabung der Gebärmutterschleimhaut). Die **Risikoaufklärung** findet im Ausgangstext umfangreich statt. Abgedeckt werden z.B. (Nach-)Blutungen, Thrombose und Embolie.

Die **Verhaltenshinweise** sind eingeteilt in prä- und postoperativ: „Vor dem Eingriff" und „Nach dem Eingriff". Die Verhaltenshinweise vor dem Eingriff beziehen sich auf die Informationen, die die Ärztinnen brauchen: Medikamenteneinnahme, Mutterpass, Blutgruppenpass. Die postoperativen Hinweise beziehen sich auf folgende Gebiete:

- Beeinträchtigung durch Beruhigungs-, Schmerz- oder Betäubungsmittel
- Freihalten der heilenden Scheide
- Meiden von Anstrengungen
- Beschwerden, bei denen die Ärztin anzurufen ist
- Nachsorgeuntersuchungen

Das **Erfragen der Lebensführung** erfolgt in einem der Aufklärung nachgestellten Fragebogen. Die hier gestellten Fragen beziehen sich auf bestehende Erkrankungen, Allergien, Unverträglichkeiten, Implantate, vergangene Operationen und die Einnahme von Medikamenten. Es folgt Platz für Arztanmerkungen zum Aufklärungsgespräch, also die **Dokumentation der mündlichen Aufklärung**. Für die Dokumentation der **Eckdaten** über das Aufklärungsgespräch stehen zwei verschiedene Felder zur Verfügung. Im Falle einer Einwilligung wird die aufklärende Ärztin, Ort, Datum, Uhrzeit, Name der Patientin und noch einmal die Ärztin festgehalten. Im Falle einer Ablehnung kommt noch der Name der Zeugin hinzu. Es ist hier kein Platz für eine Sprachmittlerin vorgesehen.

Parasprachliche und nicht-sprachliche Zeichen

Der Ausgangstext enthält ein beschriftetes Bild (ebd.: 1). Es zeigt eine stilistische Abbildung der Gebärmutter in der Frontansicht. In Pink- und Rosatönen sind Scheide, Muttermund, Gebärmutterhals, Gebärmutter mit Gebärmutterhöhle und Einleiter mit Eierstöcken abgebildet. Das Bild ist mit den soeben genutzten Termini beschriftet. Daneben ist in ähnlichen Farbtönen ein „herausgeschnittener Kegel (Konus)" (ebd.: 1) abgebildet. Die Konisation ist zudem durch eine kegelförmige Umrandung auf dem Muttermund symbolisiert, um anzuzeigen, wo der Konus entnommen wird.

Der Fragebogen enthält Linien und Kästchen zum Ankreuzen und Ausfüllen. Die Linien zeigen an, wo die Patientin Text hinzufügen muss. Die Kästchen zum Ankreuzen von „n" (nein) oder „j" (ja) vorhanden, die bei ausreichender Textsortenkenntnis zum Ausfüllen veranlassen.

Linien und Kästchen gibt es aber auch für die Ärztin, und zwar unter der Überschrift „Arztanmerkungen zum Aufklärungsgespräch". Hier notiert die

Ärztin relevante Themen aus dem mündlichen Gespräch und kreuzt an, welche Eingriffe aus vier Möglichkeiten vorgenommen werden sollen. Der Ausgangstext ist also zweifachgerichtet, wie es für Fragebögen üblich ist (s. Kap. 5.3).

Lexik

Der nachstehende Abschnitt zeigt die Eigenschaften der Lexik im Ausgangstext auf, die relevant für das Verstehen des Textes und somit für die Regeln der Leichten Sprache sind. So weist der Ausgangstext eine hohe Wortvariation auf: 453 von 723 Types (62,66 %) kommen einmalig vor, 118 Types (16,32 %) je zwei Mal. Eine hohe Wortvariation deutet auf einen umfassenden genutzten Wortschatz hin, der z. B. die Verwendung von Synonymen umfasst und bei den Rezipientinnen einen großen passiven Wortschatz voraussetzt (zur Problematisierung s. Kap. 6.2). Die hohe Wortvariation im Ausgangstext wird exemplarisch an den Konjunktionen und Konjunktionsadverbien aufgezeigt: Die Konjunktionen *da*, *sofern*, *sondern*, *trotzdem* und die Adverbien *daher*, *deshalb* und *ferner* kommen je nur einmal im Text vor. Hier können *und* und *sowie*, *wenn* und *sofern*, *daher* und *deshalb* und – je nach Kotext – auch *oder* und *bzw.* als Synonyme identifiziert werden.

Konj.	und	oder	wenn	dass	aber	sowie	um	ob	da	sofern	sondern	trotzdem
Häufigkeit	41	35	15	7	4	4	4	3	1	1	1	1

Tab. 5-4: Konjunktionen und deren Häufigkeiten im Ausgangstext

Konjunktionsadverb	bzw.	daher	deshalb	ferner
Häufigkeit	6	1	1	1

Tab. 5-5: Konjunktionsadverbien und deren Häufigkeiten im Ausgangstext

Der Ausgangstext enthält deutsche Fachtermini, die in der Standardsprache frequenter sind als ihre fachspezifischen latinistischen, graezistischen oder anglizistischen Formen. Fachspezifische Termini werden ggf. als Einschub genannt: „Gebärmutterspiegelung (Hysteroskopie)". Erst im Fragebogen wird die Nennung entlehnter Termini relevant. Hier sind es auch in der Standardsprache bekannte Termini wie *Angina pectoris* oder *Arteriosklerose*, für die kein frequenterer deutscher Terminus existiert. Im gesamten Text wird außerdem der zentrale Terminus *Konisation* ohne deutsches Synonym genutzt.

Die deutschen Termini sind ein zentrales Merkmal des Ausgangstextes und das Textthema setzt ihre Verwendung voraus. Auch wenn sie in der Standardsprache frequenter sind als ihre fachspezifischen, entlehnten Pendants sind sie nicht als global frequente Wörter zu bezeichnen. Sie sind als Fachtermini an ihre fachliche Kontexte wie den Sexualkundeunterricht oder Arztbesuche gebunden. Weder die deutschen noch die fachspezifischen, entlehnten Pendants gehören zum deutschen Kernwortschatz und auch nicht zu den Goethe-Zertifikaten (Goethe Institut 2004, 2016a, 2016b). Laut DWDS (Digitales Wörterbuch der deutschen Sprache) kommen die fünf im Ausgangstext frequentesten Termini global nur mittelmäßig häufig vor (1 steht für selten, 7 für frequent):

1. Eingriff: 4 von 7
2. Konisation: nicht geführt
3. Medikament: 4 von 7
4. Gewebe: 4 von 7
5. Gebärmutter: 3 von 7

Im Ausgangstext werden gelegentlich Synonyme für im Text dezentrale Termini genutzt, und zwar sowohl für Inhalts- als auch für Funktionswörter:

- **Menstruation**sstörung und **Regel**blutung
- Anti**diabetik**a und **Zuckerkrankheit**
- Aber und jedoch

Die automatische Analyse der sprachlichen Oberfläche mithilfe von TextLab 7 zeigt 57 Types (80 Tokens) mit mehr als 16 Buchstaben – also 3,71 % aller Tokens im gesamten Ausgangstext. Damit übersteigt der Ausgangstext die von TextLab für die Leichte Sprache gesetzte Toleranzgrenze von 2 %. Die durchschnittliche Wortlänge liegt bei 6,75 Buchstaben, wobei TextLab ein Maximum von 6 Buchstaben pro Wort vorsieht.

Der Ausgangstext weist somit eine hohe Wortvielfalt auf. Ca. 63 % der Wörter im Text kommen einmalig vor. Da viele wichtige Wörter Fachtermini sind,

sind viele der genutzten Nomen global lediglich mittelfrequent. In geringem Maße werden Synonyme verwendet und die Wörter sind im Durchschnitt zu lang. Somit muss die Lexik in Hinblick auf die Zielgruppe der vorliegenden Arbeit als komplex beurteilt werden. In Hinblick auf die Adressaten des Ausgangstextes, Frauen mit Deutsch als L1, fällt das Urteil anders aus (s. Kap. 5.4).

Syntax

Der Ausgangstext zeichnet sich durch Konstruktionen aus, die den Handlungsträger verdecken. Dazu gehören Passivkonstruktionen sowie Passiversatz- und passivähnliche Konstruktionen (in den Beispielen sind diese sprachlichen Phänomene unterstrichen).

Vorgangspassiv:

> *Bei Ihnen <u>wurden</u> im Krebsfrüherkennungsabstrich Zellveränderungen am Gebärmuttermund <u>festgestellt</u>.* (Merkle/Schlund 2018: 1)

Zustandspassiv:

> *Die Behandlung <u>ist</u> dann <u>beendet</u>.* (ebd.: 3)

Zu-Infinitiv:

> *In manchen Situationen [...] ist es auch möglich [...] lediglich mit Laser- oder Kälteverfahren das befallene Gewebe am Muttermund <u>zu zerstören</u>.* (ebd.: 1)

Funktionsverbgefüge:

> *Sofern dies bei Ihnen <u>in Betracht kommt</u>, werden Sie darüber aufgeklärt.* (ebd.: 1)

Reflexivverben:

> *Danach entscheidet sich, ob und welche weiteren Behandlungsmaßnahmen notwendig werden.* (ebd.: 3)

Andere Konstruktionen – auch Aktivkonstruktionen – haben keinen Handlungsträger, sondern beschreiben die Eigenschaften oder Folgen für unbelebte Instanzen, z. B. durch das Verb „erfolgt", durch das Scheinsubjekt *es* und Prädikativkonstruktionen (in den Beispielen sind diese sprachlichen Phänomene unterstrichen).

„erfolgt":

> *Die Konisation erfolgt in Allgemeinnarkose oder in Regionalbetäubung, in seltenen Fällen auch in örtlicher Betäubung.* (ebd.: 1)

Scheinsubjekt *es*:

> *Bei diesen veränderten Zellen kann es sich um die Vorstufe einer Krebserkrankung (Präkanzerose) handeln* (ebd.: 1)

Prädikativkonstruktionen:

> *Bei einer Fremdblutübertragung ist das Infektionsrisiko (z. B. mit Hepatitis, AIDS) ist [sic!] heute extrem gering.* (ebd.: 2)

Im Rahmen der vorliegenden Arbeit ist es wichtig, diese handlungsträgerverdeckenden Konstruktionen zu identifizieren. So wird nicht nur die Verständlichkeit analysiert, sondern auch die Handlungsanleitung und die Tonalität (s. u.) des Ausgangstextes bewertet. Ist der Handlungsträger verdeckt, so muss die Leserin ihn aus dem Ko- und Kontext inferieren. Diese Inferenzen sind bei geringer Lesekompetenz in der Zweitsprache nicht immer sicher durchführbar (s. Kap. 4). Das Verdecken des Handlungsträgers wird in Kap. 8.2 aufgegriffen, um mögliche Gründe für (Nicht-)Verstehen und (Nicht-)Anwenden zu identifizieren.

Die Benennung erkennbarer Handlungsträger und sogar persönlicher Ansprachen verändert sich je nach Textabschnitt. Die **Behandlungsaufklärung** enthält die meisten Konstruktionen, die den Handlungsträger explizit machen, ohne die Leserin direkt anzusprechen (Handlungsträger unterstrichen):

> *Gezielte kleine Gewebeproben [...] kann der Arzt unter mikroskopischer Sicht (Kolposkopie) entnehmen.* (ebd.: 1)

In den Teilen **Risikoaufklärung** und **Verhaltenshinweise** kommt lediglich je eine dieser Konstruktionen vor:

Risikoaufklärung:

> *Über Ihre speziellen Risiken informiert Sie Ihr Arzt.* (ebd.: 3)

Verhaltenshinweise:

> *Der behandelnde Arzt wird dann entscheiden.* (ebd.: 3)

Zu den Konstruktionen, die den Handlungsträger erkennbar machen, gehören auch direkte Ansprache. Diese häufen sich im Teil **Verhaltenshinweise** und im **Fragebogen**:

Verhaltenshinweise:

> *Verzichten Sie bis zur Nachuntersuchung auf Geschlechtsverkehr.* (ebd.: 3)

Fragebogen:

> *Wenden Sie die Antibabypille, einen Verhütungsring oder -pflaster an oder haben Sie ein Verhütungsstäbchen?* (ebd.: 4)

Zuletzt gehören zu den Konstruktionen mit explizitem Handlungsträger auch Ich-Konstruktionen, die in der Einwilligungs- und Ablehnungserklärung vorkommen:

> *Ich habe keine weiteren Fragen, fühle mich genügend informiert, benötige keine weitere Bedenkzeit und willige in den vorgesehenen Eingriff ein.* (ebd.: 4)

In den bisher in diesem Abschnitt genannten Beispielen wird deutlich, dass die Sätze nicht immer in der S-P-O-Folge formuliert sind. Dies liegt an der im Text verfolgten Thema-Rhema-Progression, welche durch einen solchen invertierten Satzbau gefördert wird. Von den 160 Sätzen im Ausgangstext enthalten 29 hypotaktische und 15 parataktische Konstruktionen. 57 Sätze enthalten Einschübe. Zu den hypotaktischen Konstruktionen gehören Relativsätze, Konditionalsätze, Konzessivsätze, Finalsätze, Interrogativsätze und abhängige Deklarativsätze. Darunter sind vier Konstruktionen, die mehrere solcher Nebensatztypen miteinander kombinieren, z. B.:

> *Wenn der Verdacht besteht, dass das entnommene Gewebe Vorstufen von Krebszellen enthält, ist die Konisation gleichzeitig auch eine Therapiemaßnahme, da dabei das erkrankte Gewebe entfernt wird.* (ebd.: 1)

Der Beispielsatz ist ein Konditionalsatz (*Wenn der Verdacht besteht, [dann] ist die Konisation auch eine Therapiemaßnahme.*), der einen attributiven Deklarativsatz (*der Verdacht, dass das entnommene Gewebe Vorstufen von Krebszellen enthält*) enthält. Der Konditionalsatz wird durch einen erklärenden Kausalsatz ergänzt (*Die Konisation ist auch eine Therapiemaßnahme, da das erkrankte Gewebe bei der Konisation entfernt wird.*).

Unter den Konstruktionen, die verschiedene Nebensatztypen miteinander kombinieren, sind auch zwei Nebensätze zweiten Grades. Auch parataktische und hypotaktische Konstruktionen kommen im Ausgangstext gemeinsam in Sätzen vor (einfach unterstrichen: Parataxe, doppelt unterstrichen: Hypotaxe):

Ich habe den Aufklärungsbogen gelesen, verstanden und wurde nachdrücklich darüber aufgeklärt, dass sich aus meiner Ablehnung erhebliche gesundheitliche Nachteile (z. B. nicht rechtzeitige Erkennung einer Krebserkrankung) ergeben können. (ebd.: 4)

Überwiegend sind parataktische Sätze aber frei von hypotaktischen Strukturen:

Manchmal bilden sich Zellveränderungen auch wieder zurück (insbesondere bei jungen Frauen) und eine Konisation ist nur bei Verschlechterung des Befunds oder längerfristig auffallenden Früherkennungsabstrichen notwendig. (ebd.: 1)

Zwei parataktische Konstruktionen treten mit Semikolon auf. Alle Satzarten kommen mit Einschüben vor. Insgesamt wurden im Text 57 Einschübe gezählt, die entweder durch Klammern, Kommata, Gedankenstriche oder eine Kombination von anderen Satzteilen getrennt sind (Einschübe unterstrichen, Einschübe zweiten Grades doppelt unterstrichen):

In Klammern:

die Vorstufe einer Krebserkrankung (Präkanzerose) (ebd.: 1)

Werden regelmäßig oder derzeit Medikamente eingenommen (z. B. gerinnungshemmende Mittel [z. B. Marcumar®, Aspirin®, Plavix®, Xarelto®, Pradaxa®, Eliquis®, Lixiana®, Heparin] [...])? (ebd.: 3)

In Kombination (hier Komma und Klammern):

Sehr selten sind schwerwiegende, u. U. bleibende Schäden (z. B. Organversagen, Hirnschädigung, Lähmungen). (ebd.: 3)

Die Einschübe kommen häufig mit Abkürzungen wie „u. U.“, „ggf.“ oder „z. B.“ vor. Im Fragebogen dienen die Einschübe hauptsächlich der Nennung von

Beispielen. Neben Parataxen und Einschüben treten auch Aufzählungen auf, die einen Satz verlängern (Aufzählungen unterstrichen, eingeschobene Aufzählungen doppelt unterstrichen):

> *Trotzdem kann es äußerst selten zu dauerhaften Folgeschäden kommen wie Verklebungen der Eileiter, des Gebärmutterhalskanals oder der Gebärmutterhöhle (Asherman-Syndrom) mit der Folge von Menstruationsstörungen (abgeschwächte Blutung, Ausbleiben der Blutung, Blutstau in der Gebärmutterhöhle mit Schmerzen), Empfängnisschwierigkeiten, evtl. sogar dauerhafter Unfruchtbarkeit.* (ebd.: 2)

Parataxen, Einschübe und Aufzählungen wurden bei der Ausgangstextanalyse nicht explizit voneinander getrennt. Sie treten auch gemeinsam auf. Im Ausgangstext wurden zudem elf elliptische Sätze gefunden, davon 10 gleichartige im Fragebogen: „Wenn ja, welche?" (ebd.: 3f.). Zuletzt wurden im Text 197 Attribute verschiedener Art gezählt. Die Attributklassen wurden nicht separat analysiert und ausgezählt. Wie bei den handlungsträgerverdeckenden Konstruktionen ist es für diese Arbeit ausreichend, Attribute zu identifizieren. Attribute modifizieren das Nomen im selben Satz, sodass eine höhere Informationsdichte entsteht. Diese Informationsdichte kann zu Verstehensschwierigkeiten führen, welche später ggf. das Anwenden verhindern. In Kap. 8.2 werden Attribute aufgegriffen, um Satzkomplexität in spezifischen Textstellen zu evaluieren. Die folgenden Beispiele zeigen eine Auswahl der Attributklassen im Ausgangstext (Attribute unterstrichen):

> Satzattribut:
> *Wenn der Verdacht besteht, dass das entnommene Gewebe Vorstufen von Krebszellen enthält, […]* (ebd.: 1)

> Adjektivattribut:
> *eine bereits bestehende bösartige Erkrankung* (ebd.: 1)

> Genitivattribut:
> *die Art der Erkrankung* (ebd.: 1)

Mit durchschnittlich 13,46 Wörtern pro Satz überschreiten die Sätze im Ausgangstext die maximal als gut lesbar geltenden neun Wörter pro Satz, die von TextLab vorgegeben werden. 14,38 % aller Sätze enthalten mehr als 20 Wörter. Der längste Satz enthält 46 Wörter, wobei TextLab maximal 15 Wörter pro Satz empfiehlt. 41,88 % der Sätze (empfohlen für Leichte Sprache maximal 10 %) enthalten mehr als zwei Informationseinheiten – hier nehmen die hypo- und parataktischen Konstruktionen sowie die Einschübe Einfluss. Zuletzt enthalten 19,38 % der Sätze (empfohlen 0 %) mehr als zwei Satzteile. Der Ausgangstext erzielt einen HIX von 6,97[5].

Zusammenfassend enthält der Ausgangstext tendenziell lange, in manchen Fällen komplexe Sätze mit vielen Einschüben, Aufzählungen und Attributen. Die Sätze entsprechen damit der Sprachökonomie und einer erfolgreichen Thema-Rhema-Progression. Sie entsprechen aber nicht den Lesbarkeitsindices nach TextLab. Wie auch die Auswertung in 7.3 zeigen wird, sind die Sätze damit adäquat für die Adressatinnen des Ausgangstextes, aber nicht für die Zielgruppe dieser Studie.

Tonalität

Die Tonalität ist fachlich (s. Abschnitt „Lexik“) und distanziert. Letzteres wird stark durch das Verdecken der Handlungsträger (s. Abschnitt „Syntax“) erreicht, was den Text unpersönlich und von der Leserin abgewandt erscheinen lässt.

Wissensvoraussetzungen

Die Analyse der Wissensvoraussetzungen ist das fakultative dritte Element der erweiterten Laswell-Formel. Im vorliegenden Fall hat die intratextuelle Ausgangstextanalyse hat implizite Inhalte erst sichtbar gemacht. Deshalb erfolgt die Analyse der Wissensvoraussetzungen als letzter Schritt. Die Wissensvoraussetzungen werden hier ausgehend von DaZ-Lernerinnen analysiert.

Der Text ist auf Laiinnen ausgelegt. Dies ist z. B. erkennbar an deutschen Termini, aber auch den gegebenen Erklärungen. Dies macht die Analyse sprachlicher und kultureller Wissensvoraussetzungen relevant. Der Ausgangs-

5 Reduziert auf die Teile, die auch im Zieltext vorkommen, ist es ein HIX von 9,32.

text setzt Grundwissen über den Reproduktionstrakt der Frau und über Zellen voraus. Dieses wird an deutschen Schulen im Rahmen des Sexualkunde- bzw. Biologieunterrichts vermittelt und kann für andere Kulturen auch angenommen werden. Ausgenommen sind hier ausgewählte Personengruppen, die keinen Sexualkundeunterricht hatten oder bei denen eine geringe oder keine Schulbildung vorliegt. Dieser Faktor kann je nach Herkunftsland, -region und ethnischer Gruppe zutreffen. Das vorausgesetzte Fach- und Sprachwissen zeigt sich exemplarisch an der Darstellung der Gebärmutter, die ohne umliegende Organe dargestellt und beschriftet wurde. Hier werden die Gebärmutter und der Muttermund als zentrale Teile des Textthemas in den Mittelpunkt gestellt und ihre Lage im Körper sowie die umliegenden Organe als Vorwissen vorausgesetzt.

Es wird zudem Wissen über die eigene Krankheitsgeschichte vorausgesetzt, z. B. in Form von vergangenen Eingriffen und deren in Deutschland gängigen Benennungen:

> *Ist schon einmal eine Operation an der Gebärmutter notwendig gewesen?* (ebd.: 4)

Des Weiteren wird für den Text Wissen um bekannte Instrumente, Medikamente und Verbandmaterial und deren in Deutschland gängige Benennungen vorausgesetzt, z. B. *Mikroskop* oder *Antibiotika*. Im Fragebogen auf Seiten drei und vier des Ausgangstextes verändern sich die Wissensvoraussetzungen dieser Elemente. Hier sollen Erkrankungen, Medikamente und Eingriffe erkannt werden, von denen die Patientin selbst betroffen ist oder war. Hierzu dient ein Hyperonym, hinter dem mehrere Beispiele aufgezählt werden. Anhand dieser Hyperonyme und vor allem anhand der Beispiele sollen Patientinnen ihre Erkrankungen, Medikamente oder vergangenen Eingriffe in die vorgegebenen Kategorien einordnen:

> *Besteht eine Stoffwechselerkrankung (z. B. Zuckerkrankheit, Gicht)?* (ebd.: 3)

Zuletzt setzt der Text das Wissen um den Ablauf eines Aufklärungsgesprächs in Deutschland voraus (s. Schemamodell in Kap. 4.5). Der Ausgangstext informiert wie folgt über seine eigene Rolle im Aufklärungsgespräch:

> *dieser Aufklärungsbogen dient der Vorbereitung des Aufklärungsgesprächs. Bitte lesen Sie ihn vor dem Gespräch aufmerksam durch und füllen Sie den Fragebogen gewissenhaft aus.* (ebd.: 1)

Die Rolle des Ausgangstextes im Gespräch muss nun abgeschätzt werden. Er soll erste, allgemeine Informationen über den Eingriff geben. Diese konkretisiert der Arzt im Aufklärungsgespräch für die jeweilige Patientin. Im Aufklärungsgespräch wird der Text vom Arzt um ein Gesprächsprotokoll auf Seite 4 ergänzt. Gesprächsabschließend unterschreibt die Patientin schließlich die Ablehnung des Eingriffs bzw. gibt das Einverständnis zum Eingriff.

Hier wird deutlich, dass ein erfahrungsbasiertes, gesundheitssystemspezifisches und damit auch kulturspezifisches Schema (Ballstaedt et al. 1981) abgerufen werden muss. Liegt dieses nicht vor, so muss der Ausgangstext oder dessen intertextuell und situationsverbundene Texte (z. B. ein Arzt-Patienten-Gespräch) diese Informationen explizit enthalten.

5.3 Textsorte des Ausgangstextes

Für die juristisch-administrative Kommunikation führt Rink (2020: 125) Informations- und Interaktionstexte an. Informationstexte „machen Inhalte zugänglich, legen Wissensbestände an", während Interaktionstexte Wissensbestände voraussetzen und Anschlusshandlungen verlangen (ebd.: 125). Der Ausgangstext lässt sich in beide Kategorien einordnen: Die Teile Behandlungsaufklärung, Risikoaufklärung und Verhaltenshinweise sind gemeinsam als Informationstext einzuordnen. Der Fragebogen, die Dokumentation der mündlichen Aufklärung und Eckdaten über das Aufklärungsgespräch sind als Interaktionstext einzuordnen. Die Patientenaufklärung zeichnet sich also als eine Mischform aus, die Informations- und Interaktionstext enthält. Der Interaktionstext ist dabei unabhängig vom Informationstext.

Die Patientenaufklärung ist mehrfachgerichtet. Dies ist am leichtesten im Interaktionstext erkennbar. Hier richten sich Fragebogen und Einverständnis (bzw. Ablehnung) an die Patientin, die Dokumentation und Eckdaten über das Aufklärungsgespräch allerdings an die Ärztin. Patientinnen sollen den Fragebogen ausfüllen, aber die Ärztin (bzw. ihre Mitarbeiterinnen) sollen die Antworten auswerten – so müssen beide Seiten bei der Erstellung des Fragebogens berücksichtigt werden. Auch im Informationstext ist die Berücksichtigung von Sender und Adressat erkennbar. Kap. 5.2 (speziell „Textstruktur") hat gezeigt, dass die Patientenaufklärung rechtlich vorgeschriebene Elemente enthalten muss. König (2021: 64) zeigt, dass Ärztinnen die Aufklärung als Gedächtnisstütze nutzen, um im Aufklärungsgespräch nichts zu vergessen. Die Patientin wiederum soll sich anhand des Informationstextes auf das Aufklärungsgespräch vorbereiten. In allen Textteilen ist also eine Mehrfachadressierung erkennbar, explizit ist sie aber lediglich im Interaktionstext.

Sowohl Informations- als auch Interaktionstext sind sowohl der Gesundheits- als auch der administrativ-juristischen Kommunikation zuzuordnen. Dies spiegelt sich zum einen in der Autorschaft wider, die in Kap. 5.4 aufgezeigt wird. Im Gesundheitskommunikationsaspekt vermittelt die Patientenaufklärung Wissen, das auf einen gesundheitlichen Versorgungsprozess bezogen ist (vgl. Baumann/Hurrelmann 2014: 13). Durch den Informationstext wird institutionell Wissen an die Patientin vermittelt. Sie wird z. B. über die allgemeinen Schritte des Eingriffs, mögliche Nebeneingriffe, Risiken usw. informiert – und zwar vorbereitend zum Aufklärungsgespräch. So erscheint die Patientin mit einem Vorwissensstand zum Gespräch, auf dem die Ärztin aufbauen kann. So ist es besser möglich, die Informationen auf den Einzelfall der Patientin zu beziehen und z. B. individuell wahrscheinliche Nebeneingriffe zu erläutern. So werden zeitliche und kognitive Ressourcen auf Seite der Patientin, aber auch auf Seite der Ärztin, geschont. Durch den Interaktionstext werden Gesundheitsinformationen von der Patientin abgefragt, die dann von der Ärztin (bzw. ihren Mitarbeiterinnen) ausgewertet und im Rahmen der Risikoabschätzung bewertet werden. Das Aufklärungsgespräch wird dokumentiert und erfüllt so die zweite Funktion der Patientenaufklärung, die rechtliche Absicherung. Der Ausgangstext deckt alle nötigen Informationen ab, die in einer realen Kommunikationssituation durch die Dokumentation des mündlichen Aufklärungsgesprächs ergänzt werden. Am Ende unterschreibt die Patientin und versichert damit ihr Verstehen. So ist zwar keine vollständige rechtliche Absicherung gewährleistet, aber mit der handschriftlichen Dokumentation vor Gericht immerhin anzunehmen (vgl. Achterfeld 2014: 310).

5.4 Analyse des Ausgangstextes: textexterne Faktoren

Autorin, Senderin

Der Ausgangstext hat zwei **Autorinnen**: die habilitierte Medizinprofessorin Prof. Dr. Dr. med. habil. Merkle als Hauptautorin und den Jura-Professor Prof. Dr. jur. Schlund als Co-Autor. Prof. Merkle ist zudem Fachgebietsherausgeberin bei Thieme Compliance, wie die Fußleiste der ersten Seite im Ausgangstext auszeichnet. Als **Senderin** werden für diese Arbeit die Ärztinnen angenommen, die den Ausgangstext an ihre Patientinnen ausgeben. Sie sind die Gatekeeperinnen zum Ausgangstext: Ohne ihr Zutun erreicht der Text die Adressatinnen nicht. Beide Instanzen – Autorinnen und Senderinnen – sind Quellen, die Vertrauen signalisieren.

Adressatinnen

Die Adressatinnen des Ausgangstextes sind Laiinnen, die sich einer Gewebeentnahme am Gebärmutterhals unterziehen müssen. Nach Analyse von Wissensvoraussetzungen, Lexik und Syntax wird deutlich, dass gesundheitskompetente, deutschsprachige, lesestarke Laiinnen, die ein grundlegendes Wissen über den weiblichen Reproduktionstrakt haben, beim Schreiben beachtet wurden.

Senderintention

Je nach Ärztin kann die Senderintention schwanken. Im Allgemeinen ist davon auszugehen, dass die Textfunktion auch die Senderintention ist: die Patientin informieren und sich rechtlich absichern.

Medium

Die Patientenaufklärung wurde als Druckvorlage konzipiert und ist für das Ausdrucken in der Praxis gedacht. Eine Version des Bogens gibt es auch als elektronische Version, auf die SA im Rahmen dieser Arbeit keinen Zugriff hatte und die nicht Analysegegenstand ist.

Ort und Zeit

Ort und Zeit ändern sich je nach Kommunikationssituation. Es ist davon auszugehen, dass der Ausgangstext meist vor dem Aufklärungsgespräch ausgegeben und von den Rezipientinnen zuhause gelesen wird. Es ist möglich, dass die Rezipientinnen den Text direkt vor dem Aufklärungsgespräch im Wartezimmer lesen oder ihn nach dem Gespräch für ihre Aufzeichnungen mit nach Hause bekommen bzw. ihn in Nachbereitung lesen. Für die Zwecke der vorliegenden Arbeit wurde von der idealen Kommunikationssituation ausgegangen, in der der Text vor dem Gespräch zuhause gelesen wurde.

Anlass

Anlass ist das Aufklärungsgespräch über die Gewebeentnahme am Gebärmutterhals.

5.5 Übersetzungsprozess: Erstellen der Pilotversion

Die ersten beiden Phasen der Entwicklung und Evaluation evidenzbasierter Gesundheitsinformationen (s. Kap. 5.1) wurden in dieser Studie auf sprachlicher Ebene angewandt. Für Lühnen et al. (2017: 15) gehört das Schreiben einer Pilotversion zur Phase 1 der Erstellung evidenzbasierten Gesundheitsinformation (Abb. 5-1).

Für die Übersetzung fand keine Bewertung existierender Informationen statt (Abb. 5-1; Lühnen et al. 2017: 15) statt und keine Identifikation der Evidenzbasis zum Textthema „Gewebeentnahme bzw. Konisation am Gebärmutterhals“ (s. 5.2). Allerdings wurde Evidenz für die adäquate Gestaltung der sprachlichen Oberfläche identifiziert, und zwar aus den Bereichen der Zweitspracherwerbsforschung, der Verständlichkeitsforschung und der Leseerwerbsforschung in der Zweitsprache (Kap. 6). Dies erfolgte nicht „nach den Methoden der Evidenzbasierten Medizin“ (ebd.: 15), da diese auf die Sprachwissenschaft nur sehr begrenzt anwendbar sind. Diese Evidenzbasis wird in Kap. 6 mit den bestehenden wissenschaftlich basierten Leichte-Sprache-Regeln abgeglichen. Kap. 6 ist damit Teil der „Erfassung der Informationsbedarfe der Zielgruppe“ (ebd.: 15; s. Abb. 5-1).

In der Pilotversion wurden sprachunabhängige, also den Inhalt betreffende, parakulturelle Unterschiede (also Unterschiede auf gesamtgesellschaftlicher Ebene, die kulturell erlernt wurden, z. B. Vorstellungen von „Gesundheit“, Kleinman 1977) nicht berücksichtigt[6]. Interlinguale und diakulturelle Unterschiede zwischen Frauen mit Deutsch als L2 und als L1 wurden auf sprachlicher Ebene berücksichtigt. Überlegungen zur „einfachen Sprache“ und zu medizinischen Fachtermini (Lühnen et al. 2017: 17) sind Kap. 6.3 zu entnehmen. Es wurde die Informationsstruktur aus dem Ausgangstext übernommen (zu den Schwierigkeiten s. Kap. 7 und 8). Zur Phase 1 gehört außerdem eine Vorstudie (Kap. 5.6), in der die Pilotversion und der Leitfaden auf Machbarkeit für das Forschungsvorhaben geprüft wurden. Die Entscheidungen aus Phase 1 wurden in Phase 2, der hier durchgeführten Studie, überprüft.

Die Pilotversion wurde als informationskonstanter Leichte-Sprache-Plus-Text mit derselben Informationsstruktur wie der Ausgangstext geplant. Grund dafür ist die Annahme, dass so eine erhöhte Akzeptanz bei den Ärztinnen als *Gatekeeper* erzielt werden kann. Der vorliegenden Studie war König (2021: 64) angelehnt, in der interviewte Ärztinnen aussagten, dass (u. a.) das Beibehalten der grundlegenden Struktur des Ausgangstextes zur Akzeptanz von Aufklärungsbögen in Leichter und Einfacher Sprache beiträgt. Die Aufklärungsbögen dienen Ärztinnen nämlich als Gesprächsgrundlade und Gedächtnisstütze (ebd.: 64). Es wurden Informationen hinzugefügt, z. B. Erklärungen für Kerntermini, oder Informationen wurden reduziert. Innerhalb der einzelnen Textabschnitte wurden Informationen umsortiert, damit sie den natürlichen

6 Diese erscheinen sich auch nach der qualitativen Inhaltsanalyse nicht relevant. In 8.1.5 werden parakulturelle Unterschiede als mögliche Erklärung dafür diskutiert, dass die Probandinnen mit Deutsch als L2 bei Fieber und Blutungen eher Notdienste, Frauen mit Deutsch als L1 aber eher die Hausärztin kontaktieren würden.

Lesefluss unterstützen. Unter „Verhaltenshinweise" wurden z. B. die Hinweise in eine chronologische Reihenfolge gebracht (vom „Tag der Operation" bis „Bis zur Nachuntersuchung").

Der erstellte Entwurf der Pilotversion wurde der AG Barrierefreie Gesundheitskommunikation (jetzt Fachbereich Barrierefreie Gesundheitskommunikation) des Deutschen Netzwerks Gesundheitskompetenz (DNGK) zur Diskussion vorgelegt. Der Text war zu diesem Zeitpunkt elf Word-Seiten lang und noch nicht gelayoutet. Er enthielt noch keine Erklärungskästen (s. u.) und noch keine Bilder. Nach der Diskussion wurde entschieden, den Text in drei verschiedene Teiltexte aufzuteilen. Die Diskussion hatte v. a. Auswirkungen auf die noch enthaltene Risikoaufklärung und die Darstellung der Behandlungsschritte, die im Zieltext später nicht mehr enthalten sein werden. Um den Text zu kürzen und so *cognitive overload* für die Leserinnen zu vermeiden, war der Konsens, dass der Text in drei Broschüren aufgeteilt werden sollte.

Für die Vorstudie war die Pilotversion noch nicht in die drei Broschüren aufgeteilt, sondern war ein zusammenhängender Text. Die Pilotversion war 12 Seiten lang und enthielt folgende Textteile:

- Diagnoseaufklärung unter der Überschrift „Warum wird der Eingriff empfohlen?"
- Behandlungsaufklärung unter der Überschrift „Warum wird der Eingriff empfohlen?": Erklärungen für *Gewebe-Probe* und *Konisation*
- Behandlungsaufklärung unter der Überschrift „Wie wird der Eingriff durchgeführt?": Informationen zu Betäubung, normalem Behandlungsablauf und möglichen Neben- und Folgeeingriffen
- Risikoaufklärung unter der Überschrift „Ist mit Problemen zu rechnen?"
- Behandlungsaufklärung unter der Überschrift „Aussichten auf Erfolg": Tragweite des Eingriffs
- Verhaltenshinweise unter den Überschriften „Verhaltenshinweise: Das sollen Sie vor dem Eingriff tun" und „Verhaltenshinweise: Das sollten Sie nach dem Eingriff tun"
- Abfrage der Lebensführung unter der Überschrift „Beantworten Sie diese Fragen"

- Eckdaten unter der Überschrift „Arztanmerkungen“
- Verstehen und Einwilligung unter den Überschriften „Wenn Sie mit der Operation nicht einverstanden sind“ und „Wenn Sie mit der Operation einverstanden sind“

Anders als der Zieltext enthält die Pilotversion noch zweifachgerichtete Textteile, nämlich die Eckdaten, die die Ärztin ausfüllt. Diese Textteile werden für die Leserin eingeordnet, z. B. im folgenden Zitat:

> *Dieses Feld ist für den Arzt. Sie müssen dieses Feld nicht ausfüllen.* (Pilotversion: 11)

Auch die Versicherung des Verstehens und die Einwilligung in den Eingriff ist in der Pilotversion noch enthalten, später im Zieltext aber nicht mehr. Da die Pilotversion alle für die Aufklärung nötigen Informationen enthielt, war es hier noch sinnvoll. Unter „Wenn Sie mit der Operation einverstanden sind“ werden explizite Fragen aufgeführt, die die Leserin sich stellen soll:

> *Diese Fragen kann ich beantworten:*
>
> - *Welche Operation macht mein Arzt? […]*
> - *Was macht mein Arzt bei der Operation?*
> - *Warum macht mein Arzt die Operation?*
> - *Welche Probleme kann es bei der Operation geben? […]*
>   (Pilotversion: 12)

Die Pilotversion enthielt noch kein Bild veränderter Zellen, stattdessen enthielt sie ein Bild, das „Verschluss der Adern“ visualisiert. Dieses wurde später mit dem Teil „Risikokommunikation“ in eine von drei Broschüren ausgelagert. Das Bild, das den Unterbauch zeigt, war in der Pilotversion vorhanden. Für den Zieltext wird es später verkleinert (Kap. 5.7) und die Beschriftung wird verbessert. Der Pilottext war noch nicht final formatiert, einspaltig, mit umrandeten Erklärungskästen und Bildern, die die volle Breite der Seite einnehmen.

5.6 Prüfung der Pilotversion in einer Vorstudie

Der Leitfaden zum Pilottext enthielt Fragen zu Hauptaussagen, z. B. „Warum kann Ihre Freundin nach der Operation nicht alleine bleiben?", aber auch Fragen zu nebensächlicheren Aussagen, die Vorwissen aktivieren und deshalb für das Verstehen des Gesamttextes wichtig sind, z. B. „Was sind veränderte Zellen?". Der Pilot-Leitfaden enthielt, neben Fragen zum ersten Eindruck und den Abschlussfragen, Fragen zu folgenden Absätzen aus dem Pilottext:

- Warum wird der Eingriff empfohlen? (Diagnoseaufklärung)
- Ist mit Problemen zu rechnen? (Risikoaufklärung)
  - Blutungen und Nachblutungen
  - Verschluss der Adern
  - Muttermundverschlussschwäche
- Aussichten auf Erfolg (Behandlungsaufklärung)
- Verhaltenshinweise

Zum Abschluss jedes Frageblocks war die Frage „Haben Sie in diesem Abschnitt etwas nicht verstanden?" geplant. Um den Pilot-Leitfaden und die Pilotversion zu testen, wurde im April 2021 eine Sitzung mit Lernenden von Deutsch als Fremdsprache (DaF) in Spanien durchgeführt. Die Sitzung fand im Rahmen eines universitären Kurses in einem übersetzungswissenschaftlichen Studiengang statt. In einem DaF-Kurs aus Studierenden mit Spanisch als L1 wurde die Pilotversion an einem Freitag zum Lesen gegeben. Er wurde den Studierenden als Word-Dokument zur Verfügung gestellt. Die Sitzung fand hybrid am darauffolgenden Dienstag zur üblichen Kurszeit statt. Die Studierenden hatten also drei Werktage Zeit, den Text vorbereitend zu lesen. Die für die Studie ausgewählten Textstellen waren gelb unterlegt. Die Studierenden wurden gebeten, den Text unter folgendem Gesichtspunkt zu lesen: „Geben Sie einer Freundin Ratschläge über den Textinhalt." Die Studierenden sollten zudem unterstreichen, was sie nicht verstanden. Am Dienstag vor dem Kurs luden die Studierenden zunächst eine Kopie der unterstrichenen Texte über die Moodle-Plattform ihres Kurses hoch. So wurde vermieden, dass die Studierenden die unterstrichenen Textstellen während oder nach der Sitzung veränderten. Die Lehrenden gingen Text und Leitfaden mit den Studierenden durch. Dazu stellte eine Lehrende der anderen in einem Gesprächsformat die jeweilige Frage aus dem Leitfaden – die andere antwortete darauf. Auch die Studierenden konnten per Mikrofon, im Chat und vor Ort in Präsenz Wortbeiträge machen. So antworteten auch die Studierenden auf die Fragen aus dem Pilot-Leitfaden und auf weiterführende Fragen aus dem Gespräch zwischen den beiden Lehrenden. Die Studierenden durften Fragen zur sprachlichen Oberfläche und zum Textinhalt stellen. SA protokollierte die Sitzung und speicherte die Beiträge aus dem Chat.

Parallel zum Kursgeschehen füllten die Studierenden die Fragen des Pilot-Leitfadens schriftlich in einem Google-Formular aus. Die Fragen wurden auf Deutsch sowie in maschinell erstellter spanischer Übersetzung präsentiert. Diese wurde von den beiden Lehrenden im Kurs durchgeführt, um die Motivation der Studierenden zu erhalten. Dabei wurden nicht nur die Leitfaden-Fragen, sondern auch alle enthaltenen Notizen für die Interviewführung übersetzt und den Studierenden offengelegt.

Die Studierenden beantworteten die Fragen auf Spanisch. SA übersetzte die Antworten nach der Sitzung maschinell mit *DeepL Pro* (DeepL SE) ins Deutsche. Die Lehrenden standen zur Verfügung, um unklare Textteile human zu übersetzen, was allerdings nicht nötig war. Den Studierenden wurde angeboten, an einem Interview auf Englisch oder Deutsch mit der Durchführenden teilzunehmen. Keine Studierenden haben dieses Angebot angenommen.

An der Sitzung nahmen 32 Studierende teil. Die Wort- und Chat-Beiträge wurden nach der Sitzung ohne Schlüssel pseudonymisiert. Beim Zusenden der anonymen Daten wurde SA das biologische Geschlecht zu jedem Google-Formular mitgeteilt. Neun (8 weiblich, 1 männlich) Studierende haben das Google-Formular mit den Leitfaden-Fragen komplettiert und abgesandt. 24 Studierende haben ihre unterstrichenen Texte hochgeladen.

Alle acht Studentinnen gaben an, Schwierigkeiten mit der Lexik, insbesondere mit den Fachtermini, zu haben. Alle acht bewerteten die Bilder als positiven Einfluss auf das Textverstehen. Sechs Studentinnen gaben an, den Text gut verstanden zu haben und zwei weitere Studentinnen hatten lediglich den allgemeinen Kontext gut verstanden. Weitere Ergebnisse, die für die Schwerpunktsetzung dieser Arbeit relevant sind, werden im Folgenden kurz dargelegt.

Es zeigten sich Schwierigkeiten, den **Grund für die Konisation** zu erkennen. Drei Studentinnen verstanden die veränderten Zellen als Hinweis auf HPV, und damit die Konisation als Diagnosemethode für HPV. Eine weitere Studentin verwechselte die Konisation mit dem Pap-Abstrich. Diese Elemente finden sich auch in Kap. 7 und 8 wieder.

Die Konisation wurde als Untersuchung und Behandlung verstanden. Vier von fünf antwortenden Studentinnen hatten diese Information verstanden, die fünfte verstand sie als Untersuchung. Zwei Studentinnen hatten nicht geantwortet. Alle fünf Studentinnen wussten zudem, dass die Behandlung nach der Konisation nicht vorüber ist, drei nannten eine weitere Konisation als Grund, zwei nannten die nötigen Nachuntersuchungen und eine nannte die Entscheidung für eine weiterführende Behandlung.

Eine der Behandlungsmöglichkeiten von **Blutungen und Nachblutungen** ist, eine *Tamponade* einzulegen. Dass dieses Wort dem *Tampon* zu ähnlich ist, von dem in den Verhaltenshinweisen abgeraten wird, zeigt die Vorstudie. Drei Studentinnen antworteten, der Arzt könnte einen „Tampon" einlegen, um die Blutung zu stoppen. Dies war nur ein Grund dafür, die Risikoaufklärung aus der Studie auszuschließen. Zudem verstanden vier Studentinnen den Textteil zur Blutgerinnung nicht (s. Tab. 5-6). Es zeigen sich, wie auch in Kap. 7, Schwierigkeiten mit dem Thema „Blutungen".

Frage	Anzahl verstanden	Anzahl nicht verstanden	Anzahl nicht interpretierbar	Anzahl Antwortende
Warum macht der Arzt die Konisation?	3	4	0	7
Können die veränderten Zellen zu einer Krankheit gehören?	3	2	1	6
Was kann der Arzt gegen Blutungen machen?	3	3	0	6
Was mache blutgerinnungshemmende Medikamente?	3	2	0	5
Ist die Konisation eine Untersuchung oder eine Behandlung?	4	1	0	5
Ist die Behandlung nach der Konisation zu Ende?	5	0	0	5

Tab. 5-6: Übersicht über verstanden, nicht verstanden und nicht interpretierbar in der Vorstudie (zu den für die Arbeit relevanten Fragen)

Der Terminus *Konisation* wurde von sechs einreichenden Studentinnen (ausgewertet wurden weibliche Studierende) unterstrichen. Folgende Sätze wurden dreimal (Satz 1) bzw. viermal (Satz 2) nicht verstanden:

> Satz 1:
> *Der Arzt muss größere Stücke von Ihrem Gebärmuttermund entfernen.*
>
> Satz 2:
> *Bei der Operation schneidet der Arzt ein kegelförmiges Stück Gewebe aus dem Gebärmutterhals.*

Die unterstrichenen Texte wurden nicht in die Auswertung einbezogen, aber die *Google-Forms*-Antworten informierten die Überarbeitung der Pilotversion. Insbesondere die Rückmeldungen aus dem Chat informierten die Überarbeitung des Pilot-Leitfadens, aber auch die methodischen Implikationen der Google-Forms-Antworten nahmen Einfluss. So wurde die Risikokommunikation aus der Studie entfernt, nicht nur, weil sie zahlreiche unbekannte oder wechselbare Termini wie *Tamponade* enthält, sondern auch weil sie Emotionen wie Angst hervorruft, die nicht im Fokus der vorliegenden Untersuchung standen. Zudem werden hier medizinethische Konflikte deutlich: Die Probandinnen würden sich anhand des Textes über Risiken informieren, die sie schließlich auch im Alltag anwenden würden. Innerhalb der Studie müsste eine umfangreiche Aufklärung stattfinden, die Risiken korrekt einordnet. Dies war ressourcenbedingt nicht möglich.

Mit dem gewählten Format des zusammenhängenden Textes, in dem wichtige Abschnitte gelb unterlegt waren, war schwer zu erkennen, welche Textabschnitte gelesen wurden und welche Textabschnitte verstanden wurden. So waren die Voraussetzungen der Probandinnen nicht miteinander vergleichbar. Dies war der größte Grund, den Zieltext in drei Broschüren aufzuteilen, obwohl der Ausgangstext in Gänze vorgelegt wird. Der Ausgangstext von vier Seiten ist überschaubarer als der informationskonstante Zieltext von 12 Seiten, der in der Vorstudie als zu lang beurteilt wurde. Die Auswirkungen der Informationsauswahl werden in Kap. 7.2.4 und 7.2.9 deutlich.

5.7 Von der Pilotversion zum Zieltext

Nach der Vorstudie wurde die Pilotversion überarbeitet. Da die Vorstudie zeigte, dass die Erklärungen zum Textgegenstand „veränderte Zellen“ schwer verständlich waren, wurde ein Bild dafür eingefügt. Zudem wurde der Hinweis auf HPV aus dem Text entfernt, da er offenbar ablenkte und zu fehlerhaften, schnellen Schlüssen führte (vgl. Kap. 7, hier Probandin AT_4). Es wurden mehr Erklärungskästen hinzugefügt und ein Piktogramm für „Kegel“. Schwer verständliche Sätze (wie Satz 2 in Kap. 5.6) wurden umformuliert.

Der überarbeitete Zieltext wurde durch eine Master-Studentin sprachlich geprüft und alle drei Teile wurden durch eine Mitarbeiterin des Deutschen Krebsforschungszentrums (DKFZ) inhaltlich geprüft. Es ergab sich insgesamt wenig Änderungsbedarf. Die Risikoaufklärung enthielt ein Bild, das den Verschluss der Adern visualisierte. Hier wurden die mitabgebildeten Venenklappen entfernt. Die Häufigkeitsangaben wurden angepasst, z. B. von „meistens" zu „öfter". In der Behandlungsaufklärung wurde die Erklärung zum *Abstrich* verändert, welche nach der Vorstudie hinzugefügt wurde (Änderungen gefettet):

Pilotversion:
Der Arzt hat einen Abstrich Ihrem Gebärmuttermund gemacht. (Pilotversion: 1)

Überarbeitung der Pilotversion:
Der Arzt hat einen Pap-Abstrich an Ihrem Gebärmuttermund gemacht. Das heißt: Der Arzt hat Zellen von Ihrem Gebärmuttermund ***genommen.*** *Dazu hat Ihr Arzt* ***ein Wattestäbchen*** *benutzt.*

Inhaltliche Korrektur:
Der Arzt hat einen Pap-Abstrich an Ihrem Gebärmuttermund gemacht. Das heißt: Der Arzt hat Zellen von Ihrem Gebärmuttermund ***abgestrichen.*** *Dazu hat Ihr Arzt* ***ein flaches Holzstäbchen/Spatel und ein Bürstchen*** *benutzt.*

ZT:
Der Arzt hat einen Pap-Abstrich an Ihrem Gebärmuttermund gemacht. Das heißt: Der Arzt hat Zellen von Ihrem Gebärmuttermund ***abgestrichen.*** *Dazu hat Ihr Arzt* ***ein flaches Stäbchen aus Holz und eine sehr kleine Bürste*** *benutzt.* (ZT: 1)

Im Anschluss an die Korrekturvorgänge wurden alle drei Teile mit der Open-Source-Software Scribus 1.4.8[7] durch SA gelayoutet. Besonderer Fokus lag dabei auf dem Zieltext, der sorgfältiger gelayoutet wurde als die anderen beiden Broschüren. Für den Zieltext wurde in Anlehnung an Maaß (2020: 230) ein ähnliches Layout wie im Ausgangstext angestrebt, wobei aber auch die Wahrnehmbarkeit durch eine höhere Schriftgröße adressiert wurde. Im Zuge dessen wurde die zweispaltige A4-Aufteilung imitiert, die der Ausgangstext aufweist. Semantische Einheiten sollten dabei nicht getrennt werden, um den Lesefluss zu verbessern und dadurch das Arbeitsgedächtnis zu entlasten. Das Zusammenhalten der semantischen Einheiten in Kombination mit der Ähnlichkeit zum Standardtexten machte Kompromisse notwendig.

Der Zieltext enthält zwei Abbildungen (Abb. 5-5 und Abb. 5-6), die gegenüber der Pilotversion wesentlich verkleinert wurden. Durch das Verkleinern der Bilder mussten Absätze nicht über Spalten- oder Seitenumbrüche getrennt werden. Allerdings sank die Schriftgröße der Bildunterschriften unter die angestrebte Schriftgröße 14. Das Verkleinern erlaubte es, die Bilder im Lesefluss zu platzieren und so Sinneinheiten an einem Ort abzubilden. Erklärungskästen wurden dem Textteil zugeordnet, für dessen Verstehen sie wichtig sind. Auch Bilder der Erstnennung bzw. Ersterklärung eines Terminus zugeordnet als einer bestimmten Textstelle. So müssen Lesende nicht umblättern, um den Aufbau des Unterbauchs zu sehen, wenn sie das Wort *Gebärmutter* oder *Gebärmuttermund* das erste Mal lesen (s. Abb. 5-5).

Erklärungen zu zentralen Fachtermini, deren Notwendigkeit in der Vorstudie deutlich wurde, wurden mit einer Umrandung (Kasten) und farbigen Überschriften hervorgehoben. Hier war das Verkleinern keine Option, da die Kästen Text in Schriftgröße 14 enthalten. Hier wurde die Option gewählt, den umliegenden Text näher an den schwarzen Rahmen der Kästchen zu ziehen, was den Weißraum verringert.

Die Erklärungskästen beziehen sich auf bestimmte Textstellen, neben denen sie erscheinen müssen. Bilder hingegen unterstützen das Gesamtverstehen

7 Von Franz Schmid, Peter Linnell, Craig Bradney, Jean Ghali, Hermann Kraus, Riku Leino, Oleksandr Moskalenko, Christoph Schäfer, Petr Vaněk, Andreas Vox, and Jain Basil, unter Mitarbeit weitere Autorinnen.

des Textes und sind nicht auf eine bestimmte Textstelle begrenzt – mit Ausnahme von Abb. 5-6 zu veränderten Zellen, das sich auf die Wortverbindung „veränderte Zellen“ bezieht. Abb. 5-4 zeigt die Platzierung des Erklärungskastens zu *Konisation*, der auf Seite 2 platziert ist, wo die Konisation erstmals genauer erklärt wird. Das Wort kommt aber bereits auf Seite 1 vor.

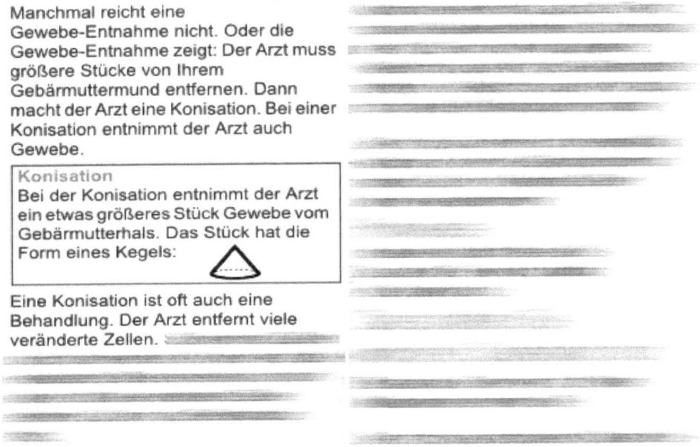
Manchmal reicht eine Gewebe-Entnahme nicht. Oder die Gewebe-Entnahme zeigt: Der Arzt muss größere Stücke von Ihrem Gebärmuttermund entfernen. Dann macht der Arzt eine Konisation. Bei einer Konisation entnimmt der Arzt auch Gewebe.

Konisation
Bei der Konisation entnimmt der Arzt ein etwas größeres Stück Gewebe vom Gebärmutterhals. Das Stück hat die Form eines Kegels:

Eine Konisation ist oft auch eine Behandlung. Der Arzt entfernt viele veränderte Zellen.

Abb. 5-4: Erklärungskästen zu „Konisation“ auf Seite 2 des Zieltextes

Semantische Einheiten konnten in nicht immer zusammen präsentiert werden, da der Zieltext standardnah aussehen sollte. Semantische Einheiten, insbesondere Wörter, stehen innerhalb eines Satzes zusammen, mit Ausnahme einer „Gewebe- / Probe“ (ZT: 1), das im Layout übersehen wurde. Mit Ausnahme dieses Fehlers wurde keine Worttrennung am Zeilenende vorgenommen, da diese in verschiedenen Sprachen unterschiedlich geregelt wird und auf A2/B1-Niveau ggf. noch nicht erlernt wurde.

Innerhalb einer Spalte wurden satzinterne semantische Einheiten, wenn nötig, getrennt. Ein einheitliches, ansprechendes und ausgangstextnahes Layout wurde hier vorgezogen, statt alle semantischen Einheiten strikt in einer Zeile darzustellen. Das zweispaltige Design und der Flattersatz sollten helfen, den Einstieg in die nächste Zeile leicht zu finden. Zwischen zusammenhängenden Absätzen wurden ggf. Umbrüche gemacht, z. B., um einen Erklärungskasten zu platzieren (s. Abb. 5-4).

Dieser Abschnitte zeigt die Schwierigkeiten in der Präsentation von verständlichkeitsoptimierter schriftlicher Kommunikation auf. Hier wird die Notwendigkeit interdisziplinärer, professioneller Zusammenarbeit für das Design barrierefreier Texte deutlich – für den schriftlichen Text, die Bilder und Bild-Text-Beziehungen sowie für das Layout.

5.8 Analyse des Zieltextes: textinterne Faktoren

Textthema

Wie im Ausgangstext ist das Textthema ist die Gewebeentnahme und die Konisation am Gebärmutterhals. Ebenfalls wie im Ausgangstext werden im Analyseschritt „Textstruktur" Textinhalte und Textstruktur näher analysiert, was die Unterschiede in der Ausrichtung von Ausgangs- und Zieltext zeigen wird.

Textstruktur

Die Analyse der Textstruktur folgt wie in der Ausgangstextanalyse Heberer/Hüttl (2010). Die Elemente der Patientenaufklärung werden im Zieltext wie folgt umgesetzt:

- Diagnoseaufklärung:
  - Pap-Abstrich
  - Veränderte Zellen
- Behandlungsaufklärung:
  - Regelhafte Behandlungen, ohne Behandlungsschritte
  - Erklärung der Behandlungen
  - Hinweise auf weitere mögliche Behandlungen ohne konkrete Nennung
  - Erfolgsaussichten
- Verhaltenshinweise:
  - Präoperativ
  - Postoperativ
- Erfragen der Lebensführung: Fragebogen

Im Zieltext gibt es zwar auch keine **Diagnoseaufklärung** per se, aber es wurde umfangreicher auf Pap-Abstrich, Laboranalysen und die Bedeutung veränderter Zellen eingegangen als im Ausgangstext. Die **Behandlungsaufklärung** ist auf Seiten 1 und 2 begrenzt und wird nicht von der Risikoaufklärung unterbrochen, wobei letztere im Zieltext wegfällt. Ebenso fällt die Beschreibung näherer Behandlungsschritte im Zieltext weg. Der einzige Hinweis auf Nebenbehandlungen ist folgender:

> *Dann muss / der Arzt Sie noch einmal operieren. / Vielleicht muss der Arzt die Gebärmutter / entfernen. Vielleicht muss der Arzt auch / noch andere Behandlungen machen.* (ZT: 2)

Um *cognitive overload* zu vermeiden, wurde der LS+-Text in drei verschiedene Teile aufgeteilt, von denen einer den Probandinnen vorgelegt wurde. Auf Nachfrage oder bei Bedarf wurden die übrigen beiden Textteile nach dem Interview per E-Mail an die Probandin geschickt.

Die **Verhaltenshinweise** sind eingeteilt in prä- und postoperativ: „Vor dem Eingriff" und „Nach dem Eingriff". Die Verhaltenshinweise vor dem Eingriff beziehen sich auf die Informationen, die die Ärztinnen brauchen: Medikamenteneinnahme, Mutterpass, Blutgruppenpass. Die postoperativen Hinweise beziehen sich auf folgende Gebiete:

- Beeinträchtigung durch Beruhigungs-, Schmerz- oder Betäubungsmittel
- Freihalten der heilenden Scheide
- Meiden von Anstrengungen
- Beschwerden, bei denen die Ärztin anzurufen ist
- Nachsorgeuntersuchungen

Das **Erfragen der Lebensführung** erfolgt in einem der Aufklärung nachgestellten Fragebogen. Die hier gestellten Fragen beziehen sich auf bestehende Erkrankungen, Allergien, Unverträglichkeiten, Implantate, vergangene Operationen und die Einnahme von Medikamenten.

Der Zieltext ist einfachgerichtet und enthält deshalb keine Felder, die von der Ärztin auszufüllen sind – also keine Notizen zum mündlichen Gespräch, zu *Wann*, *Wie*, *Worüber*, *Durch Wen* oder *Zeuginnen*. Auch die Dokumentation des Verstehens und die Einwilligung oder Ablehnung ist nicht enthalten, da der Zieltext (unter Rückbezug auf ebd.) unvollständig ist. Da die Zielgruppenprobandinnen sowohl Ausgangs- als auch Zieltext nicht ohne Weiteres verstehen (Kap. 7), wird das Arzt-Patienten-Gespräch umso relevanter (vgl. Ahrens/Maaß 2024). Die Ärztin muss hier mehr Zeit investieren, und ggf. eine Dolmetscherin hinzuziehen (die durch die Patientin bezahlt wird), um die Sprachbarriere zu überbrücken und ein Verstehen bei der Patientin festzustellen (vgl. Wienke 2018). Andernfalls kann die Aufklärung gerichtlich als mangelhaft festgestellt werden (ebd.).

Parasprachliche und nicht-sprachliche Zeichen

Der Zieltext enthält ein beschriftetes Bild und ein unbeschriftetes Bild, beide inklusive Bildunterschrift, und ein Piktogramm. Das Bild (Vincent Kristóf) zeigt eine stilistische Abbildung der Gebärmutter und umliegender Organe in der Seitenansicht.

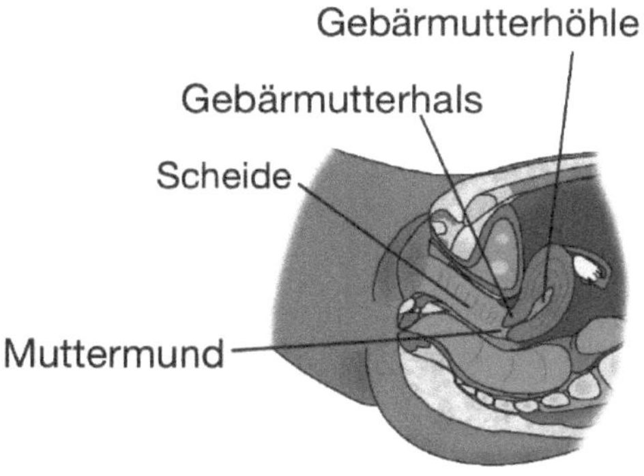

Abb. 5-5: Unterbauch (Bild: Vincent Kristóf)

Daneben gibt es ein Bild, welches stilisiert veränderte Zellen zeigt:

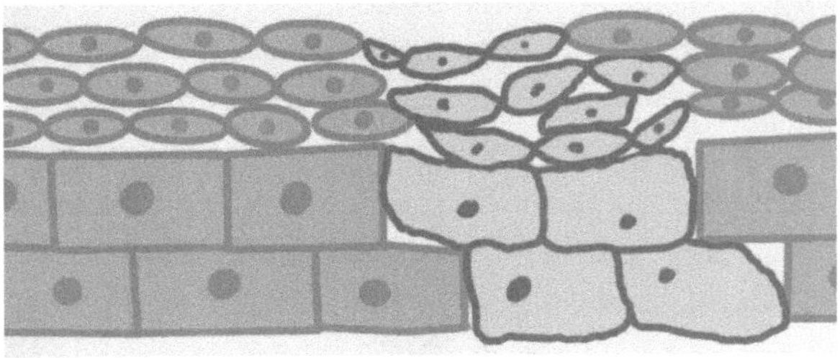

Abb. 5-6: Veränderte Zellen (Bild: Vincent Kristóf)

Das Piktogramm eines Kegels (Abb. 5-7) wird genutzt, um diese geometrische Form zu zeigen. In der **Erfragung der Lebensführung** gibt es Kästchen zum Ankreuzen von „ja“ und „nein“, die bei ausreichender Textsortenkenntnis zum Ausfüllen veranlassen. Anders als im Ausgangstext wurde die prototypische Anordnung „ja“ und „nein“ (statt „nein“ und „ja“) gewählt, und die Wörter wurden ausgeschrieben, statt den ersten Buchstaben zu nutzen. So sollte weniger Textsortenkenntnis nötig sein, um die Kästchen als Aufforderung zum Ankreuzen zu verstehen. Zudem zeigen Zeilen an, wo die Leserin selbst Text hinzufügen muss.

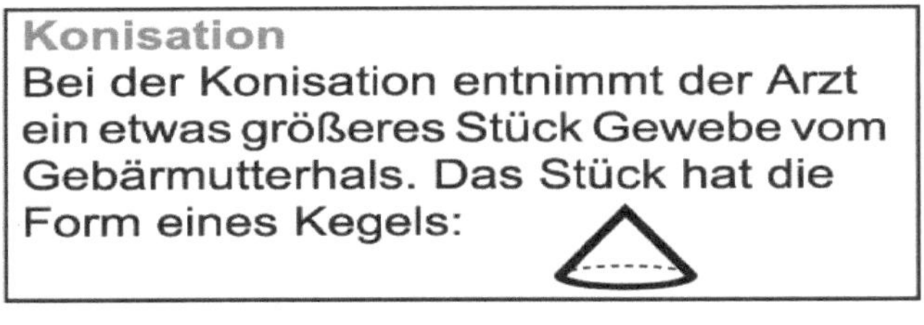

Abb. 5-7: Erklärungskasten zu „Konisation“ mit dem Piktogramm eines Kegels

Für die Erklärung zentraler Termini wurden Kästen gewählt (im Folgenden „Erklärungskästen“), die die Erklärung visuell herausheben. Diese Kästen sind so angeordnet, dass sie keine zusammenhängenden Absätze unterbrechen, sondern zwischen Absätzen und somit zwischen semantischen Supereinheiten stehen. Somit stehen sie aber auch nicht immer in der Nähe der ersten Nennung des zu erklärenden Terminus.

Lexik

Im Zieltext kommen 203 der 336 Types einmalig vor (60,42 %) und 41 Types (12,2 %) je zwei Mal. Im Ausgangstext kamen ca. 63 % der Types einmalig und ca. 16 % zweimalig vor. Dies zeigt eine geringere lexikalische Varianz im Zieltext, was einen geringeren passiven Wortschatz (s. Kap. 6.2) fordert und so den Text bei geringerem Wortschatz leichter verständlich macht. Exemplarisch wird auch für den Zieltext die Variation anhand von Konjunktionen gezeigt.

Konj.	und	oder	wenn	dass	denn	aber
Häufigkeit	9	38	11	1	1	1

Tab. 5-7: Konjunktionen und deren Häufigkeit im Zieltext

Konjunktionsadverb	dann	deshalb
Häufigkeit	10	5

Tab. 5-8: Konjunktionsadverbien und deren Häufigkeit im Zieltext

Auch im Zieltext gibt es Konjunktionen, die lediglich je einmal vorkommen (Tab. 5-7). Insgesamt gibt es aber weniger verschiedene Konjunktionen und Konjunktionsadverben. Wie der Ausgangstext enthält auch der Zieltext eher deutsche Fachtermini statt der fachspezifischen Fremd- oder Lehnwörter. Statt des Sammelbegriffs *Eingriff* wird der Latinismus *Operation* benutzt und bspw. statt *Geschlechtsverkehr* der Internationalismus *Sex*. Hier fehlen auch die Einschübe in Klammern wie in „Gebärmutterspiegelung (Hysteroskopie)". Wenn der fachspezifische Terminus wichtig ist, existieren aber Formulierungen wie

> *Veränderte Zellen können eine Vorstufe / von Krebs sein. Die Vorstufe von Krebs / heißt Präkanzerose.* (ZT: 1)

Auch hier werden die Fremd- oder Lehnwörter im Fragebogen relevant, der im Vergleich zum Ausgangstext nur geringfügig verändert wurde. Auch im Zieltext wird *Konisation* ohne deutsches Synonym genutzt.

Die im Zieltext fünf frequentesten Termini unterscheiden sich vom Ausgangstext. Sie sind laut DWDS mittelmäßig frequent, sehr ähnlich wie die fünf häufigsten Termini im Ausgangstext. 1 ist selten, 7 ist häufig:

Ausgangstext	Zieltext
1. Eingriff: 4 von 7	1. Operation: 4 von 7
2. Konisation: nicht geführt	2. Medikamente: 4 von 7
3. Medikament: 4 von 7	3. (veränderte) Zellen: 4 von 7
4. Gewebe: 4 von 7	4. Konisation: nicht geführt
5. Gebärmutter: 3 von 7	5. Labor: 4 von 7

Tab. 5-9: Vergleich der globalen Frequent der im Ausgangs- und Zieltext lokal frequentesten Termini laut DWDS

Wie im Ausgangstext sind diese Termini fachgeprägt oder fachspezifisch für die medizinische Fachsprache, was ihre globale Frequenz beeinträchtigt. Da sie auf diese diastratische Varietät bzw. den Medizindiskurs in der Standardsprache begrenzt sind, kennen DaZ-Lernenden diese Wörter möglicherweise nicht. Im Zieltext werden gegenüber dem Ausgangstext Synonyme vermieden. Es wird allerdings von Hyperonymen Gebrauch gemacht, insbesondere wenn diese sich Lexeme mit dem Wort teilen (s. Kap. 6.5.3):

- Pap-Abstrich und Abstrich
- Gewebe-Stück und Stück
- Betäubungsmittel und Mittel

Die Analyse der sprachlichen Oberfläche mit TextLab 7 ergibt 18 Types (27 Tokens) mit mehr als 16 Buchstaben – also 1,99 % aller Tokens im Zieltext. Der Zieltext bleibt also knapp innerhalb der Toleranzgrenze von 2 %, die TextLab für Leichte Sprache setzt. Die durchschnittliche Wortlänge liegt bei 5,76 Buchstaben, wobei TextLab eine Toleranzgrenze von 6 Buchstaben pro Wort setzt.

Ausgangstext	Zieltext
3,71 % aller Tokens mit > 16 Buchstaben (57 Types; 80 Tokens)	1,99 % aller Tokens mit > 16 Buchstaben (18 Types; 27 Tokens)
ø Wortlänge: 6,75 Buchstaben	ø Wortlänge: 5,76 Buchstaben
62,66 % der Types einmalig (453 der 723 Types einmalig)	60,42 % der Types einmalig (203 der 336 Types einmalig)
16,32 % der Types je zweimal (118 Types je zweimal)	12,2 % der Types je zweimal (41 Types je zweimal)

Tab. 5-10: Vergleich der Wortlängen und Wortvarianz in Ausgangs- und Zieltext

Die Wortvielfalt im Zieltext ist geringer als im Ausgangstext. Eine Rolle spielt die thematische Fokussierung auf die Gründe für den Eingriff und die Verhaltenshinweise, wobei die Risikokommunikation und die Vermittlung der Behandlungsschritte ausgelagert wurden. Des Weiteren wurden Synonyme reduziert, nicht nur unter den Nomen, sondern auch unter anderen Wortarten wie Konjunktionen.

Syntax

Der Ausgangstext zeichnete sich stark durch handlungsträgerverdeckende Konstruktionen aus. Im Zieltext hingegen überwiegen bei Weitem Konstruktionen, in denen der Handlungsträger erkennbar ist. Davon können handelnde Personen erkennbar sein, es können direkte Ansprachen sein, aber es finden auch Personifikationen inanimierter Objekte statt.

Handelnde Person erkennbar:

> *Der Arzt hat einen Pap-Abstrich an Ihrem / Gebärmuttermund gemacht.* (ZT: 1)

Direkte Ansprache:

> *Müssen Sie / Ihre Medikamente absetzen oder können / Sie Ihre Medikamente weiter nehmen?* (ZT: 2)

Personifikation inanimierter Objekte:

Das Labor untersucht / die Gewebe-Probe. (ZT: 2)

Im Zieltext wurden nur elf Konstruktionen wie Vorgangspassiv, reflexive Verben und Funktionsverbgefüge identifiziert. Im Ausgangstext waren diese Konstruktionen stets handlungsträgerverdeckend. Im Zieltext ist gerade bei reflexiven Verben und Funktionsverbgefügen entweder eine handelnde Person erkennbar oder es werden Vorgänge beschrieben, an denen kein Handlungsträger beteiligt ist.

Reflexive Verben:

Oder die / veränderten Zellen können sich zu / Krebs-Zellen entwickeln. (ZT: 1)

Funktionsverbgefüge:

Treffen Sie für 24 Stunden nach der / Operation keine wichtigen / Entscheidungen. (ZT: 3)

Im Gegensatz zum Ausgangstext, in dem selbst Aktivkonstruktionen keinen Handlungsträger haben, haben hier sogar eigentliche Passiversatzkonstruktionen einen Handlungsträger. Das Prinzip der Nähe zum Leser und der Handlungsanleitung durch das Herausstellen der agierenden Personen ist also erfüllt[8].

Auch im Zieltext wird mit der SVO-Folge gebrochen, z. B. unter Berücksichtigung der Thema-Rhema-Progression, durch Imperative mit *bitte* oder Vorfeldbesetzungen mit *oder* und Adverbien wie *oft*.

8 Im Zusammenhang mit Lühnen et al. (2017) ist die emotionale Distanz zur Leserin wichtig, insbesondere wenn es um schwerwiegende Diagnosen geht. Formulierungen wie „Sie haben Krebs?“ wären zu vermeiden. Solche Formulierungen existieren im Zieltext nicht und sind deshalb nicht Teil der Analyse.

Imperativ mit *bitte*:

> *Bitte strengen / Sie sich nicht an.* (ZT: 2)

Vorfeldbesetzung mit *oder*:

> *Dann brauchen Sie nach der / Gewebe-Probe vielleicht eine / Konisation.* *Oder Sie brauchen nach der / Konisation noch eine zweite Konisation.* (ZT: 2)

Vorfeldbesetzung mit *oft*:

> *Veränderte Zellen können / größer oder kleiner sein als normale / Zellen. Oft haben sie auch einen / größeren Zellkern.* (ZT: 1)

Der Zieltext enthält nach TextLab-Auszählung 174 Sätze, wobei ein Doppelpunkt kein Satzende markiert. Im Zieltext werden in elf Fällen Doppelpunkte genutzt, um hypotaktische Konstruktionen, oft mit Relativsätzen, zu vermeiden. Der Text enthält lediglich zwei hypotaktische Konstruktionen, nämlich einen Konditionalsatz und einen abhängigen Deklarativsatz mit *dass*. Der Fragebogen enthält zudem Parataxen, wenn zwei Möglichkeiten gereiht sind. Es gibt im Zieltext keine Nebensätze zweiten Grades und keine Kombination von Nebensatztypen in einem Satz.

Doppelpunkte statt Relativsatz:

> *Der / Arzt entscheidet dann mit Ihnen: Diese / Behandlung brauchen Sie jetzt.* (ZT: 2)

Parataxe im Fragebogen:

> *Nehmen Sie im Moment Medikamente oder nehmen Sie regelmäßig / Medikamente?* (ZT: 4)

Im Informationstext gibt es zahlreiche Aufzählungen von bis zu drei Elementen. Diese Aufzählungen finden in einem Satzteil, zwischen Satzteilen oder zwischen Sätzen statt.

Aufzählung in einem Satzteil (hier im Objekt bzw. in der Nominalphrase):

> *Sie haben Beruhigungsmittel, / Schmerzmittel oder Betäubungsmittel / bekommen.* (ZT: 3)

Aufzählung zwischen Satzteilen:

> *Müssen Sie / Ihre Medikamente absetzen oder können / Sie Ihre Medikamente weiter nehmen?* (ZT: 2)

Aufzählung zwischen Sätzen:

> *Dann brauchen Sie nach der / Gewebe-Probe vielleicht eine / Konisation. Oder Sie brauchen nach der / Konisation noch eine zweite Konisation.* (ZT: 2)

Längere Aufzählungen gibt es im Fragebogen, hier aber nicht innerhalb eines Satzes. Im Fragebogen existiert auch der einzige Einschub im Zieltext. Es gibt im Zieltext keine elliptischen Sätze wie im Ausgangstext, aber es gibt Doppelpunktkonstruktionen, die keinen zusammenhängenden Satz bilden.

Aufzählung ohne Satzstruktur:

> *Zum Beispiel: Herzfehler, Herzklappenfehler, Angina pectoris, Herzinfarkt [...]* (ZT: 4)

Einschub mit Komma:

> *Haben Sie eine Allergie, zum Beispiel Heuschnupfen oder allergisches / Asthma?* (ZT: 4)

Doppelpunkt ohne zusammenhängenden Satz:

> *Zum Beispiel: Machen / Sie keinen Sport.* (ZT: 2)
> *Wenn ja: Welche Medikamente nehmen Sie?* (ZT: 4)

Im Ausgangstext existierten 197 Attribute. Im Zieltext sind es 37, und zwar Adjektiv-, Präpositional- und Genitivattribute.

Adjektivattribut:

> *Die veränderten Zellen können ein / Zeichen für eine Krankheit sein.* (ZT: 1)

Präpositionalattribut:

> *Die veränderten Zellen können ein / Zeichen für eine Krankheit sein.* (ZT: 1)

Genitivattribut:

> *Am Ende des Textes finden Sie einen Fragebogen.* (ZT: 1)

Der Zieltext enthält durchschnittlich 7,78 Wörter pro Satz (wobei max. neun Wörter als gut lesbar gelten). Ein Satz, also 0,57 % des Zieltextes, enthält mehr als 20 Wörter. Es handelt sich dabei um folgende Aufzählung mit 22 Wörtern:

> *Zum Beispiel: Marcumar®, Aspirin®, Plavix®, Xarelto®, Pradaxa®, Eliquis®, Lixiana®, Heparin, Schmerzmittel, Herz-Medikamente, Kreislauf-Medikamente, Hormon-Präparate, Schlafmittel, Beruhigungsmittel, Antidiabetika mit Metformin oder ohne Metformin* (ZT: 5)

7,47 % der Sätze (empfohlen für Leichte Sprache maximal 10 %) enthalten mehr als zwei Informationseinheiten. 0 % der Sätze (empfohlen 0 %) enthalten mehr als zwei Satzteile. Der Zieltext bleibt im Rahmen aller von TextLab gesetzten Parameter[9] und schneidet mit einem HIX von 19,15 ab, übertrifft also den Wert von 18, den Leichte-Sprache-Texte mindestens erreichen sollten. Der HIX-Wert zeigt eine sehr gute Lesbarkeit des Textes bei modifizierten Leichte-Sprache-Regeln (zur Erweiterung der Leichte-Sprache-Regeln s. Kap. 6). Die Sätze überschreiten die Lesbarkeitsindices von TextLab nur geringfügig und enthalten Strukturen, die nach Kap. 6 adäquat für das Sprachniveau B1 sein sollten. Dass diese guten Werte auf der sprachlichen Oberfläche nicht automatisch zu einem anwendbaren Text führen, zeigt Kap. 7.

Tonalität/Suprasegmentalia

Die Tonalität ist direkt und in positiver Höflichkeit formuliert, appelliert also an das positive Selbstbild der Adressatin (s. Kap. 6.4.4, Brown/Levinson 1987). Beides wird z. B. durch die Adressierung mit *Sie* erreicht. Die negative Höflichkeit (diese betrifft den Handlungsraum der Adressatinnen) wird nicht beachtet, was insbesondere in den Verhaltenshinweisen deutlich wird. Mit direkten Mitteln wird hier der Handlungsspielraum der Adressatin eingegrenzt, z. B. im Satz „Machen Sie keinen Sport." Stattdessen wird überwiegend die Partikel *bitte* genutzt.

Wissensvoraussetzungen

Die Übersetzung in den Zieltext wurde für die vorliegende Arbeit erstellt. Dabei wurde zunächst auf ein A2-Deutschniveau gezielt. Termini, die nicht dem A2-Goethe-Zertifikat entsprechen, wurden erklärt. Das sind vor allem medizinische Fachtermini, welche relevant für den Text und dessen Kommunikationssituation sind. Erklärt wurden Termini wie *Gewebe*, *Gewebe-Entnahme*, „veränderte Zellen" und *Konisation*, aber auch „gefährliche Tätigkeiten" (zu letzterem s. Ahrens 2023b).

Wie auch für den Ausgangstext wurde ein Allgemeinwissensstand angesetzt, z. B. wurde „Zellkern" und „Zelle" nicht erklärt. Die Annahme war, dass „Zelle" bzw. der Wortteil „Zell-" als Internationalismen erkennbar sind. Diese Annahme liegt für deutsche Erbwörter wie „Gewebe" nicht vor, weshalb diese

9 Mit Ausnahme der abstrakten Substantive, die wegen des Textthemas unvermeidlich sind (62 abstrakte Substantive, also 4,58 % statt unter 3 %).

erklärt wurden. „Veränderte Zellen“ ist eine Wortverbindung, die erklärt wurde, da sie zum einen näheres Allgemeinwissen voraussetzt als „Zellkern“ und zum anderen das deutsche Erbwort „verändert“ nicht im Zusammenhang mit „Zellen“ bekannt ist – es gehört zur medizinischen Fachsprache. Zudem wurde auch hier Grundwissen über den weiblichen Reproduktionstrakt vorausgesetzt, wenn auch in geringerem Umfang. In der Abbildung des Unterbauchs (Abb. 5-5) wurden umliegende Organe mit dargestellt, damit es für die Risikoaufklärung (die kein Teil dieses Kapitels ist, aber Teil der Pilotfassung war) eine Abbildung vom Darm oder der Blase gibt, die in der Kommunikationssituation genutzt werden können. Da, wie in der Ausgangstextanalyse ausgeführt, im Wesentlichen dieselben grundlegenden Wissensvoraussetzungen international angenommen werden können (mit Ausnahme bestimmter Regionen und hier insbes. marginalisierter Bevölkerungsgruppen), dienten diese umfassenderen Erklärungen weniger der Überwindung der Fachbarriere als der Überwindung der Sprach- und Fachsprachenbarriere.

Für den Fragebogen wurde eine Vertrautheit mit der Textsorte Anamnesebogen vorausgesetzt, welche bei dem vorausgesetzten dreijährigen Aufenthalt in Deutschland als gegeben eingeschätzt wurde. Auch hier wird zudem Wissen über die eigene Krankheitsgeschichte vorausgesetzt. Auch die deutschen Benennungen für Aspekte der Krankheitsgeschichte werden vorausgesetzt. Wie im Ausgangstext sollen die Leserinnen ihre Erkrankungen, Medikamente und Eingriffe anhand von Hyperonymen und Beispielen im Text erkennen.

Auch wie im Ausgangstext wird Wissen um den Ablauf des Aufklärungsvorgangs vorausgesetzt. Der Zieltext informiert auch über seine Rolle im Ablauf:

> *Mit diesem Text können Sie sich auf das Gespräch / mit dem Arzt vorbereiten. Bitte lesen Sie den Text genau durch. / Am Ende des Textes finden Sie einen Fragebogen. Bitte füllen Sie diesen / Fragebogen sorgfältig aus.* (ZT: 1)

Auch im Zieltext muss also ein kulturspezifisches Schema (Ballstaedt et al. 1981) abgerufen werden.

5.9 Analyse des Zieltextes: textexterne Faktoren

Autorin, Senderin

Der Zieltext ist eine Übersetzung des Ausgangstextes. SA ist die Autorin, weil sie den Ausgangs- in den Zieltext übersetzte. Sie ist auch Senderin, die den Text nicht an Patientinnen ausgibt, sondern an Probandinnen einer Studie. Der Zieltext hat also nicht dieselben Vertrauensinstanzen (Professorinnen als Autorinnen und Ärztin als Senderin) wie der Ausgangstext. Er entstammt einem Forschungsprojekt und wurde übersetzt und gesendet von einer Sprachwissenschaftlerin ohne akademischen Titel, aber mit Affiliation zur Universität Hildesheim sowie zur Medizinischen Hochschule Hannover (über das Promotionsprogramm „Chronische Erkrankungen und Gesundheitskompetenz"). Im Zieltext, der SA als Autorin nicht nennt und der auch (wie in Leichte-Sprache-Übersetzungen üblich) die Autorinnen des Ausgangstextes nicht nennt, ist dieses Vertrauen auf die universitäre Senderin begrenzt.

Adressatinnen

Die Adressaten des Zieltextes sind Laiinnen mit Deutsch als Zweitsprache, die Deutsch auf mindestens A2-Niveau sprechen und ein grundlegendes Verständnis des weiblichen Reproduktionstraktes haben und dreijährige Erfahrung mit dem deutschen Gesundheitssystem haben.

Senderintention

Senderintention für den vorliegenden Text ist, bestimmte Annahmen über LS+ für Frauen mit DaZ zu testen.

Medium

Der Zieltext wurde zum Ausdrucken in Farbe konzipiert. Der Gesamttext umfasst drei Textteile, von denen jeder Teil einzeln gelesen und verstanden werden kann. Analysiert wird nur der Zieltext, also der Textteil, der die Gründe für die Konisation, die Verhaltenshinweise und die Abfrage der Lebensführung (Fragebogen) enthält. Auch der Zieltext wird als ausgedruckter Text auf A4-Papier gelesen, und den Probandinnen entweder elektronisch übermittelt und von ihnen ausgedruckt oder er wird ihnen ausgedruckt übermittelt. Die übrigen beiden Textteile werden elektronisch übermittelt.

Ort und Zeit

Der Zieltext wurde meist einige Tage vor dem Interview gelesen und dann noch einmal vor dem Interview. Der Text wurde im Zuhause der Probandinnen rezipiert.

Anlass

Anlass für den Zieltext ist die Durchführung der vorliegenden Studie, also die Überprüfung einiger Annahmen über die LS+ für Frauen mit DaZ.

Textfunktion

Die Textfunktion ist die Erprobung theoriegeleiteter Annahmen über LS+ für Frauen mit DaZ und deren Überprüfung im Interview.

5.10 Erarbeitung eines Interviewleitfadens

Da der Zieltext gegenüber der Pilotversion weniger Informationen enthält, wurde der Leitfaden neu erarbeitet. Er fragt weniger Informationen ab, auf die dafür aber umfangreicher eingegangen wird. Die Fragen betreffen aber auch hier Hauptaussagen sowie nebensächlicher erscheinende Aussagen. Neben Fragen zum ersten Eindruck und den abschließenden Fragen nach Verbesserungsvorschlägen wurden alle Textteile des Zieltext abgefragt:

- Warum wird die Operation empfohlen?
- Das sollten Sie vor der Operation tun
- Das sollten Sie nach der Operation tun
- Wichtige Fragen

Die Fragen waren ausformuliert, sodass SA eine passende Wortwahl – ggf. mit Erklärungen – hatte, auf die sie zurückgreifen konnte. Die Fragen folgten der Textstruktur und wurden deshalb fast immer in derselben Reihenfolge gestellt. Sie konnten aber umgestellt werden, wenn sie so besser in den Gesprächsfluss passten und vertiefende Fragen konnten gestellt werden, z. B. im folgenden Beispiel:

> *I: das macht nichts, lesen Sie gerne noch mal*
> *B: ja, warte (10 Sek.) ich brauche meine translator ein bisschen, ja*
> *I: (2 Sek.) bei welchem wort sind Sie denn, das (-) Sie nicht verstehen?*
> *[Gespräch über Deutschlernsituation der Probandin]*
> *I: ja (-) und welches ist das wort, das Sie gerade / das Sie gerade gucken? das Sie gerade nachgucken?*
> *B: ähm die hier (zeigt im text) ähm (15 Sek.) Gef/ Gewei/ Geweiuntersuchung [Gewebeuntersuchung, SA]* (AT_1: 121–130)

Die Wortwahl wurde an den Gesprächsverlauf angepasst, damit sie so gut wie möglich in den Gesprächskontext passten. Die Passung zum Kontext ist ein wichtiger Verstehensfaktor. Rosenthal (2015: 154) schreibt für „konsequent offen geführte" Interviews, dass Interviewerinnen sich „an den Sprachcodes der Interviewten und am Gesprächsverlauf orientieren" und stellt fest:

> *Fragen mit gleichem Wortlaut können also sowohl für verschiedene Interviewte als auch für dieselbe Person in verschiedenen Lebens- und Interviewkontexten völlig Unterschiedliches bedeuten.* (ebd.: 153)

Dies dürfte für Sprecherinnen von Lernervarietäten des Deutschen in besonderem Maße zutreffen. Die Lernervarietäten entsprechen nicht der Zielsprache und die hinterlegten Wortbedeutungen sind durch Sprecherinnen des Deutschen als L1 nicht immer antizipierbar (s. Kap. 4.1, 7.2.9 für „baden"). Durch die Anpassung an den Gesprächsverlauf sollten für die Probandinnen alle beeinflussbaren Voraussetzungen zum Verstehen der Interviewfragen erfüllt werden (zu Limitationen s. Kap. 9.3).

Im Verlauf der ersten Interviews wurde der Fragebogen angepasst. So wurden das zweispaltige Layout mit in die Abschlussfragen aufgenommen, aber die Frage zur Meinung über die Konisation selbst wurde nicht mehr gestellt.

5.11 Reflexion der Unterschiede zwischen Ausgangs- und Zieltext

Bereits in der Vorstudie mit spanischsprachigen mit DaF-Lernenden, in der die Pilotversion verwendet wurde, zeigten sich ähnliche Schwierigkeiten wie in der Interviewstudie (Kap. 7). Bereits erkennbar waren folgende Schwierigkeiten:

- Grund für die Konisation ist schwer erkennbar
- Verwechslung mit HPV-Diagnosestellung
- Verwechslung der Konisation mit dem Pap-Abstrich
- Übertragung des Themenkomplexes „Blutungen" auf andere Textinformationen

Allerdings schien verständlich zu sein, dass die Konisation sowohl Untersuchung als auch Behandlung sein kann und dass die Behandlung nach der Konisation nicht vorbei ist. Die Vorstudie diente nicht der Extraktion von Ergebnissen, aber es ist bemerkenswert, dass die aufgezählten Tendenzen in beiden Projektphasen hervortraten.

Die Vorstudie informierte sowohl Zieltext- als auch die Leitfadenentwicklung. Es wurde deutlich, dass die Risikoaufklärung Emotionen weckte, die im Rahmen der vorliegenden Studie nicht reguliert werden konnten. Im Leitfaden konnte also kein Frageblock zur Risikoaufklärung vorkommen. 12 Seiten wurden als zu lang eingeschätzt und die Studentinnen wussten nicht, welche Textteile sie lesen sollten. Insbesondere aus methodischen Gründen musste die Pilotversion in der Entwicklung hin zum Zieltext also in drei Teile aufgeteilt werden. Um die Effektivität von Standard- und Leichter-Sprache-Plus direkt gegenüberstellen zu können, könnten kürzere Texte geeigneter sein.

Die Aufteilung in drei Broschüren ist in der Praxis weniger akzeptabel für Gatekeeperinnen wie Ärztinnen (vgl. König 2021: 64). Auch die leserorientierte Umstellung von Informationen kann, zusammen mit der Aufteilung in drei Textteile, dazu führen, dass Ärztinnen sich schlechter im Zieltext orientieren können – zumindest, wenn sie sich normalerweise am Ausgangstext orientieren.

Durch die Annahme, die visuelle Nähe zum Ausgangstext würde der Zieltext für Probandinnen und Gatekeeperinnen akzeptabler werden, mussten Abzüge in der Verständlichkeit gemacht werden. So wurden semantische Einheiten innerhalb eines Satzes wo nötig getrennt und zusammengehörige Absätze ggf. weiter voneinander entfernt platziert. Bilder wurden kleiner als erwünscht dargestellt und erscheinen an Textteilen, die sie erklären sollen, aber nicht an der ersten Nennung eines Wortes. Dasselbe trifft auf Erklärungskästen zu.

Die intratextuellen übersetzungsrelevanten Analysen von Ausgangs- und Zieltext zeigen folgende Unterschiede zwischen beiden Texten:

	Ausgangstext	Zieltext
Textthema	Gewebeentnahme und Konisation am Gebärmutterhals	Gewebeentnahme und Konisation am Gebärmutterhals
Textstruktur	· Behandlungsaufklärung · Risikoaufklärung · Behandlungsaufklärung: Erfolgsaussichten · Verhaltenshinweise · Fragebogen · Dokumentation der mündlichen Aufklärung · Eckdaten über das Aufklärungsgespräch	· Diagnoseaufklärung · Behandlungsaufklärung · Verhaltenshinweise · Fragebogen
nicht-sprachliche Zeichen	· Beschriftetes Bild: Gebärmutter in Frontansicht · Linien und Kästchen zum Ausfüllen durch die Patientin · Linien und Kästchen zum Ausfüllen durch die Ärztin	· Beschriftetes Bild: Gebärmutter und umliegende Organe in Seitenansicht · Bild: veränderte Zellen · Piktogramm eines Kegels · Linien und Kästchen zum Ausfüllen durch die Patientin · Umrandungen für Erklärungen („Erklärungskästen")
Lexik	· Hohe Wortvielfalt: 62,66 % der Wörter kommen einmalig vor 16,32 % der Wörter kommen zweimal vor · Deutsche Fachtermini, aber auch Fremdwörter · Die im Text meistgenutzten Termini kommen im deutschen Wortschatz nur mittelmäßig häufig vor. · Verwendung von Synonymen	· Geringere Wortvielfalt: 60,42 % der Wörter kommen einmalig vor 12,2 % der Wörter kommen zweimal vor · Deutsche Fachtermini, aber auch Fremdwörter · Die im Text meistgenutzten Termini kommen im deutschen Wortschatz nur mittelmäßig häufig vor.

	Ausgangstext	Zieltext
Lexik	· Wörter sind mit durchschnittlich 6,75 Buchstaben zu lang (Toleranzgrenze: 6 Buchstaben)	· Keine Synonyme, stattdessen Verwendung von Oberbegriffen, die im Unterbegriff vorkommen: *Abstrich* und *Pap-Abstrich* · Wörter sind mit durchschnittlich 5,76 Buchstaben nicht zu lang (Toleranzgrenze: 6 Buchstaben)
Syntax	· Lesbarkeitsindex HIX: 6,97 von 20 · Der Handlungsträger ist i. d. R. nicht erkennbar (weder in Passiv- noch in Aktivkonstruktionen). · Lange Sätze · Viele Nebensätze, auch mehrere in einem Satz. · Auch Nebensätze auf mehreren Ebenen, also „Nebensatz im Nebensatz". · Einschübe, z. B. Fremdwörter in Klammern oder Aufzählungen in Klammern. · Attribute verlängern die Nominalphrase: Ein Nomen wird durch das Attribut genauer beschrieben, z. B. „eine bereits bestehende bösartige Erkrankung" (Merkle/Schlund 2018: 1)	· Lexbarkeitsindex HIX: 19,15 von 20 · Handlungsträger i. d. R. erkennbar · Eher kurze Sätze · Konstruktionen mit Doppelpunkt · Nur einzelne Nebensätze · Hauptsätze, die in einem engen Sinnzusammenhang stehen, z. B. „Dann brauchen Sie nach der / Gewebe-Probe vielleicht eine / Konisation. Oder Sie brauchen nach der / Konisation noch eine zweite Konisation. (ZT: 2)"
Tonalität	· Fachlich · Distanziert	· Direkt · Schränkt Handlungsspielräume ein · Appelliert an das positive Selbstbild der Leserin (6.4.4)

	Ausgangstext	Zieltext
Wissensvoraussetzungen	· Grundwissen über den Reproduktionstrakt der Frau · Eigene Krankheitsgeschichte · Medizinische Instrumente und deren deutsche Benennungen · Medikamente und deren deutsche Benennungen · Ablauf des Aufklärungsgesprächs	· Angestrebtes Sprachniveau: A2 · Grundwissen über den Reproduktionstrakt der Frau · Eigene Krankheitsgeschichte inkl. deutscher Benennungen für Erkrankungen, Eingriffe und Medikamente · Ablauf des Aufklärungsgesprächs
Textsorte	Informationstext und Interaktionstext	Informationstext und Interaktionstext
Einfach- oder mehrfachgerichtet?	Mehrfachgerichtet: Patientin und Ärztin Der Informationstext informiert die Patientin und gibt der Ärztin Struktur für das Gespräch. Im Interaktionstext müssen sowohl Patientin als auch Ärztin Kästchen ankreuzen und Eintragungen auf dafür vorgesehenen Linien machen.	Mehrfachgerichtet: Patientin und Ärztin Der Informationstext informiert die Patientin und gibt der Ärztin ggf. Struktur für das Gespräch. Im Interaktionstext gibt es nur Kästchen und Linien für die Patientin.
Textfunktion	· Informieren · Rechtlich absichern: Der Text enthält alle nötigen Informationen und es wird am Ende eine Unterschrift geleistet.	· Informieren · Eingeschränkt rechtlich absichern: Der Text ist einer von dreien Texten, die nur zusammen alle nötigen Informationen enthalten. Im Zieltext wird keine Unterschrift geleistet.

Tab. 5-11: Zusammenfassung: Eigenschaften von Ausgangs- und Zieltext im Vergleich

5.12 Studiendesign

Das Sample setzt sich 17 Frauen zwischen 18 und 53 Jahren zusammen. Vier Frauen waren 18–29 Jahre alt, sechs Frauen 30–39, fünf Frauen 40–49 und zwei Frauen älter als 49.

Alter	Anzahl Probandinnen
18–29	4 Probandinnen
30–39	6 Probandinnen
40–49	5 Probandinnen
>49	2 Probandinnen

Tab. 5-12: Altersstruktur des Samples der Zielgruppe

Die L1 von zehn Probandinnen war Arabisch, von vieren Türkisch und drei sprachen weitere Sprachen. Die insgesamt gesprochenen Sprachen – inklusive L1 – zeigt Tab. 5-12.

Sprache	gesprochen von
Deutsch	17
Englisch	15
Arabisch	11
Türkisch	7
Russisch	2
Spanisch	2
weitere Sprachen	6

Tab. 5-13: Von den Probandinnen der Zielgruppe gesprochene Sprachen

Die 17 Probandinnen kamen aus neun verschiedenen Ländern, von denen die meisten in Südwestasien liegen. 13 Probandinnen kamen aus Ländern in Südwestasien und vier aus einzelnen Ländern in Ostasien, Afrika und Nordamerika.

Elf der Probandinnen studierten oder hatten studiert, fünf hatten eine Ausbildung ohne Studium gemacht und eine Probandin ging noch in die Schule. Die Probandinnen verteilten sich etwa gleichmäßig auf handwerkliche (z. B. Putztätigkeiten, Fabrikarbeiten) (3 Probandinnen), pflegerische (auch Hausfrauen) (4 Probandinnen), kreativ-kommunikative (z. B. Lehrerin) (3 Probandinnen) und kaufmännische (z. B. Verkäuferin) (3 Probandinnen) Berufe bzw. Studiengänge. Die unter den Probandinnen vertretenen handwerklichen Berufe waren Berufe, in denen die Probandinnen ihre bisherige Ausbildung nicht brauchten. Die übrigen drei Berufsgruppen waren eher kommunikativ, mit der Berufsgruppe der kreativ-kommunikativen Berufe als im Kern kommunikationsbasiert. Drei Probandinnen gaben keinen Beruf an, eine besuchte die Schule.

Das Niveau der letzten abgelegten Deutschprüfung reichte von A2 bis C1. Zwei der Probandinnen lernten Deutsch seit Kindesalter – einmal seit frühem Jugendalter und einmal seit dem Kindesalter von knapp unter 10 Jahren. Diese beiden Probandinnen hatten deshalb keine Deutschprüfung abgelegt. Keine der Probandinnen hatte muttersprachliches Deutschniveau. Tab. 5-14 zeigt die Verteilung der Sprachniveaus unter den Probandinnen.

Niveau nach GER	Anzahl Probandinnen
A2	3 Probandinnen
B1	6 Probandinnen
B2	6 Probandinnen
C1	1 Probandin
Kindesalter	2 Probandinnen

Tab. 5-14: Sprachniveaus im Sample der Zielgruppe

5.12.1 Probandinnenakquise

Die Interviewstudie fand von September 2021 bis April 2022 statt. Sie war durch die pandemische Situation gekennzeichnet, in der Präsenzunterricht in Sprachschulen und Präsenzgruppentreffen in Stadtteileinrichtungen nicht oder nur in sehr begrenztem Umfang stattfanden. Präsenzveranstaltungen begannen wieder im März und vor allem im April 2022, waren hier aber in ihrer Anfangsphase, in der der Besuch von Außenstehenden nicht vorgesehen war.

Die acht Monate waren nicht nur durch die Pandemie, sondern auch durch weltpolitische Geschehnisse beeinflusst. Noch im September 2021 wurde das eingangs als Hauptzielsprache definierte Dari, das auf Frauen aus Afghanistan begrenzt sein sollte, durch Türkisch ersetzt. In Absprache mit spezifischen Gatekeepern wurde die Zielgruppe gewechselt, um den Stress für die potenziell ansprechbaren afghanischen Frauen zu mindern. Schließlich fand zur gleichen Zeit die Machtergreifung der Taliban in Afghanistan statt – ein potenziell retraumatisierendes Ereignis. Auch der Ukraine-Krieg wirkte sich Ende März und im April 2022 auf die Probandinnenakquise aus. Kontaktierte Gatekeeper verschoben ihren Fokus auf die Geflüchteten aus der Ukraine und waren durch die neu ankommenden Geflüchteten einer enormen Mehrbelastung ausgesetzt. Eine Akquise der Zielgruppen war also durch die meisten potenziell bereiten Gatekeeper nicht mehr möglich. Die Neuakquise war damit im März beendet. Im April fanden nur noch schon geplante Interviews mit der Zielgruppe statt.

In den Monaten September bis November 2021 wurde hauptsächlich in Flüchtlingseinrichtungen, Stadtteilhäusern und anderweitig organisierten Frauengruppen mit diesen Kriterien akquiriert:

- Sprachen: Arabisch oder Türkisch
- Deutschniveaus: A2 oder B1
- Seit mindestens 3 Jahren in Deutschland
- 18–49 Jahre alt

Diese Kriterien wurden im Januar 2022 wesentlich gelockert:

- Sprachen: Arabisch, Türkisch und andere Sprachen auf individuell zu entscheidender Basis
- Deutschniveau: ab A2
- Seit mindestens 3 Jahren in Deutschland, Ausnahmen auf individuell zu entscheidender Basis
- 18–49 Jahre alt, Ausnahmen auf individuell zu entscheidender Basis

Aufgrund der Vorweihnachts- und Weihnachtszeit, den damit Verbundenen Büro-Öffnungszeiten und Urlauben in den Gatekeeper-Institutionen, wurde

Ende November und im Dezember 2021 keine Akquise betrieben. In dieser Zeit wurden bereits vorhandene Interviews transkribiert und die Akquise-Strategie für 2022 vorbereitet.

Ab Januar 2022 wurde dann hauptsächlich in Sprachschulen akquiriert. Dies erhöhte die Teilnahme, vor allem aus universitätsnahen Kreisen, aber veränderte auch die Motivation der Teilnahme: Während September bis November 2021 nahmen die Frauen mit der Motivation teil, Gesundheitstexte zu verbessern. Ab Januar 2022 sahen viele Teilnehmende[10] die Studie als Gelegenheit, ihre Sprachkompetenzen zu verbessern. Diese Motivationen beeinflussen die Arten, wie die Texte gelesen werden.

In den acht Monaten der Datenerhebung wurden 43 Institutionen kontaktiert, darin 66 Einzelpersonen, entweder per E-Mail oder per Telefon. Die Institutionen werden im folgenden „Gatekeeper“ genannt, da sie den Zugang zur Zielgruppe bestimmen. In den acht Monaten wurden 19 Personen der Zielgruppe interviewt, davon 3 in Fokusgruppeninterviews (eine Fokusgruppe mit zwei Zielgruppenvertreterinnen, eine Fokusgruppe mit einer Zielgruppen- und zwei Vergleichsgruppenvertreterinnen) und 16 in Einzelinterviews. Von diesen 19 Interviews können 17 in die Studie einbezogen werden, weil sie entweder den Text nicht auf Deutsch, sondern per Texterkennungsapp auf Arabisch gelesen oder die Einverständniserklärung nicht zurückgeschickt haben. Außerdem wurden, hauptsächlich im April 2022, 18 Personen in der Vergleichsgruppe interviewt, davon 2 in einem Fokusgruppeninterview (s. o.). Unter diesen 18 Personen sind 15 Personen auswertbar, der Rest hatte die Einverständniserklärung nicht zurückgeschickt.

Für die Akquise standen folgende Dokumente zur Verfügung:

- Eine Unterseite mit allen Informationen für die Teilnehmenden in Einfacher Sprache auf der Seite der Universität Hildesheim (per Direktlink zugänglich).

10 Dies ist bei diesen Probandinnen im Interview erkennbar: AT_5: 27, ZT_3: 161, ZT_4: 266–268, ZT_6: 90. Andere Probandinnen erwähnten bei der Frage, ob sie einen Text in ihrer L1 oder auf Deutsch bevorzugen würden, den Deutschlernaspekt: AT_5: 163, AT_6: 154, AT_9:148. Einzelne Probandinnen erwähnten es auch vor oder nach dem Interview.

- Aushänge in verschiedenen Varianten, auch einer englischen Version.
- Ein E-Mail-Aufruf, angepasst an den jeweiligen Gatekeeper, plus einer englischen Übersetzung.
- Ein Studienaufruf auf Deutsch und Türkisch auf der Webseite „Welt in Hannover“ (später auch auf Persisch).

Aufruf inklusive Direktlink, ggf. mit Aushang, wurden per Mail an die Gatekeeper versendet, zusammen mit einem auf den jeweiligen Gatekeeper zugeschnittenen Anschreiben. Bei Gatekeepern, die als vielversprechend eingeschätzt wurden (z. B. durch passende Kursangebote), folgte ein Telefonanruf, falls auf die Akquise-E-Mail keine Antwort folgte.

Die Vergleichsgruppenprobandinnen wurden durch direkte Ansprache entweder durch SA, durch Mitforschende oder durch andere Vergleichsgruppenprobandinnen akquiriert. Wenige Vergleichsgruppenprobandinnen hatten einen der Aushänge gesehen und sich daraufhin per E-Mail gemeldet. Die Altersstruktur war insgesamt etwas jünger als in der Zielgruppe (Tab. 5-15). Das Sample setzt sich 15 Probandinnen zwischen 25 und 57 Jahren zusammen. Zehn Probandinnen waren 18–29 Jahre alt, drei Probandinnen 30–39, eine Probandin zwischen 40–49 und eine Probandin älter als 49.

Alter	Anzahl Probandinnen
18–29	10 Probandinnen
30–39	3 Probandinnen
40–49	1 Probandinnen
>49	1 Probandinnen

Tab. 5-15: Altersstruktur des Samples der Vergleichsgruppe

Elf der Probandinnen studierten oder hatten studiert, drei hatten eine Ausbildung ohne Studium gemacht und eine Probandin hatte weder Ausbildung noch Studium absolviert.

Die Berufe bzw. Studiengänge konzentrierten sich in der Vergleichsgruppe auf kreativ-kommunikative Tätigkeiten wie Lehrerin oder Assistentin (8 Probandinnen). Eine Probandin ging einer handwerklichen Tätigkeit nach, zwei pflegerischen (auch Hausfrau) und vier gingen kaufmännischen Tätigkeiten nach (z. B. Verkäuferin, Controlling).

Die L1 bzw. eine der L1 aller Probandinnen war Deutsch. Alle Probandinnen sprachen zumindest ein wenig Englisch. Fünf Probandinnen gaben Deutsch und Englisch als gesprochene Sprachen an. Die restlichen Probandinnen gaben mindestens eine weitere gesprochene Sprache an (Tab. 5-16).

Sprache	gesprochen von
Deutsch	15
Englisch	15
Spanisch	4
Arabisch	2
Japanisch	2
Deutsche Gebärdensprache	2
Französisch	2
weitere Sprachen	3

Tab. 5-16: Von den Probandinnen der Vergleichsgruppe gesprochene Sprachen

5.12.2 Durchführung der Interviews

Interessierte Probandinnen schrieben eine Mail oder riefen in einzelnen Fällen an. Ein Gatekeeper übernahm auf eigenen Wunsch hin die Vermittlung. Per Mail oder Textnachricht wurde den Teilnehmenden ein Zoom-Link inklusive Terminbestätigung gesendet. Die Teilnehmenden erhielten den ihnen zugewiesenen Text und die Einverständniserklärung per E-Mail oder per Post, je nach Vorliebe bzw. technischen Möglichkeiten (z. B. Vorhandensein eines Druckers).

In den ersten drei Interviews lasen die Teilnehmenden den Text kurz vor dem Interview. Da mehrmaliges Lesen nötig war und beim Lesen des deutschen Textes kognitive Ressourcen verloren gingen, lasen alle folgenden Probandinnen den Text in den Tagen vor dem Interview, mit der Bitte, ihn kurz vor dem Interview noch einmal zu lesen. Der Ausgangstext wurde mit dem Hinweis versendet, dass das Interview sich auf die Seiten 1 und 3 konzentriert.

Das Interview fand online per Zoom statt. Das hat – neben der Sicherheit vor Ansteckung – mehrere Vorteile:

- Die Teilnehmenden bleiben zuhause, also in einer ihnen bekannten Umgebung, in der sie sich wohl fühlen.
- Keine Reisekosten für Probandinnen oder Forschende.
- Keine Raumkosten oder Raumplanungsaufwand, so auch weniger Aufwand für Gatekeeper.

Nachteilig ist bei der Durchführung von Online-Interviews:

- Probleme beim erstmaligen Download der Zoom-App. Die meisten Teilnehmenden waren mit dem Programm vertraut, sodass dieses Problem selten auftrat.
- Störungen durch Familienmitglieder, insbesondere Kinder. Diese Störungen wirkten sich aber in seltenen Fällen auf das Interview aus. Kurze Unterbrechungen störten den Interviewverlauf nicht. Während des Interviews wurden nur in einem Fall Hilfestellungen von der Familie gegeben, und dies beim Sprechen und nicht beim Textverstehen.
- Störungen durch schlechte Internetverbindung, insbesondere bei schlechtem Wetter. Diese Störungen schlagen sich in der schlechten Verständlichkeit von Aussagen nieder und in erhöhtem kognitiven Aufwand für die Teilnehmenden.

Das Audio der Interviews wurde per Android-App „Diktiergerät“ (Version 3) von *quality apps* aufgezeichnet, da diese keine persönlichen Daten erhebt und die Aufnahmen lokal auf dem Handy speichert. Nach den Interviews wurden wichtige Gesten notiert. Das Notieren während des Interviews war nur bedingt möglich, da es die Durchführende ablenkt und die Teilnehmende irritiert. So gingen möglicherweise Gesten und Mimik verloren, die der Interpretation zuträglich gewesen wären. Wichtige Merkmale wie blättern im Text, seufzen, lange Pausen und Emotionen in der Stimme sind per Audio allerdings nachvollziehbar.

Die Interviews waren halbstrukturiert, verliefen aber meist linear nach dem Leitfaden. Nicht alle Fragen konnten in den Zielgruppeninterviews gestellt oder bearbeitet werden, dafür gab es verschiedene Gründe.

- Die Teilnehmerin hat die gestellte Frage nach einmaligem Wiederholen nicht verstanden. Fragen wurden maximal zweimal gestellt, um die Teilnehmerin nicht zu verunsichern.
- Die Frage passte nicht in den Interviewverlauf. Verschiedene Interviews waren sehr an der Textoberfläche orientiert und den Teilnehmerinnen konnte nicht vermittelt werden, dass auch meta-textliche oder inhaltliche Fragen relevant sind.
- Die Teilnehmerin war gestresst. Manche Teilnehmerinnen waren gestresst dadurch, dass sie die Interviewfragen nicht verstanden oder nicht redegewandt antworten konnten. Manche Teilnehmerinnen merkten während des Interviews, dass sie den Text nicht so gut verstanden hatten, wie gedacht. Vereinzelt war die Teilnehmerin durch äußere Umstände stark gestresst. In diesen Fällen wurden Fragen strategisch ausgelassen, um die Atmosphäre für die Teilnehmerin zu verbessern oder das Gespräch früher zu beenden.
- Verschiedene Teilnehmerinnen haben nur den Informations- und nicht den Interaktionstext gelesen, demnach wurden die Fragen zum Interaktionstext nicht gestellt.

Die Interviews wurden von der Forschenden oder Mitarbeitenden im Projekt, die eine Verschwiegenheitserklärung unterzeichnet hatten, transkribiert. Zugrunde lagen Transkriptionsvorgaben in Anlehnung an Selting et al. 2009, z. B. wurden Pausenlängen transkribiert, unverständliche Textstellen markiert und erkennbare nonverbale Zeichen oder Handlungen notiert.

5.12.3 Auswertung der Interviews

Die Datenauswertung erfolgte in MAXQDA 2022 Analytics Pro (Verbi GmbH) gemäß dem Vorgehen für eine qualitative Inhaltsanalyse nach Kuckartz (2018) bzw. nach Erscheinen Kuckartz/Rädiker (2022). Es wurde einerseits dem Vorgehen für die evaluative Kategorienbildung und andererseits dem Vorgehen für die inhaltlich-strukturierende Kategorienbildung gefolgt. Die evaluative Kategorienbildung erforderte häufiges Lesen und Anhören der Interviews, um die bisherigen Interpretationen als *Verstanden* bzw. *Nichtverstanden* zu erhärten und zu begründen.

Die evaluative Codierung erfolgte anhand der Interviewfragen. Anhand der Interviewfragen wurden die Aussagen gruppiert, sodass sie später in der Gesamtschau paraphrasiert und evaluiert werden konnten (s. u.). Inhaltlich-strukturierende Kategorien, die Meta-Aussagen über den Text enthielten, wurden datengeleitet gebildet. Nach einer ersten Codierung wurde das Codesystem in einem konsensuellen Codieren verfeinert und die Codierung der Interviewantworten verifiziert. Ein Interview wurde anhand des Codesystems von SA und einer Masterstudentin unabhängig voneinander codiert. In einer *face-to-face*-Sitzung wurden die codierten Segmente verglichen. Unterschiede bestanden im Umfang der codierten Segmente, da SA mit Kontext codierte, die Studentin aber nicht. Dafür codierte die Studentin die Interviewfragen mit, aber SA nicht. Übereinstimmende Codierungen wurden trotz unterschiedlichem Umfang als „Konsens" angesehen. Für den Vergleich hatten beide Forschende MAXQDA auf zwei Laptops auf und verglichen Segment für Segment die Übereinstimmung. In Zweifelsfällen wurde das Segment noch einmal im Kontext des übrigen Interviews gelesen bzw. angehört. Die Interpretation des Gesagten wurde in Zweifelsfällen also von beiden Forschenden interpretiert. Ggf. wurden dann die Codes bewegt, neu angelegt, gelöscht, oder das Segment erweitert, um mehr Kontext zu gewährleisten. Während der Konsensfindung wurden Änderungen am Codesystem vorgenommen. Segmente wurden in beiden Systemen so bewegt, dass die Codierungen übereinstimmen.

Den Interviewfragen, die nach der evaluativen Inhaltsanalyse analysiert wurden, wurden zunächst Textstellen zugewiesen, die die Antwort enthielten (s. Kap. 7) – diese galten als Code-Definition. Wie in Kap. 7 ersichtlich werden wird, bargen die Interviewantworten unerwartete Verweise auf den Kotext und auf das Vorwissen der Probandinnen. In welchem Umfang die Informationen aus den Textstellen wiedergegeben werden mussten, um als *verstanden* evaluiert zu werden, wurde iterativ weiterentwickelt. Dies sei anhand der Interviewfragen 15, 16 und 16a skizziert.

- 15: Warum kann die Frau nach der Operation nicht alleine bleiben?
- 16: Die Frau möchte nach der Operation mit dem Fahrrad nach Hause fahren. Was sagen Sie ihr?
- 16a: Warum sagen Sie ihr das?

Diese Fragen waren dazu gedacht, dass die Probandinnen die Textinformation „Trägheit durch die Einnahme von Schmerz-, Beruhigungs- und Betäubungsmittel“ nennen. Im Codiervorgang wurden die betreffenden Antworten in folgenden Kategorien codiert:

Textteil 2
Warum nach der OP nicht alleine bleiben?
Mit dem Rad nach Hause fahren
    Warum sagen Sie Ihr das?

Im nächsten Schritt wurden die codierten Aussagen per Kommentar-Funktion paraphrasiert. Die Aussagen auf A2-, B1-, B2- und C1-Niveaus mussten im Lichte des gesamten Interviews interpretiert werden (ebd.: 134). Die Interpretation wurde von SA mehrmals verifiziert – die Paraphrasierung beinhaltete also selbst schon mehrere Iterationen, je nach dem, wie leicht die Interviews interpretierbar waren (später in Kap. 7 und 8 wird dargelegt, dass die Zieltext-Interviews leichter interpretierbar waren als die Ausgangstext-Interviews). Im dritten Schritt wurden die Antworten als *verstanden* oder *nicht verstanden* evaluiert. Die Evaluation wurde mit der Paraphrase im Kommentar und zudem tabellarisch festgehalten. Zunächst wurde ein Verweis auf „Trägheit durch die Einnahme von Schmerz-, Beruhigungs- und Betäubungsmittel“ als *verstanden* interpretiert. Mit der Erkenntnis, dass mehrere Probandinnen als Begründung „nicht anstrengen“ anführten (s. Kap. 7), wurde die Definition von *Verstehen* angepasst. Mit der neuen Definition wurden die Interviews erneut auf diese Antwort durchsucht, paraphrasiert und die bisherige Evaluation noch einmal überprüft. Mit dem Aufkommen weiterer Antworten wie „Blutungen“ oder „Ohnmacht“ wurde das Vorgehen wiederholt und eine genaue Definition von *Nichtverstehen* erstellt, die Kap. 7.2 und 7.3 entnommen werden kann. Andere Kategorien mussten nicht so eingehend iterativ analysiert werden, mehrere Codier-, Paraphrasierungs- und Evaluationsrunden wurden aber für alle Kategorien durchgeführt.

Auch nach mehrmaliger Iteration in der Paraphrasierung und der Interpretation der Aussagen blieben einige Aussagen schwer verständlich. Diese Aussagen wurden in einer Forschungswerkstatt mit anderen Forschenden diskutiert (vgl. ebd.: 167). Die Interview-Aussagen wurden gezeigt und wurden von anderen Forschenden paraphrasiert. Stimmte die Paraphrasierung mit der Paraphrasierung durch SA überein, so wurde die Paraphrasierung als verifiziert betrachtet. Wichen sie ab oder gab es zu wenige Paraphrasierungen, so wurde die Aussage als *nicht interpretierbar* (ebd.: 161) markiert (s. Kap. 7).

Das Vorgehen wird in Abb. 5-8 visualisiert. Die Anordnung anhand eines kreisförmigen Pfeils unterstreicht die Iteration der Schritte. Die Schritte werden nicht zwangsweise in der dargestellten Reihenfolge durchgeführt und können (und wurden!) so oft wie nötig durchgeführt (ebd.: 106).

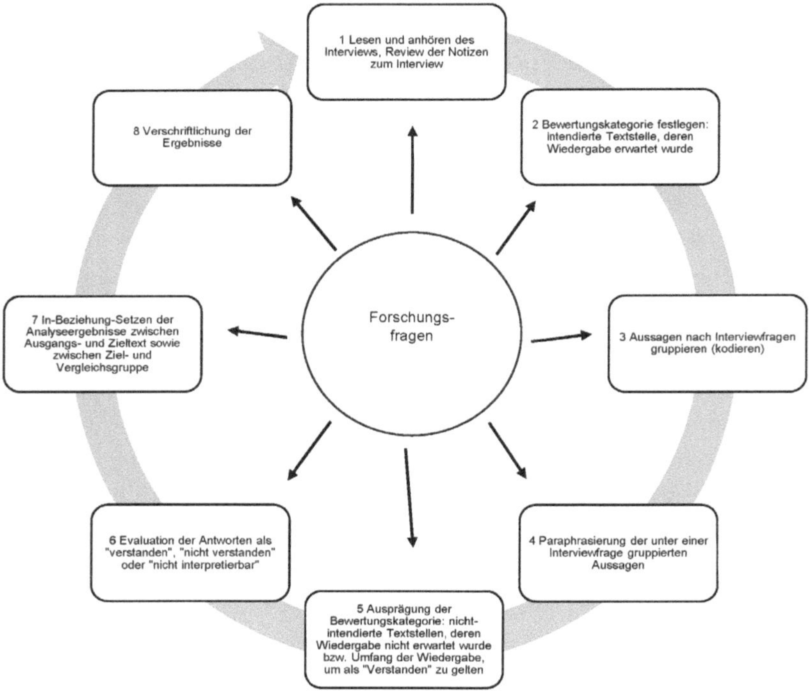

Abb. 5-8: Visualisierung der evaluativen qualitativen Inhaltsanalyse nach Kuckartz/Rädiker (2022: 159)

6 Herleitung einer Leichten Sprache Plus für DaZ-Lernerinnen

Im vorliegenden Kapitel werden zunächst die Leichte Sprache, Leichte Sprache Plus, Einfache Sprache sowie Standard- und Fachsprache voneinander abgegrenzt. Dann werden konkrete, wissenschaftlich basierte Regeln der Leichten Sprache vor dem Hintergrund der Zweitspracherwerbsforschung, Leseforschung in der Zweitsprache, Verstehensforschung oder – falls es keine anwendbaren Studien gibt – vor dem Hintergrund eines Beispielcurriculums (Niedersächsisches Kultusministerium 2016) diskutiert. Die hier diskutierten Regeln haben Bezug zu Kap. 8. In Kap. 8 werden bestimmte Textstellen aus Ausgangs- und Zieltext analysiert, und die hier diskutierten Regeln zeigen eine Bedeutung für das Verstehen und Anwenden dieser Textstellen. Regeln, die hier nicht diskutiert werden, zeigten keine Bedeutung für die diskutierten Textstellen.

6.1 Die Varietäten: von Leichter Sprache bis Fachsprache

Leichte Sprache ist regelgeleitet. Es ist „a static system that excludes entire categories of grammatical features like compound sentences, the subjunctive or third person anaphoric pronouns" (Maaß 2020: 158). Leichte Sprache hat den Anspruch, die maximal verständliche Varietät der deutschen Sprache zu sein (vgl. ebd.: 158). Durch die regelgeleitete Einfachheit und die dadurch entstehende gleichförmige Nutzung von Sprache und Layout wirkt die Leichte Sprache stigmatisierend (vgl. Hansen-Schirra/Maaß 2020: 29) und monoton (vgl. auch Kap. 7.1).

Die Einfache Sprache ist nach Maaß (2020: 50) ein Kontinuum, welches von einer angereicherten Form der Leichten Sprache bis zu einer leichten Form der Standardsprache reicht. Für die Einfache Sprache gibt es keine Regelwerke wie für die Leichte Sprache (obwohl es eine Reihe von Empfehlungen gibt, z. B. Neubauer 2019, 2021), nach dem ein Text von einheitlicher Komplexität entstehen kann (vgl. Maaß 2020: 155). Es existiert inzwischen aber eine DIN-Norm (NAT 2024). Die Komplexität der Einfachen Sprache wird der intendierten Zielgruppe und der Kommunikationssituation angepasst (vgl. Maaß 2020: 155, Hansen-Schirra/Maaß 2020: 21). Schaeffer et al. (2018: 43) stellen an die Einfache Sprache den Anspruch, ohne inhaltliche Reduktion „schwierige Texte an die Lesekompetenz breiter Bevölkerungsgruppen" anpassen zu können. Ihnen zufolge ist die Einfache Sprache als „betont klare[r] und deutliche[r] Sprach- und Schreibstil" zu verstehen, in dem „sehr lange Sätze, unübersichtliche Satzstrukturen, Fremdwörter und ungebräuchliche bildhafte Wendungen" vermieden werden und die Wortwahl an der gesprochenen Sprache orientiert ist (ebd.: 43).

In dieser Arbeit wird sich der Leichten Sprache Plus (LS+) als Form der Einfachen Sprache (Maaß 2020) für Menschen mit DaZ angenähert. Im Vergleich zu Leichter Sprache ist die LS+ komplexer, wirkt aber auch weniger stigmatisierend (vgl. Hansen-Schirra/Maaß 2020: 29). In Kap. 4.6 wurde diskutiert, dass für L2-Lernerinnen, die mit deutschen Texten adressiert werden, ein mittleres bis hohes Niveau an deutschsprachiger Kompetenz angenommen werden kann. Es ist deshalb naheliegend, dass wir keine maximale Verständlichkeit auf sprachlicher Ebene brauchen, also keine Leichte Sprache. In Kap. 6 wird theoriegeleitet eine Form der LS+ erarbeitet, die die sprachlichen Kompetenzen von L2-Leserinnen in die Textrezeption einbeziehen soll.

Standardsprache ist „die historisch legitimierte, überregionale, mündliche und schriftliche Sprachform der sozialen Mittel- bzw. Oberschicht" (Bußmann 2008: 680). Sie hat die „Funktion als öffentliches Verständigungsmittel" und ist deshalb normiert, „besonders in den Bereichen Grammatik, Aussprache und Rechtschreibung" (ebd.: 680). Die Normierung wird u. a. „durch das Bildungssystem kontrolliert und vermittelt" (ebd.: 680). In der Standardsprache stehen komplexe linguistische Mittel zur Verfügung, mit denen Autorinnen komplexe Inhalte und Beziehungen darstellen können (Maaß 2020: 120).

Da die Patientenaufklärung in Standardsprache mit fachsprachlichen Einflüssen verfasst ist, wird auch in Kürze umrissen, was in der vorliegenden

Arbeit unter „Fachsprache“ verstanden wird. Die Arbeit bezieht sich dafür auf Hoffmann (1976: 170):

> *Fachsprache – das ist die Gesamtheit aller sprachlichen Mittel, die in einem fachlich begrenzbaren Kommunikationsbereich verwendet werden, um die Verständigung zwischen den in diesem Bereich tätigen Menschen zu gewährleisten.*

Fachsprache ist damit an ihr respektives Fach gebunden (Kalverkämper 1999: 48). Nach Roelcke (2020) sind Fachsprachen

- deutlich, stellen also die fachliche Wirklichkeit möglichst adäquat dar (ebd.: 32)
- verständlich, vermitteln also im Rahmen der fachlichen „Kommunikationsgemeinschaften“ unmissverständlich fachliche Kenntnisse (ebd.: 33). Es handelt sich hier also um eine andere Verständlichkeitsdefinition als die, die in Kap. 3.1 und 4.2 dargelegt wurde.
- ökonomisch, die fachliche Darstellung erfolgt also bei minimalem sprachlichen Einsatz (ebd.: 33)
- anonym, verdeckt also Textproduzenten, um fachliche Gegenstände, Sachverhalte und Abläufe ins Zentrum der Kommunikation zu stellen (ebd.: 33f.)
- identitätsstiftend, kann also über Personengruppen identifiziert werden (ebd.: 34)

Zwischen den Sprachvarietäten Leichte Sprache, Leichte Sprache Plus, Einfache Sprache, Standard- und Fachsprache bestehen also Unterschiede in den Komplexitätsgraden. Mit unterschiedlichen Komplexitätsgraden gehen unterschiedliche zur Verfügung stehende sprachliche Mittel einher (vgl. Hansen-Schirra/Maaß 2020: 18). In allen Sprachvarietäten steht die Verständlichkeit für die jeweilige Zielgruppe im Mittelpunkt. In der Fachsprache sind das Fachpersonen, in der Standardsprache Standardleserinnen (nach Kalverkämper (1998: 35) z. B. interessierte Laiinnen), in der Einfachen Sprache Menschen mit geringer Lesekompetenz und in der Leichten Sprache Menschen mit kognitiven Beeinträchtigungen. Innerhalb jeder Varietäten, mit Ausnahme der Leichten Sprache, weil sie stärker regelgeleitet ist[11], gibt es Komplexitätsabstufungen und Adaptionen für die konkret für eine Kommunikationssituation intendierte Adressatenschaft (vgl. z. B. Roelcke 2020: 42; Hansen-Schirra/Maaß 2020: 21).

Menschen mit DaZ werden i. d. R. als Zielgruppen oder sekundäre Zielgruppen für Leichte Sprache genannt (vgl. z. B. Bredel/Maaß 2016b, Bundesministerium für Arbeit und Soziales 2014). Gerade Sprachdidaktikerinnen haben hierzu Bedenken geäußert, z. B. eine zu geringe Varianz in der Wortwahl (Kilian 2017), durch die ein Lerneffekt ausbleibt, oder die für die Zielgruppe abträglichen Regeln wie die, deutschen Kernwortschatz zu nutzen (vgl. Heine 2017). Für eine Übersicht dieser Bedenken s. Ahrens (2022). Ahrens (2022) betont die Unterscheidung zwischen didaktischen Texten und Informations- bzw. Interaktionstesten. Durch didaktische Texte soll Bildungssprache (Roelcke 2020: 20) oder Fachsprache vermittelt werden, während Informations- bzw. Interaktionstexte (Rink 2020) Informationen vermitteln bzw. Informationen abfragen. Daher ist auch für die vorliegende Studie zu betonen, dass die hier besprochene Annäherung an die LS+ auf Informationstexte bezogen ist, nicht auf didaktische Texte und auch nur in sehr geringem Maße auf Interaktionstexte (s. hierfür Ahrens/Maaß 2024).

Lernende des DaZ sind i. d. R. Standardleserinnen in ihren jeweiligen L1 und ggf. weiteren Sprachen, aber nicht im Deutschen. Das bedeutet, dass sie über Lese- und auch Lernstrategien und -erfahrungen verfügen, die fürs Lesen deutscher Texte nutzbar gemacht werden können. Das Lesen in der zu lernenden L2 ist jedoch noch nicht automatisiert, läuft also – zumindest zum Teil – bewusst ab, was eine größere Last für das Arbeitsgedächtnis und eine geringere Verarbeitungsqualität bedeutet (vgl. Kap. 4.4). Die Leichte Sprache kann diese Sprachbarriere mindern – auch die interlinguale Übersetzung und die Sprachbildung der DaZ-Lernenden sind Ansätze, die gleichzeitig verfolgt werden müssen. Die Praxisregeln der Leichten Sprache z. B. Bundesministerium für Arbeit und Soziales 2014 wurden allerdings für und mit Menschen mit Deutsch als L1 entwickelt, nämlich für Menschen mit intellektueller Be-

11 Obwohl auch hier eine Anpassung an die jeweilige Zielgruppe vorgesehen ist (vgl. NAErg 2023).

einträchtigung, nicht für Menschen mit Deutsch als L2. Demnach müssen sie zunächst an die Bedarfe von DaZ-Lernenden angepasst werden. Dazu werden keine neuen Regeln formuliert, sondern die existierenden Leichte-Sprache-Regeln modifiziert. Da sie Standardleserinnen sind, erscheint z.B. eine inhaltliche Komplexitätsreduktion nicht als sinnvoll. Bredel/Maaß (2016a: 240ff.) legen bereits dar, dass die Vereinfachung von Zahlenkonzepten für bestimmte Textsorten nicht sinnvoll ist. Damit sind Regeln wie „Vermeiden Sie alte Jahreszahlen" (Bundesministerium für Arbeit und Soziales 2014: 35) oder „Vermeiden Sie hohe Zahlen" (ebd.: 36) gemeint. Im Kern der Zielgruppe handelt es sich um Erwachsene, zum Großteil mit Schul-, Berufs- und/oder eine universitärer Ausbildung[12] (vgl. Destatis 2023a: 185ff.; 209ff.). Damit besitzen sie ausreichend Vorwissen durch andere, u.a. schriftliche, Texte, die solche inhaltlichen Reduktionen hinfällig machen. Allerdings muss beachtet werden, dass Vorwissen kulturell abweichen kann (Kap. 4.5).

Die vorliegende Arbeit widmet sich der zielgruppenorientierten Gestaltung verständlicher Informationstexte in Leichter Sprache Plus. Durch ein Zusammentragen der Literaturergebnisse werden die Leichte-Sprache-Regeln im Folgenden theoretisch bewertet und erweitert. Diese Erweiterung wurde in leitfadengestützten qualitativen Interviews überprüft (Kap. 7).

6.2 Strategie: Bewertung der Leichte-Sprache-Regeln für DaZ-Lernerinnen

Menschen mit DaZ sind als Zielgruppe von folgenden Barrieren betroffen: Fachbarriere, Fachsprachenbarriere, Sprachbarriere, Kulturbarriere und Medienbarriere (Kap. 2). Der Großteil der Zielgruppe weist keine kognitiven Beeinträchtigungen auf. Der zielgruppenspezifische Barriereindex-Wert wie in Kap. 2 dargelegt zeigt, dass Menschen mit DaZ ein Repertoire an Kompe-

12 Es müssen auch Gruppen berücksichtigt werden, deren Bildungsbiografien unterbrochen wurden. Ethnischen Minderheiten und Frauen werden zudem in Teilen der Welt eine (gute) Bildung verwehrt. Diese unterbrochenen oder verwehrten Bildungswegen können in der vorliegenden Arbeit nicht thematisiert werden.

tenzen mitbringen, die sich von den Kompetenzen anderer Zielgruppen unterscheiden. Die Sprachkompetenzen, die Menschen mit Deutsch als Zweitsprache als Zielgruppe mitbringen, werden in diesem Abschnitt behandelt und in diesem Lichte wird die Anwendbarkeit von Leichte-Sprache-Regeln diskutiert.

Viele DaZ-Lernerinnen können oder müssen in Deutschland an Integrationskursen teilnehmen und profitieren so von einem zumindest teilgesteuerten Zweitspracherwerb. Hier kann die Konzeption der Leichte- bzw. Einfache-Sprache-Regeln für Menschen mit DaZ ansetzen. Wie auch in anderen Ansätzen bereits vorgeschlagen (Neubauer 2019; Oomen-Welke 2015) kann es daher fruchtbar sein, sich am Gemeinsamen europäischen Referenzrahmen (GER) zu orientieren. Da Übersetzerinnen nicht standardmäßig eine DaF- oder DaZ-Ausbildung haben, kann es hilfreich sein, Regeln anhand eines Curriculums auszuarbeiten (Ahrens 2020).

In diesem Abschnitt werden Leichte-Sprache-Regeln vor dem Hintergrund des A2-Niveaus diskutiert. Die Regeln werden unter Rückgriff auf die wissenschaftlich basierten Leichte-Sprache-Regeln in Bredel/Maaß (2016a) und Maaß (2020) diskutiert. Für die Diskussion werden Übersichtsarbeiten aus der Lese- und Verstehensforschung in der Zweitsprache und der Spracherwerbsforschung hinzugezogen und durch Erkenntnisse aus Studien ergänzt. Empirischen Überprüfungen der Leichte-Sprache-Regeln und Curricula für den Integrations- und Sprachunterricht ergänzen die Diskussion. Die Übersichtsarbeiten und Studien wurden nicht systematisch gesucht, sondern durch die Recherche in einschlägigen Datenbanken, in Google Scholar, durch das Durchsehen von Bibliografien von Artikeln und durch das Durchsehen von Publikationslisten einschlägig Forschender gesucht. Es werden die Wort-, Satz- und Text- und Gestaltungsebene betrachtet.

Die Überprüfung der Regeln anhand von Studien aus der Spracherwerbsforschung hat folgende Schwierigkeiten:

- Fokus auf Spracherwerb von Kindern
- Fokus auf Sprachproduktion: schreiben und lesen
- Untersuchung verschiedener Sprachen
- Unterschiede im Studiendesign
- Fokus auf Fremdspracherwerb

Die Studien beziehen sich oft auf Kinder aller Altersgruppen. Diese Studien sind selten auf erwachsene Lernende anwendbar. Da Sprachproduktion und -rezeption unterschiedliche Vorgänge sind, lassen Studien zur Sprachproduktion kaum Rückschlüsse auf die Rezeption zu – insbesondere, wenn mündliche Produktion auf schriftliche Rezeption (die im Zentrum der vorliegenden Arbeit steht) bezogen werden soll. So wird auf Wortschatzebene zwischen rezeptivem, produktivem und potenziellem Wortschatz unterschieden (Schnörch 2015: 9). Der rezeptive Wortschatz umfasst solche Wörter, die Lesende beim Lesen oder Zuhören verstehen. Der produktive Wortschatz ist im rezeptiven Wortschatz enthalten und enthält solche Wörter, die Menschen beim Sprechen oder Schreiben verwenden. Hinzu kommt der potenzielle Wortschatz, der Wörter umfasst, die zwar unbekannt sind, aber die Lesende sich erschließen können (ebd.: 9). Die Untersuchung spezifischer Sprachen lässt keine sprachspezifischen Rückschlüsse auf Sprachen anderer Sprachfamilien zu. Zudem verhindern die Unterschiede in den Studiendesigns und die Untersuchung von Deutsch als Fremdsprache *oder* Deutsch als Zweitsprache eine Vergleichbarkeit von Spracherwerbsstudien (vgl. Riemer/Settinieri 2010). Ähnliche Bedingungen treffen auch auf die Studien zu Lese- und Verstehensforschung zu. In diesem Kapitel werden daher Probadinnen und Sprachen der einbezogenen Studien zusammengefasst, damit die Überprüfung der Leichte-Sprache-Regeln zu jedem Zeitpunkt transparent ist. Die hier vorgezogene Überprüfung gibt allgemeine Hinweise, und hat nicht den Anspruch, für alle Sub-Gruppen der heterogenen Zielgruppe „Menschen mit Deutsch als Zweitsprache" zu gelten. Die Expertise der Übersetzerinnen ist gefragt, die Regeln adäquat für ihre Zielgruppe umzusetzen (Bredel/Maaß 2016a; Maaß 2020; Neubauer 2019, 2021).

Im Fokus stehen Regeln, die für das vorliegende Forschungsprojekt von Belang sind. Regeln, die den Forschungsgegenstand „Patientenaufklärung" nicht betreffen, werden nicht diskutiert, finden sich aber ggf. an anderer Stelle (z. B. Ahrens/Maaß 2024; Ahrens 2022; Ahrens/Fioravanti 2022; Kröger/Ahrens 2022).

6.3 Diskussion der Leichte-Sprache-Regeln auf Wortebene

Die Wortebene wurde z. T. schon in Ahrens (2023b) diskutiert. Statt der Regel „Benutzen Sie einfache Wörter“ (z. B. Bundesministerium für Arbeit und Soziales 2014: 22), teilt Maaß (2015) diese Regel in drei verschiedene, konkretere Regeln auf: Grundwortschatz verwenden, möglichst kurze Wörter verwenden und Fach- und Fremdwörter vermeiden. Wörter haben zum einen kulturell geprägte Denotationen und Konnotationen (Kilian 2017: 200; Kühn 2006). Dies betrifft die denotative Präzision sowie die konnotative und stilistische Neutralität. Dies entspricht dem in Kap. 4.5 dargelegten erfahrungsbasierten Schemamodell, welches konzeptuelle Wissenszusammenhänge beschreibt. So evozieren selbst frequente Worte unterschiedliche *frames*.

Auch die Wörter, die früh erworben werden, unterscheiden sich zwischen L1- und L2-Lernenden. Klieme et al. (2006: 25) untersuchten die „Deutsch Englisch Schülerleistungen International“ (DESI). Sie fanden heraus, dass L2 lernende Schülerinnen am Ende der neunten Klasse gegenüber den L1-sprechenden Schülerinnen in allen Bereichen der durchgeführten Deutsch-Tests zurücklagen. Am stärksten war dies am Wortschatz zu beobachten (ebd.: 25). Daneben ist davon auszugehen, dass erwachsene L2-Lernerinnen zu Beginn des L2-Erwerbs andere Wörter brauchen, als es L1 lernende Kinder zu Beginn ihres L1-Spracherwerbs tun.

Kempe/MacWhinney (1996) führten eine qualitative Worterkennungsstudie mit Sprecherinnen des Deutschen und Russischen sowie US-amerikanischen Lernerinnen des Deutschen und Russischen durch. Sie schlossen auf eine geringere lexikalische Automatisierung bei Probandinnen mit L2, da die Worterkennung bei ihnen länger dauerte als in der L1 (ebd.: 175). Ihre Ergebnisse deuten darauf hin, dass mehr Kontakt und noch nicht lange zurückliegender Kontakt mit der L2 die Worterkennungsgeschwindigkeit erhöht (ebd.: 175). Daraus lassen sich für die vorliegende Arbeit folgende Schlüsse ziehen: L2-Lernende brauchen tendenziell mehr Zeit für die Textrezeption als L1-Lesende und Lernende mit viel und häufigem Kontakt mit der L2 können L2-Texte schneller und sicherer verstehen, da sie semantische Wortinhalte schneller abrufen können (s. auch Clahsen/Felser 2006: 19 und Segalowitz

2005: 398). Werden Lexeme schneller erkannt, erhöht sich die Lesegeschwindigkeit, die Leseflüssigkeit bleibt erhalten (s. Kap. 4) und Lesende können mehr Informationen im Arbeitsgedächtnis behalten, was zu einem sichereren Textverstehen führt. Kilian (2017: 195f.) spricht sich für eine Untersuchung der lexikalisch-semantischen Kompetenzen der Zielgruppe aus, um eine Empfehlung für „einfache" Wörter aussprechen zu können. Auf dieser Überlegung basieren die folgenden Abschnitte.

6.3.1 Wortschatz unter Berücksichtigung der Textsorte

Bredel/Maaß (2016a: 345) nähern sich der Einfachheit von Lexemen über die Prototypentheorie in Bedeutungs- und Wortfeldern an und konstatieren, dass „die jeweiligen Prototypen kulturell [meist] fest verankert" sind. Anhand des Lexems „sterben" charakterisieren sie Prototypen wie folgt (ebd.: 347):

- „hohe Gebrauchsfrequenz
- große diskursive Reichweite
- Medienneutralität
- denotative Präzision
- konnotative Neutralität
- stilistische Neutralität
- keine Metaphorik
- morphologische, graphemische und phonologische Einfachheit [...]
- früher Erwerbszeitpunkt
- später Verlust"

Sie zeigen am starken Verb „sterben" auch eine Schwierigkeit deutscher Erbwörter auf, die insbesondere Lernende des DaZ betreffen müsste: „Je tiefer (und länger) ein Ausdruck im Wortschatz verankert ist, desto eher finden wir morphologische Irregularitäten [...]" (ebd.: 346). Diese Überlegung möchte ich erweitern und hinzufügen, dass deutsche Erbwörter für viele Lernende des DaZ (wahrscheinlich mit Ausnahme von Menschen mit nah verwandten Sprachen wie Niederländisch oder Schwedisch als L1) eine fremde Morphologie aufweisen, die erst erlernt werden muss. Die fremde Morphologie macht die Graphem-Phonem-Zuordnung und die korrekte Segmentierung zunächst schwierig. Zudem verfügen viele L2-Lesende über einen geringeren zielsprachlichen Wortschatz als L1-Lesende (vgl. Webersik 2015: 109 für einen Überblick über relevante Studien an Kindern; Segerer et al. 2013: 127 für leseschwache Jugendliche). Die o.g. wissenschaftliche Definition „einfacher" Wörter ist auf Menschen mit Deutsch als L1 bezogen und muss für DaZ-Lernende angepasst werden (vgl. Ahrens 2022: 178). In dieser Arbeit schlage ich als Lösungen die gezielte Verwendung von Fach- und Fremdwörtern (aller Inhaltswortarten) und nach Kempe/MacWhinney 1996: 155f.; s. auch Maaß 2015: 95) die Verwendung von DaF- und DaZ-Materialien vor, z.B. die Wortlisten der Goethe-Zertifikate (Goethe Institut 2004, 2016a, 2016b). Anhand dieser Wortlisten lassen sich curriculare Erwerbsziele entnehmen, die für (teil-)gesteuert Lernende an bestimmten Schritten vorausgesetzt werden können. Kempe/MacWhinney (1996: 155f.) stellten fest, dass US-amerikanische Lehrbücher für Deutsch und Russisch die abgeglichenen Frequenzlisten für Deutsch und Russisch widerspiegelten – die Lehrbücher vermittelten also den tatsächlichen Grundwortschatz beider Sprachen. Unter anderen stellt Milton (2009: 28) einen Zusammenhang zwischen globaler Wortfrequenz und dem Wortschatzerwerb her: Häufige Wörter werden tendenziell schneller erlernt. Dies lässt es sinnvoll erscheinen, Wortfrequenzlisten für die Texterstellung hinzuzuziehen. Die meisten Wortfrequenzlisten werden allerdings auf Basis schriftlicher Korpora erstellt (Maaß 2015: 95). Dies steht dem entgegen, medial neutrale Lexeme zu nutzen und die Texte an der gesprochenen Sprache zu orientieren. Die Nutzbarkeit von Wortfrequenzlisten, die nicht für DaF und DaZ erstellt und somit nicht im Unterricht genutzt werden, ist für L2-Lernende, die begrenzten Zugang zu schriftlichen deutschen Texten haben, zu untersuchen. Die Nutzung der Wortlisten des Goethe Instituts oder ähnlicher Sprachbildungsinstitute entspricht Heines (2017: 407) Vorschlag, für die Zielgruppe der L2-Lernenden Wörter zu nutzen, die dem Sprachniveau angemessen sind. So können die Kompetenzen der Zielgruppe genutzt werden, ohne den Wortschatz der Zielgruppe einzeln ermitteln zu müssen.

Eine einfache Morphologie dürfte für L2-Lernende besonders relevant sein, da sie Wörter noch nicht automatisch erkennen. „Einfach[e] und subjektiv vertraut[e]" Wörter sind als „Einheit im mentalen Lexikon gespeichert" – morphologisch komplexe Wörter allerdings nicht (Artelt et al. 2007: 18). Lernende greifen zur Worterkennung deshalb auf im Lexikon abgelegte Stammmorpheme (Inhaltsmerkmale) und Affixe (Form- oder Strukturmerkmale) zurück, wobei sie zunächst Stammmorpheme und danach Affixe identifizieren (ebd.: 18). Die Erkennungszeit hängt von der Häufigkeit des Stammmorphems ab, nicht von der des Wortes (ebd.: 18 unter Rückgriff auf Taft 1979). Insbesondere bei Lernanfängerinnen (Diependaele et al. 2011: 356) kann es sein, dass Wörter eher anhand ihrer schriftlichen Oberfläche erkannt werden als anhand ihrer morphologischen Merkmale. So könnten z. B. die Wörter *scandal* und *scan* als semantisch ähnlich eingeordnet werden (Heyer/Clahsen 2015). In diesem Fall würden nicht intendierte Bedeutungen aktiviert werden (vgl. Kercher 2013: 71ff.). Auch wenn die Forschung hier noch keine eindeutigen Ergebnisse vorlegt, so scheinen L2- und L1-Lesende insbesondere komplexe Wörter unterschiedlich zu lesen (Jacob 2018: 113).

Anhand von Graphem-Phonem-Korrespondenzregeln können neue und unvertraute Wörter von der graphischen in eine lautliche Form umgewandelt und so erkannt werden (Artelt et al. 2007: 18). Artelt et al. (2007: 51) bezeichnen die phonologische Bewusstheit als „wichtige Vorläuferkompetenz für Lesefertigkeit im Sinne von Dekodiergeschwindigkeit", und eine gute Kenntnis der Phonem-Graphem-Korrespondenz hilft dabei, unbekannte Wörter zu entziffern (ebd.: 18). Dies zeigen auch Speciale et al. (2004). Sie fanden eine positive Korrelation zwischen phonologischer Bewusstheit und der Aussprache von *non-words* bei erwachsenen Spanischlernenden mit Englisch als L1. Die Probandinnen mit besserer *non-word*-Aussprache erzielten bessere Ergebnisse im Lesekompetenz-Test (ebd.: 310; ähnlich auch French 2006 für frankofone englischlernende Québecer Kinder). Auch hier ist die Befundlage ungesichert (Artelt et al. 2007: 51).

Komplexe Wörter, Schwierigkeiten in der Segmentierung und unsicher beherrschte Graphem-Phonem-Korrespondenz sind Hürden, die in der Leichte-Sprache-Forschung für Fremd- und Fachwörter angenommen werden. Fremdwörter im Sinne der vorliegenden Arbeit sind sowohl Fremdwörter im engeren Sinne als auch Lehnwörter, die bereits an die deutsche Grammatik und Rechtschreibung angepasst sind, sich aber noch nicht über Jahrhunderte mit der deutschen Sprache weiterentwickelt haben. Fachtermini werden für die Zwecke der vorliegenden Arbeit in Einklang mit „Fachwortschatz" (Hoffmann

1984: 224) definiert, wobei die Überlegungen zur Fachterminologie sich auf Autosemantika beziehen (ebd.: 225), insbes. Adjektive und Nomen:

> *lexikalischen Einheiten in Fachtexten [...], da sie direkt oder indirekt zur fachbezogenen Kommunikation beitragen.*

Für L2-Lernende sind (u.a.) deutsche Wörter „Fremdwörter", die Effekte der fremden Morphologie und Graphem-Phonem-Korrespondenz wirken also im ganzen Text. Anders als für Menschen mit Deutsch als L1 könnten Internationalismen das Arbeitsgedächtnis schonen (vgl. Ahrens 2023b; Stefanowitsch 2015). Romanischsprachige und englischsprachige Lesende können von Latinismen profitieren. Auch Anglizismen bieten besondere Vorteile, da Englisch Amtssprache in vielen Ländern ist oder als Fremdsprache in der Schule gelehrt wird. Zu beachten sind Bedeutungsunterschiede in der sprachenspezifischen Verwendung von Internationalismen (vgl. Kühn 2006: 55). Fremdwörter sind als Fachtermini in der medizinischen Fachsprache besonders frequent, insbesondere Latinismen, Gräzismen und Anglizismen (vgl. Roelcke 2020: 108). Neben der Möglichkeit für interlinguale Bedeutungsunterschiede gibt es auch diakulturelle Unterschiede im Verstehen von Fachtermini:

> *Fachwörter [...] speziellen Kommunikationskontexten zu. Fachleute bezeichnen damit in besonders präziser Weise und in genauer Abgrenzung zu benachbarten Phänomenen ihren Gegenstand.* (Maaß 2015: 34)

Fachpersonen und Laiinnen können einen Fachterminus also auf unterschiedliche Weisen verstehen (vgl. Kap. 7). Dies ist wichtig, wenn Fachpersonen mit Deutsch als L2 adressiert werden, denn sie kennen insbesondere die internationalen Fachtermini der Medizin. Dies zeigten Spyridakis/Isakson (1998) für Nominalisierungen, die bei L2-lernenden Ingenieurinnen ihre intendierte Funktion entfalteten – also in technischen Fachtexten für Ingenieure mit L2 nicht weggelassen werden sollten. Für die diakulturellen Unterschiede zwischen Fachpersonen und fachlichen Laiinnen ist die Unterscheidung zwischen fachspezifischen und fachgeprägten Termini relevant: fachspezifische Termini sind begrenzt auf eine spezifische Fachsprache, z. B. das deutsche Wort *Zervix*, welches auf die medizinische Fachsprache begrenzt ist. Fachgeprägte Termini hingegen kommen in mehreren Fachsprachen und/oder in der Alltagssprache vor und weisen in diesen unterschiedlichen Varietäten abweichende Bedeutungen auf, wie z. B. *Aufklärung*, welches in der Fachsprache des Rechts, der Medizin und in der Alltagssprache genutzt wird (für weitere Beispiele s. Riha 2011).

Die Leitlinie evidenzbasierte Gesundheitsinformationen (EBGI) weist darauf hin, dass in Gesundheitstexten, insbesondere in Patientenaufklärungen, Fachtermini nicht ausgelassen werden können. Sie werden im Arzt-Patienten-Gespräch vom Arzt verwendet und sollten deshalb auch in schriftlichen Texten vorkommen – mit deutscher Übersetzung (Lühnen et al. 2017: 18). Im Kontext der Fremdwörter und Fachtermini schlägt die Leitlinie vor, entlehnten Termini mit ihren deutschen Äquivalenten zu nennen. Scharafutdinowa (2017: 334) nennt dies „interlinguale Dubletten“. Während die entlehnten Termini Leserinnen mit Deutsch als L2 bekannter sein könnten, sind die deutschen Äquivalente i. d. R. Leserinnen mit Deutsch als L1 bekannter. In der Regel existieren stilistische bzw. kontextuelle Unterschiede (ebd.: 335) zwischen deutschen und entlehnten Termini. Deutsche Termini sind für L1-Leserinnen verständlich, weil diese in der fachexternen Kommunikation genutzt werden. Die Internationalismen sind fachlicher, da sie eher von Fachgruppen verwendet werden (vgl. Köning 2023: 103). Es gibt auch semantische Unterscheidungen (Scharafutdinowa 2017: 335) zwischen deutschen und entlehnten Termini. Z. B. hat *Muttermund* kein einzelnes entlehntes Äquivalent. Stattdessen gibt es Termini für den inneren und den äußeren Muttermund: *Ostium uteri internum* und *Ostium uteri externum*. *Knochenbruch* ist spezifischer ist als der Internationalismus *Fraktur*, der nicht nur einen Bruch, sondern auch einen Anriss bezeichnen kann. Beachtet werden müssen auch die Bedeutungsunterscheidung von Internationalismen in verschiedenen Sprachen, z. B. das deutsche *Zervix* (Gebärmutterhals) vs. das englische *cervix* (Gebärmutterhals mit Muttermund).

Es gibt also mehrere Argumente, die gegen eine Auswahl des deutschen Kernwortschatzes und gegen eine einzelsprach- und einzelkulturbasierte Prototypenauswahl sprechen. Chancen liegen aber in Wortlisten, die DaZ- und DaF-Curricula zugrunde liegen. Gerade in der Gesundheitskommunikation für Menschen mit Deutsch als L2 – gerade für Lernende – liegen Fremd- und

Fachtermini, wenn diese Internationalismen sind. Es trifft zu, eine simple Morphologie zu verfolgen und komplexe Termini zu vermeiden, aber Komplexität und Simplizität müssen anders konzeptualisiert werden als für Menschen mit Deutsch als L1 (vgl. Ahrens 2023a: 220). Dies könnte ein Schritt hin zum „lexikalischen Minimum" (Hoffmann 1984: 225) sein, das die „nützlichsten lexikalischen Erscheinungen [enthält], mit deren Hilfe sich der Lernende in kürzester Zeit ein möglichst hohes Maß an Kenntnissen, Fertigkeiten und Fähigkeiten aneignen kann" (ebd.: 226). Hoffmann bezieht sich hier auf das Erlernen der Fachsprache, seine Überlegungen sind aber auf fachexterne Gesundheitskommunikation übertragbar. Da die Leserinnen Fachinformationen verstehen müssen, brauchen sie Fach- und Fachsprachenkenntnisse, damit die Gesundheitsinformationen **verknüpfungsfähig** werden (Lühnen et al. 2017). Es „kann es kein absolut gültiges Minimum für eine Sprache geben" (Hoffmann 1984: 226), was die Bedeutung der *face-to-face*-Interaktion im Arzt-Patienten-Gespräch hervorhebt, und die Bedeutung professioneller Sprachmittlerinnen und Textautorinnen. Für fachexterne Kommunikation – auch in Leichter und Einfacher Sprache – kann nicht auf periphere Lexeme verzichtet werden:

> *Sowohl der häufigste Wortschatz als auch der Grundwortschatz stehen zum lexikalischen Minimum in der Beziehung der Inklusion, d.h., sie sind Bestandteile des Minimums, das aber außer ihnen noch andere (seltene, periphere; thematische) Elemente enthält.* (ebd.: 226)

Die vorliegenden Arbeit kann Hinweise darauf geben, welche der hier angeführten theoretischen Überlegungen zutreffen, was die Erarbeitung des lexikalischen Minimums für einen Text in einer speziellen Kommunikationssituation erleichtert.

6.3.2 Abkürzungen in Gesundheitsinformationen

Bredel/Maaß (2016a: 329f.) unterscheiden zwischen „Abkürzungen schriftbasierter Kollokationen" (Abkürzungen) und Siglenwörtern (Kurzwörter). Abkürzungen schriftbasierter Kollokationen kommen in geschriebenen, aber nicht in gesprochenen Texten vor. Siglenwörter wie „COPD" und „AIDS" hingegen haben „eine eigenständige lautliche Realisation“ (Maaß 2015: 99). Abkürzungen schriftbasierter Kollokationen beruhen i. d. R. auf deutschen Kollokationen („ggf.“, „u. U.“ usw.) und müssen aus deutschen Texten bekannt sein, um verstanden zu werden. Die Vermeidung ist für DaZ-Lernende, die wenig Leseerfahrung haben, sinnvoll. Siglenwörter allerdings sollten wie „einfache“ Wörter oder Fachtermini behandelt werden (zu Siglenwörtern im Praxisregelwerk s. Neubauer 2019: 61).

6.4 Diskussion der Leichte-Sprache-Regeln auf Satzebene

Neben dem begrenzten zielsprachlichen Wortschatz von L2-Lernenden im Vergleich zu L1-Sprecherinnen sind auch grammatikalische Kompetenzen ausschlaggebend für das Leseverstehen (vgl. Segerer et al. 2013: 127 für leseschwache Jugendliche; Grabe 2009: 199, 201). L2-Lernende haben die Teilkompetenzen des Lesens noch nicht automatisiert. In diesem Abschnitt werden Modalität, Satzbau, einzelne Nebensatzkonstruktionen, direkte Redemittel und Negation behandelt.

6.4.1 Modalität als wichtiges Element in Gesundheitsinformationen

Zur Rezeption der Verbalflexion durch L2-Lernende liegen m. W. keine Studien vor (aber s. Kemp et al. 2008: 72 für den Erwerb der Zeitformen). Das Verstehen bei der Rezeption schriftlicher Verbalflexion sollte erforscht werden, damit Leichte- und Einfache-Sprache-Texte für Zielgruppen mit Deutsch als L2 angepasst werden können. Aus den Studien zum ESF-Korpus (ein Sprachproduktionskorpus) entstand eine Charakterisierung der sog. Basisvarietät (zur Diskussion der Basisvarietät und ihrer Nutzbarkeit für diese Arbeit s. Kap. 4.1). Aufgrund des Korpus werden der Basisvarietät Eigenschaften zugeschrieben, die sich auch in den Regeln der LS widerspiegeln:

1. Sprecherinnen der Basisvarietät nutzen unflektierte Verben zusammen mit deren Argumenten und ggf. Adverbien (Klein et al. 1993: 105). Deutschlernerinnen nutzen oft Infinitive (ebd.: 105).
2. keine Kopula (ebd.: 105).
3. keine Modalverben (Czinglar 2013: 55)
4. Der Umfang an Temporaladverbien wächst, auch wenn die Grammatik nicht ausgebaut wird. In der Basisvarietät sind mindestens folgende Temporaladverbien enthalten: kalendarische Temporaladverbien (z. B. abends), anaphorische Temporaladverbien für Nachzeitigkeit (z. B. dann, danach), deiktische Temporaladverbien (z. B. gestern, jetzt), wenige Temporaladverbien der Frequenz (z. B. immer, oft) und wenige Nomen, die die Dauer angeben (Klein et al. 1993: 106).

Die Basisvarietät enthält keine Modalverben, aber im für diese Arbeit genutzten Curriculum des NIBIS ist die Präteritumsform der Modalverben für das Niveau A2 vorgesehen (Niedersächsisches Kultusministerium 2016: 32). Vom nicht-Benutzen der Modalverben in der Basisvarietät kann zwar nicht auf die Unverständlichkeit bei der Rezeption geschlossen werden. Möglicherweise kann sie aber als Hinweis darauf dienen, dass dieser Bereich des Leseverstehens besser untersucht werden muss. Modalverben sind gerade in der Gesundheitskommunikation relevant, in der Modalität eine große Rolle spielt. Modalverben erlauben keine faktischen Propositionen, sondern geben Auskunft über u. a. Möglichkeit oder Notwendigkeit (vgl. Bredel/Maaß 2016a: 449f.; Konopka 2018). Jedes Modalverb hat dabei eine Grundbedeutung (vgl. Bredel/Maaß 2016a: 449), auf dem Spektrum zwischen Notwendigkeit und Möglichkeit unterscheiden sich aber nur graduell voneinander: *dürfen* (minimal), *sollen* (potenziert), *müssen* (maximal) (Buscha 1984: 214). Zudem lassen sich Modalverben nach deontischem und epistemischem Gebrauch charakterisieren (vgl. ebd.: 214). Das folgende Beispiel zeigt dies am Beispiel *müssen*:

> Deontisch: *Sie müssen eine Person haben, die 24 h auf Sie aufpasst.*
> Epistemisch: *Herzlich willkommen, Sie müssen Petra sein.*

Deontisch gebrauchte Modalverben bezeichnen das Verhältnis vom Subjekt zur Handlung, während epistemisch gebrauchte Modalverben die Einstellung des Sprechers zum Sachverhalt vermitteln (ebd.: 212f.). Deontisch genutzte Modalverben sagen demnach etwas über Verpflichtung oder Erlaubnisse aus (Winiharti 2012: 535), während epistemische Modalitäten Aussagen über Einschätzungen und Meinungen machen (Yang et al. 2015: 1).

epistemische Modalität	**deontische Modalität**
Notwendigkeit, Möglichkeit	Notwendigkeit, Möglichkeit
Einstellung des Sprechers zum Sachverhalt	Verhältnis vom Subjekt zur Handlung
Einschätzung, Meinung	Verpflichtung, Erlaubnis
Beispiele: *er* ***kann*** *zuhause sein* *du* ***solltest*** *dich freuen*	Beispiele: *das* ***kannst*** *du machen* *du* ***solltest*** *deutlicher schreiben*

Tab. 6-1: Zusammenfassung: epistemische und deontische Modalität

Modalität muss gelernt werden (z.B. Winiharti 2012: 539). In der Sprach- (z.B. Czinglar 2013) und Schriftproduktion (z.B. Yang et al. 2015) ist ersichtlich, dass L2-Produzentinnen Schwierigkeiten mit der breiten Funktions- und Bedeutungsspannweite von Modalverben haben. Nach Bredel/Maaß (2016a: 11.3.2.2) sind deontisch genutzte Modalverben in Leichter Sprache lizenziert, epistemisch genutzte jedoch nicht. Epistemische Modalverben, die Einschätzungen und Meinungen ausdrücken, sind in der Gesundheitskommunikation aber besonders wichtig. In der evidenzbasierten Kommunikation geht es stets darum, die vorhandenen Studien zu evaluieren und ihre Bedeutung auf den Einzelfall zu übertragen. Der epistemischen Modalität kommt hier deshalb eine besondere Bedeutung zu. Bredel und Maaß schlagen des Weiteren vor, die „Obligationsstärke" (ebd.: 450) stets explizit zu machen, also auch die Konsequenzen einer Nichthandlung zum Ausdruck zu bringen. Diese Möglichkeit besteht bei deontisch genutzten Modalverben, nicht aber bei epistemisch genutzten. Die Wahrscheinlichkeit des Eintritts einer Folge einzuschätzen, ist eine besondere Schwierigkeit der Gesundheitskommunikation (Wegwarth et al. 2020). Diese semantische und funktionale Varianz der Modalverben muss in Zukunft Teil von Rezeptionsstudien sein, um Empfehlungen aussprechen zu können. Für das vorliegenden Projekt wurden schwerpunktmäßig deontische Modalverben (insbes. *müssen* und *dürfen*) genutzt, was auch dem Rechtsaspekt der Patientenaufklärung geschuldet ist. Diese stehen meist ohne Erklärung der Obligationsstärke. Durch den Kontext der Patientenaufklärung und die Einbindung in eine größere Kommunikationssituation wurde angenommen, dass die Konsequenzen ersichtlich sind. Wo nicht, wurde eine Erklärung angefügt:

> *Der Arzt muss immer noch regelmäßig / Abstriche an Ihrem Gebärmuttermund / machen. Denn: Veränderte Zellen / können wiederkommen.* (ZT: 2)

Insbesondere *können* wird aber in epistemischer Modalität genutzt, und zwar sowohl in Bedeutung einer Möglichkeit oder einer Fähigkeit (vgl. Bredel/Maaß 2016a: 449):

> *Diese Stücke können / so klein sein, dass der Arzt ein Mikroskop / braucht.* (ZT: 1)

> *Wenn der Arzt alle / veränderten Stellen sehen kann, dann / kann er oft alle veränderten Zellen / entfernen.* (ZT: 2)

Dieser Arbeit liegt die Annahme zugrunde, dass Modalverben für DaZ-Lernerinnen schwer verständlich sind, da sie sich nur nuanciert voneinander unterscheiden und durch Transfer aus anderen Sprachen missverstanden werden können (z. B. *muss nicht* vs. *must not*). Daneben besteht aber auch die Annahme, dass Modalverben gerade für die Medizinkommunikation und insbesondere für die Textsorte Patientenaufklärung ein zentrales und unverzichtbares lexikalisches Mittel sind. Wo möglich sollten sie deontisch genutzt werden.

6.4.2 Erwartungen an den Satzbau im Deutschen

Die L1 hat einen Einfluss auf die Aneignung der deutschen Satzstruktur, wie Kemp et al. (2008: 77) für Kleinkinder aufzeigen:

Kinder mit Russisch als Erstsprache kennen die Zweitstellung und eignen sie sich rasch an, tun sich aber schwer mit der Aneignung der Satzklammer. Kinder mit Türkisch als Erstsprache kennen die Zweitstellung nicht (im Türkischen steht das Verb am Satzende) und brauchen länger zu ihrer Aneignung [...] sie kommen aber, wenn sie diesen Schritt bewältigt haben, rascher und erfolgreicher dazu, sich die deutsche Satzklammer sicher anzueignen. (ebd.: 77)

Dieser Transfer ist auch für ältere Kinder zu erwarten (Czinglar 2013: 220 für eine 8- und eine 14-jährige Sprecherin). Czinglar (2013: 35) charakterisiert Deutsch als SOV-Sprache mit V2-Eigenschaft (so auch Bryant/Noschka 2015: 22). Nach Hinrichs/Kübler (2005: 8f.) stehen in ca. 50 % aller deutscher schriftlicher Hauptsätze das Subjekt im Vorfeld. Es können aber auch andere Glieder im Vorfeld stehen, z. B. Adverbien, Objekte, Verbalphrasen oder ganze Sätze (Czinglar 2013: 34). In diesen Fällen steht das Subjekt nach dem finiten Verb (ebd.: 35). In anderen Sprachen können auch zwei Glieder im Vorfeld stehen, z. B. im Englischen, einer SVO-Sprache (ebd.: 35).

Die Gewöhnung an solche Satzstellungskonventionen kann die Erwartungen an Sätze steuern. Anzunehmen ist, dass solche Erwartungen insbesondere bei komplexen Sätzen wichtig sind. Bei komplexen Sätzen sind automatisierte Vorgänge besonders wichtig, damit möglichst viel Arbeitsgedächtniskapazität für die Erfassung der Komplexität aufgewandt werden kann. Sind die Teilvorgänge des Lesens nicht automatisiert, muss ggf. auf Transfer aus der L1 oder anderen Sprachen, gesetzt werden (für Sprachproduktionsdaten s. ebd.: 219f.). Die Regeln der Leichten Sprache fordern einen SVO-Satzbau, der ggf. gemäß den Vorgaben von Grammatik und Informationsstruktur variiert werden kann (s. z. B. Bundesministerium für Arbeit und Soziales 2014: 45f.; Bredel/Maaß 2016a: 415ff.). Dem Beispielcurriculum ist zu entnehmen, dass simple SVO-Sätze auf Niveau A1 gelehrt werden und Entscheidungsfragen und Aufforderungssätze eingeführt werden (Niedersächsisches Kultusministerium 2016: 30). Auf Niveau A2 kommen Vergleichssätze, Nebensätze und Inversionen hinzu (ebd.: 32). Nebensatz- und Hauptsatzstrukturen werden in B1 wesentlich erweitert (ebd.: 34).

In der Sprachproduktion von Kindern zeigt sich die Verbletztstellung im Nebensatz als eine der Strukturen, die spät erlernt werden (Webersik 2015: 122; Czinglar 2013: 168). Czinglar (2013: 50f.) fasst die im ZISA-Projekt, das auf Sprachproduktionsdaten romanischsprachiger Erwachsener basiert, ermittelte Erwerbsreihenfolge der Syntax zusammen:

1. S-V-O als kanonische Satzstellung
2. Adverb ohne Inversion im Vorfeld: Adverb wird vorangestellt, das Verb rutscht in V3-Stellung statt in die korrekte V2-Stellung („Vielleicht ich gehe…“)
3. Satzklammer: Verbpartikel, Infinitive und Partizipien werden ans Ende des Satzes gesetzt
4. Inversion: statt Punkt 2 wird das Verb in die korrekte V2-Stellung gesetzt („Vielleicht gehe ich.“)
5. Optional kann ein Adverb zwischen finitem Verb und Objekt stehen („Ich habe nur eine kleine Weintraube“, ebd.: 51)
6. Verbletztstellung im Nebensatz

Die SVO-Struktur sollte ab einem guten A2- oder einem B1-Niveau also gefestigt sein, sodass sie als grundlegende Satzstruktur genutzt werden kann und abweichende, für die Lernenden neuere Satzstrukturen in geringem Maße möglich sind. Die für die ZG erwartbare SVO-Satzstellung dürfte das Lesen erleichtern. Wichtig ist, wie Bredel/Maaß (2016a: 170) hervorheben, die Vorgaben der Grammatik zu beachten – also insbesondere für Lernerinnengruppen keine ungrammatischen Strukturen zu produzieren – sowie die Informationsstruktur des Textes, z. B. die Thema-Rhema-Progression, zu beachten.

Im Zieltext, gerade in den Verhaltenshinweisen, stehen oft Adverbien im Vorfeld, um die Zeitlichkeit prominent hervorzuheben. Aber auch Konjunktionen wie *deshalb* und Partikeln wie *bitte* stehen statt des Subjektes im Vorfeld. Gelegentlich wird auch das Objekt an erste Position gezogen (Beispiel 1) oder es wird ein Imperativ genutzt, was das Verb an erster Stelle platziert (Beispiel 2).

1: Satzinitiales Objekt (Objekt gefettet)
Der / Arzt entscheidet dann mit Ihnen: ***Diese / Behandlung*** *brauchen Sie jetzt.* (ZT: 2)

2: Imperativ: Satzinitiales Verb (Verb gefettet)
Machen */ Sie keinen Sport.* ***Rennen*** *Sie nicht.* (ZT: 2)

6.4.3 Chancen und Grenzen im Gebrauch von Satzgefügen

Die Regeln der Leichten Sprache sehen i.d. R. keine Nebensatzkonstruktionen vor (vgl. ebd.: 384). Stattdessen schlagen z.B. Bredel/Maaß (2016a) Möglichkeiten zur Auflösung von Nebensatzkonstruktionen vor, von denen in Ausgangs- und Zieltext folgende relevant sind: Konditional-, Konzessiv- und Finalsätze.

Die Hauptsatzstruktur der Leichten Sprache wird vor dem Hintergrund kritisiert, dass eine Textebene schwerer erreicht wird (Maaß 2020: 119) und die Zusammenhänge zwischen Sätzen implizit sind und von Leserinnen inferiert werden müssen (vgl. ebd.: 251). Leserinnen mit DaZ sind i. d. R. Standardleserinnen. Sie können also konditionale, konzessive oder finale Zusammenhänge erfassen, solange sie die Konjunktionen kennen und der Satz nicht zu komplex für das nicht-automatisierte Lesen ist. Kohärenzstiftende Mittel können also anregend sein. Artelt et al. (2007: 24) beschreiben in ihrer Übersichtsarbeit die Wirkung verschiedener lokaler kohärenzstiftender Merkmale auf das Leseverstehen. Koreferenzielle und kausale Relationen helfen vor allem Leserinnen ohne Vorwissen über das Textthema bei der „reibungsloseren und schnelleren Textrezeption und zu einer besseren Behaltensleistung“ gegenüber Texten *ohne* solche Relationen. Kausale Konnektoren werden leichter verarbeitet als adversative, additive oder *fehlende* Konnektoren, solange die „kausalen Bezüge zwischen den Sätzen nicht ohnehin transparent sind oder leicht erschlossen werden können“ (Artelt et al. 2007: 24). Dies zeigt zum einen, dass es einfachere und komplexere Konnektoren gibt, aber auch dass Konnektoren – zumindest bei Kausalbezügen – nicht zwingend erforderlich sind.

Am Beispiel der Relativsätze soll ein für DaZ-Lernende spezifische Problematik aufgezeigt werden, bevor die relevanten Nebensatzarten diskutiert werden. Selbst hochkompetente L2-Leserinnen verstehen Relativsätze beim

Lesen oder Hören nämlich nicht immer, wie L1-Leserinnen sie verstehen würden (Clahsen/Felser 2006: 17). Dies ist z. B. bei Relativsätzen mit „complex genitive antecedents" (ebd.: 17) der Fall.

> Beispiel (ebd.: 17)
> *Someone saw the servant [NP 1] of the actress [NP 2] who was on the balcony.*

Der Grund für dieses abweichende Verstehen zwischen L2- und L1-Leserinnen ist der abweichende Gebrauch von Relativsätzen zwischen Sprachen. Während Leserinnen mit Englisch als L1 den Relativsatz eher der Nominalphrase 2 (NP 2) zuordnen, würden Leserinnen mit Deutsch als L1 den Relativsatz eher der NP 1 zuordnen. L1-Leserinnen nutzen die Satzstruktur fürs das Verstehen ambiger Satzkonstruktionen, L2-Leserinnen aber nicht (ebd.: 17).

Die Sätze bzw. Satzteile simpel, hauptsächlich im Nominativ und nach SVO-Struktur sowie ohne Nebensätze zu strukturieren, erscheint daher für die LS+ für DaZ sinnvoll, aber nicht immer notwendig. Hier liegen Chancen, den Text anregend zu gestalten und so die Lesemotivation zu erhöhen. Da für das Lesen von Nebensätzen keine Ergebnisse vorliegen, werden die Vorgaben aus dem Beispielcurriculum (Niedersächsisches Kultusministerium 2016) mit den Leichte-Sprache-Regeln abgeglichen.

Konditionalsätze

Konditionalität spielt in der schriftlichen Patientenaufklärung eine besondere Rolle. Da die Aufklärung auf möglichst viele Fälle passen soll, zeigt sie viele Möglichkeiten auf. In Konditionalsätzen gibt häufig der Hauptsatz eine Konsequenz an und der Nebensatz eine Bedingung dafür (vgl. Bredel/Maaß 2016a: 391). Konditionalsätze können mit und ohne die Konnektoren *wenn…, dann…* formuliert werden:

1. *Eine Konisation wird durchgeführt, wenn die Gewebeent- / nahmen kein eindeutiges Ergebnis liefern konnten.* (Merkle/Schlund 2018: 1)
2. *Wenn die Gewebeentnahme kein eindeutiges Ergebnis liefern konnte, dann wird eine Konisation durchgeführt.*

3. *Konnte die Gewebeentnahme kein eindeutiges Ergebnis liefern, dann wird eine Konisation durchgeführt.* (V1-Konditional)
4. *Konnte die Gewebeentnahme kein eindeutiges Ergebnis liefern, wird eine Konisation durchgeführt.* (V1-Konditional)
5. *Konnte die Gewebeentnahme kein eindeutiges Ergebnis liefern, so wird eine Konisation durchgeführt.* (V1-Konditional)

Neben den zahlreichen syntaktischen Möglichkeiten für Konditionalsätze existieren auch unterschiedliche Wahrscheinlichkeitsgrade, mit denen die Konsequenz im Hauptsatz eintreten könnte. Die in 1–5 angegebenen echten und Beispielsätze geben Konsequenzen an, die eintreten können, aber nicht müssen (Bredel/Maaß 2016a: 392f.). Bredel/Maaß (2016a: 392f.) schlagen zur Auflösung folgende Möglichkeiten vor:

Bedingungssatz in Hauptsatzstellung mit Frageform:

6. *Die Gewebeentnahme konnte kein Eindeutiges Ergebnis liefern? Dann wird eine Konisation durchgeführt.*

Bedingungssatz in Fragestruktur:

7. *Konnte die Gewebeentnahme kein eindeutiges Ergebnis liefern? Dann wird eine Konisation durchgeführt.*

Der Bedingungssatz in Fragestruktur ist der Struktur von Beispielsatz 5 ähnlich, nämlich dem V1-Konditional (ebd.: 392). Die Ähnlichkeit von V1-Konditional zu Fragen besteht sprachenübergreifend (ebd.: 392). Andererseits zeigt das Beispielcurriculum, dass *wenn*-Sätze und invertierte Hauptsätze für das Niveau A2 erlernt werden, aber nicht die Inversion von Konditionalgefügen (Niedersächsisches Kultusministerium 2016: 32). Sätze mit zweiteiligen Konnektoren werden für das Niveau B1 erlernt, *wenn... dann* wird aber nicht als Beispiel angeführt (ebd.: 34). Zudem Satzverbindungen mit Konnektoren tendenziell besser verständlich als solche ohne Konnektoren (Maaß 2015: 143). Diese Sachverhalte sprechen trotz der sprachübergreifenden Nutzung gegen eine Verwendung der V1-Konditionalstellung für die Sprachniveaus A2 und B1.

Außerdem kommt die Fragestruktur in Konditionalgefügen in Standardtexten nicht vor (auch nicht im Ausgangstext) und könnte zu Akzeptanzproblemen führen. Bredel/Maaß (2016a: 393) nennen eine dritte Möglichkeit, die hier anhand unseres Beispiels dargestellt wird:

8. *Die Gewebeentnahme konnte kein eindeutiges Ergebnis liefern: Dann wird eine Konisation durchgeführt.*

In dieser Konstruktion wirkt die Bedingung im Hauptsatz aber reell (vgl. ebd.: 392). Außerdem ist diese Nutzung des Doppelpunktes unüblich und ein Punkt würde ggf. besser akzeptiert werden. Möglich sind hier Adverbien, um die Modalität wieder in den Vordergrund zu rücken (vgl. Jäggi et al. 2023):

9. *Die Gewebeentnahme konnte* ***vielleicht*** *kein eindeutiges Ergebnis liefern. Dann wird eine Konisation durchgeführt.*
10. *Die Gewebeentnahme liefert* ***manchmal*** *kein eindeutiges Ergebnis. Dann wird eine Konisation durchgeführt.*

Auch diese Möglichkeit mit zwei getrennten Hauptsätzen, einem Adverb in Bedingungssatz und dem Konnektor *dann* im Konsequenz-Satz erscheint für die Zielgruppen mit DaZ möglich. Im vorliegenden Projekt werden folgende Lösungen angewandt:

- Bedingungssatz in Hauptsatzstellung als Frage, gefolgt von der Konsequenz im dann-Satz für komplexe Konditionalstrukturen (z. B. Satz 6, s. o.)
- Zwei getrennte Hauptsätze mit Adverb im Bedingungssatz unter Nutzung des Konnektors *dann* für komplexe Konditionalstrukturen (z. B. Sätze 9 und 10, s. o.)
- Nebensatzstruktur unter Nutzung von *wenn* und *dann* für simple Konditionalstrukturen (z. B. Satz 2, s. o.)

Konzessivsätze

Konzessivsätze mit *obwohl* werden laut Beispielcurriculum erst für Niveau B1 eingeführt (Niedersächsisches Kultusministerium 2016: 34). Bredel/Maaß (2016a: 396f.) schlagen eine Umformulierung mit *trotzdem* vor:

1. *Auch wenn das veränderte Gewebe vollständig entfernt / wurde, können Zellveränderungen erneut auftreten. [Daher sind in regelmäßigen Abständen Kontrollen notwendig.]* (Merkle/Schlund 2018: 3)
2. *Das Gewebe wurde vollständig entfernt. Die Zellveränderungen können trotzdem erneut auftreten. [Daher sind in regelmäßigen Abständen Kontrollen notwendig.]*

In Satz 1 wird eine Möglichkeit aufgemacht, die nicht der Realität entsprechen muss. Satz 2 legt ein Ereignis als reell dar. Deshalb sollte für Möglichkeiten statt eines Punktes ein Fragezeichen genutzt werden:

3. *Das Gewebe wurde vollständig entfernt? Die Zellveränderungen können trotzdem erneut auftreten. [Daher sind in regelmäßigen Abständen Kontrollen notwendig.]*

Diese Lösung ist nicht umsetzbar, da sie den Fokus besonders auf das Wiederauftreten der Zellveränderungen legt. Der Fokus sollte aber auf der Konsequenz liegen, die der Konzessivkonstruktion folgt: „Daher / sind in regelmäßigen Abständen Kontrollen notwendig". Die Auflösung mit *trotzdem* – ob mit Punkt oder Fragezeichen – könnte also für die Textsorte Patientenaufklärung eine sekundäre Lösung darstellen.

Nutzbarer erscheint es, den Satzzusammenhang aufzulösen. So kann die Informationsstruktur geändert werden, damit eine handlungsanleitende Fokussetzung entsteht, die die Modalität der Aussage widerspiegelt. Dazu kann die Konzessivkonstruktion in eine Kausalkonstruktion verwandelt werden:

Umwandlung in Kausalsatz:

4. *Der Arzt muss immer noch regelmäßig / Abstriche an Ihrem Gebärmuttermund / machen. Denn: Veränderte Zellen / können wiederkommen.* (ZT: 2)

In Satz 4 wird eine Wirkung (regelmäßige Abstriche) und deren Ursache (Zellen können wiederkommen) genannt (vgl. Bredel/Maaß 2016a: 393f.). In der Informationsstruktur wird die handlungsanleitende Information priorisiert. Möglich ist es auch, die Konzession einfach auszulassen:

5. *Bei Bauchschmerzen, Fieber (über 38 °C), stärkeren Blu- / tungen oder anderen Beschwerden,* ***auch wenn sie erst nach / mehreren Tagen auftreten****, informieren Sie bitte umgehend / Ihren Arzt.* (Merkle/Schlund 2018: 3)
6. ***In den Tagen nach der Operation****: Sie / bekommen Bauchschmerzen oder Sie / bluten stark? Oder Sie haben Fieber über / 38 Grad? Dann rufen Sie Ihren Arzt sofort / an.* (ZT: 3)

Statt eine Konzession einzufügen, wird in Satz 6 ein adäquater Zeitrahmen aufgemacht, bevor der Satz beginnt. So muss keine Konzessivkonstruktion genutzt werden. Zusammenfassend: In der Textsorte Patientenaufklärung ist eine Umformulierung von Konzessivsätzen nicht sinnvoll. Stattdessen sollten Konzessivkonstruktionen aufgelöst und die Informationen in anderer Weise in die Informationsstruktur eingefügt werden. Dies erscheint nicht spezifisch für die Zielgruppe der Menschen mit DaZ zu sein, sondern für die Patientenaufklärung als Textsorte.

6.4.4 Direkte Redemittel: Orientierungsfunktion und Höflichkeit

Leichte-Sprache-Texte haben u.a. eine „ausgeprägte Orientierungsfunktion", z.B. weil Handlungsträger offengelegt werden und weil die Adressatinnen direkt angesprochen werden (Bredel/Maaß 2016a: 506). Durch die Mittel, die die Orientierungsfunktion ausmachen, ist der Nutzen des Textes für das eigene Handeln (ebd.: 507) leichter zu beurteilen (Sørensen et al. 2012). Das Herausstellen des Handlungsträgers und die direkte Ansprache stellt Handlungsmöglichkeiten explizit heraus und erzeugen Nähe zur Leserin.

1. *Auch wenn das veränderte Gewebe vollständig entfernt / wurde, können Zellveränderungen erneut auftreten.* (Merkle/Schlund 2018: 3)
2. *Der Arzt muss immer noch regelmäßig / Abstriche an Ihrem Gebärmuttermund / machen.* (ZT: 2)

Im Gegensatz zu Satz 1 stellt Satz 2 den Arzt als Handlungsträger und die Leserin als Patiens heraus. Die Aufforderung, regelmäßig zu den Routineuntersuchungen zu kommen, ist implizit. Die Aufforderung wurde – wie Kap. 7 zeigen wird – von verschiedenen Probandinnen verstanden. Sie wurde aus Gründen der Höflichkeit nicht explizit dargelegt. Höflichkeit wird im Folgenden dargelegt: Brown/Levinson (1987) unterscheiden negative und positive Höflichkeit. Mittel der negativen Höflichkeit dienen dazu, den Handlungsspielraum der Adressatin nicht einzuschränken (ebd.: 312), während die positive Höflichkeit darauf abzielt, das positive Selbstbild der Adressatin aufrechtzuerhalten (ebd.: 312). Positive Höflichkeit steht nicht mit dem Handlungsspielraum in Verbindung. Negative Höflichkeit wird insbesondere durch indirekte Redemittel vermittelt (Bredel/Maaß 2016a: 508), die den Regeln der Leichten Sprache widersprechen. Regelkonform sind direkte Mittel, die im Sinne der positiven Höflichkeit genutzt werden (ebd.: 509). Die Adressierung mit positiver Höflichkeit, z. B. die direkte Ansprache mit *Sie*, ist handlungsanleitend und signalisiert Kooperation (ebd.: 509). Insbesondere in der Gesundheitskommunikation können aber Themen auftreten, die laut Brown/Levinson (1987: 314) Face-Threatening-Acts (FTA) darstellen, also das positive Selbstbild der Adressatin erschüttern. Das sind Tabus und „bad news" im Zusammenhang mit der Adressatin (ebd.: 314). Die Nennung dieser Themen ruft eine Emotionsbarriere (Lang 2021) hervor und stellt im Sinne der positiven Höflichkeit einen FTA dar. Der Gebrauch direkter Redemittel erhöht die Nähe von Adressatin zum Tabu/zur schlechten Nachricht. Hier stoßen die direkten Mittel und die Mittel der positiven Höflichkeit also an ihre Grenzen. In der Gesundheitskommunikation muss deshalb ggf. auf sie verzichtet werden, weshalb in Satz 2 keine direkte Aufforderung steht. Indirekte Redemittel oder Mittel der negativen Höflichkeit könnten, gezielt genutzt, dabei helfen, die Distanz zu Tabus/schlechten Nachrichten zu erhöhen und so die Emotionsbarriere zu senken.

Wie in Kap. 4.1 erwähnt, müssen auch Mittel der Höflichkeit von DaZ-Lernerinnen erlernt werden. Da Lernerinnen die zielsprachlichen Normen noch nicht vollständig durchdrungen haben, könnten sie Abweichungen von diesen Normen eher akzeptieren als L1-Sprecherinnen. Auf der anderen Seite kann die überwiegende Verwendung direkter Redemittel einen falschen Eindruck der zielsprachlichen Normen vermitteln. Dieser Überlegung widmet sich die Arbeit nicht, da die verständliche Vermittlung von Informationen, nicht die Vermittlung der Standard- oder Bildungssprache, im Vordergrund steht.

6.4.5 Negation in Lernervarietäten

Verschiedene Negationsmarker stellen Anforderungen unterschiedlichen Ausmaßes an das Textverstehen. *Nein* ist satzwertig, anaphorisch und bezieht sich auf den linksstehenden Nachbarsatz (vgl. Dietrich/Grommes 1998: 180). *Nicht* bezieht sich auf den Satz, in dem es steht. Es negiert den ganzen Satz oder einen Satzteil. Die Fokussetzung bestimmt, welchen Satzteil es verneint (vgl. ebd.: 181). *Kein* bezieht sich auf die Nominalphrase, zu der es gehört (vgl. ebd.: 181). Zudem existieren wortinterne Negationsmarker, die die Bedeutung der Wörter modifizieren, in denen sie stehen. Dietrich/Grommes (1998: 185ff.) fassen die Ergebnisse aus longitudinal erhobenen Daten italienischsprachiger Deutschlernerinnen zusammen, die hier vereinfacht wiedergegeben werden:

- Prä-Basisvarietät:
  - satzwertige oder satzwertig genutzte Negationsmarker *kein, niks, nee, nich, nein*, die sich auf den linksstehenden Satz beziehen (ebd.: 187)
  - Negationsmarker und Bezugswort stehen direkt nebeneinander (ebd.: 187)
- Basisvarietät:
  - satzwertige und satzinterne Negationsmarker werden voneinander unterschieden (ebd.: 188): *nein* vs. *kein, niks, nicht*

- Post-Basisvarietät I:
  - die mehrdeutige Form *niks* verschwindet und es wird zwischen *nicht* (adverbial) und *nichts* (nominal) unterschieden (ebd.: 191)
- Post-Basisvarietät II:
  - die Formen *nein* (satzwertig), *nicht* (Adverb), *kein* (Determinator) und *nichts* (Nominalphrase) werden voneinander unterschieden (ebd.: 195; Webersik 2015: 136)

Der Erwerb der Negationsmarker in der L2 durchläuft keine universell gültigen Erwerbsschritte (Dietrich/Grommes 1998: 196). Die individuellen, in der Studie beobachteten Erwerbsschritte lassen sich so zusammenfassen: Zunächst werden deutsche Negationsmarker aufgegriffen und gleichzeitig sowie untereinander austauschbar genutzt (ebd.: 199). Später kristallisieren sich dann die syntaktischen Funktionen der Negationsmarker heraus und sie werden mit der Zeit immer präziser genutzt. Von Produktionsdaten lässt sich nicht auf Rezeptionsdaten schließen. Die Auflistung hilft aber dabei, auch den Negationserwerb als Prozess zu sehen, in dem anfangs übergeneralisiert wird, bis die Lernerin die Bedeutungsnuancen erfasst hat.

Das Netzwerk Leichte Sprache schlägt mit der Praxisregel „Benutzen Sie positive Sprache" (Bundesministerium für Arbeit und Soziales 2014: 32) vor, den Negationsmarker *nicht* zu vermeiden, da er leicht übersehen werden kann. Bredel/Maaß (2016a) und Bredel et al. (2016) diskutieren die Negation in Leichter Sprache bereits eingehend. Sie unterscheiden zwischen verzichtbarer und unverzichtbarer Negation (Bredel/Maaß 2016a: 461f.; Bredel et al. 2016: 97) und werden damit der Tatsache gerecht, dass es sich bei Negation nicht um die Umkehrung eines Wahrheitsgehalts handelt. Dies zeigt bereits das Beispiel des Netzwerks, welches im Kontext von Gesundheitskommunikation steht:

1. *Peter ist nicht krank.* (Bundesministerium für Arbeit und Soziales 2014: 32)
2. *Peter ist gesund.* (ebd.: 32)

Zwischen „Krank" und „gesund" liegen – je nach Verständnis von „Gesundheit" (Kleinman 1977) – viele verschiedene Abstufungen, die verhindern, „nicht krank“ mit „gesund“ gleichzusetzen. Ausschlaggebend ist, was der Text aussagen soll (vgl. Bredel et al. 2016: 99). Bredel/Maaß (2016a) schlagen folgende Strategien vor, um die Verarbeitung unverzichtbarer Negation zu erleichtern:

- „Explizitheit: Negation muss einen expliziten Marker aufweisen.“ (ebd.: 467)
- Mehrgliedrigkeit: Wo möglich, sind analytische, also alleinstehende, Negationsmarker wie *nicht* anderen, synthetischen Negationsmarkern wie *kein* vorzuziehen. (ebd.: 467)
- „Position: Die Initialposition ist dem Verstehen zuträglich.“ (ebd.: 468)
- Fettdruck: „Negationsmarker sollten generell fettgesetzt werden, damit sie weniger oft übersehen werden.“ (ebd.: 468)

Negation wird in diesem Kapitel noch einmal aus der Perspektive der Leichten Sprache Plus für L2-Lernende beleuchtet. L2-Lernende kennen Negation aus ihrer L1 und haben die kognitive Kapazität, sie zu verstehen. Die Kognitionsbarriere trifft also nicht zu, nur die Sprachbarriere. Die Sprachbarriere belastet das Arbeitsgedächtnis, wodurch Negationsmarker übersehen werden können. Komplexe Negationen könnten, trotz starker kognitiver Fähigkeiten, nicht angemessen verarbeitet werden. Verzichtbare Negationen sollten deshalb in komplexeren Sätzen oder zur Kommunikation von emotionalen Themen vermieden werden. Werden Negationsmarker genutzt, müssen Negationsmarker und negierter Satzteil leicht identifizierbar sein. Es ist anzunehmen, dass die analytischen Formen *nein* und *nicht* leicht identifizierbar sind (vgl. ebd.: 467), in geringerem Maße auch *kein*. Anzunehmen ist, dass wortinterne Negationsmarker schwer identifizierbar sind (Maaß 2020: 117), weil die Worterkennung noch nicht automatisiert ist und der Kontext noch nicht automatisch zum Leseverstehen hinzugezogen wird.

Insbesondere im Teil „Verhaltenshinweise“ wurde auf den analytischen Negationsmarker „nicht“ gesetzt, um unbekannte Wörter und Nominalisierungen zu vermeiden: „Bitte strengen / Sie sich nicht an.“ (ZT: 2) statt „[…] bitte Anstrengungen meiden.“ (Merkle/Schlund 2018: 3). Hier wird angenommen, dass die Oberüberschrift „Hinweise“, die direkte Überschrift „Das sollten Sie

nach der Operation tun" (Fettung im Zieltext) und der Kotext (andere Verhaltenshinweise) den Textgegenstand dahingehend *framen*, dass eine Negationspartikel erwartbar ist. Die simple Syntax und das vorhandene Vor- und Fachwissen sollten es ermöglichen, dass die Negationspartikel gesehen und adäquat verstanden werden. Die Negation wird hier gezielt genutzt, um das Verstehen zu erhöhen. Die Alternative wäre, Nominalisierungen und infrequente deutsche Erbwörter wie „meiden" oder „verzichten" zu verwenden (vgl. Maaß 2020: 159).

Im Zieltext wurden nur Zeitangaben gefettet, weshalb auf eine Fettung der Negierungsmarker verzichtet wurde. So ist die Fettung einer bestimmten Art der Textinformation, also den Zeitangaben, vorbehalten und sie sind besser auffindbar.

6.5 Diskussion der Leichte-Sprache-Regeln auf Textebene

Artelt et al. (2007: 25) heben hervor, dass die Relationen zwischen Ursache und Wirkung, Problem und Lösung, Grund und Folge, Frage und Antwort usw. sichtbar gemacht werden (ebd.: 25) müssen, damit der Text verständlich wird. Dazu dienen u. a. folgende Mittel:

- **Topic-Indikatoren** wie einführende Sätze oder Beispiele signalisieren „den Beginn eines Themas, seine Beendigung oder seine Fortsetzung" (ebd.: 25).
- **Rhetorische Signale** wie Advance Organiser, Überschriften oder Beispiele verdeutlichen „die Stellung eines Themas im Gesamttext" (ebd.: 25).
- **Typographische Markierungen** wie Absätze, Überschriften oder Schriftgröße machen „die globale Textstruktur für den die Leser/in transparent" (ebd.: 25).

Diese Mittel entsprechen den Regeln der Leichten Sprache und werden deshalb in der LS+ für DaZ-Lernerinnen verwendet.

6.5.1 Veränderungen der Informationsstruktur

Gerade bei fachlichen Ausgangstexten kann es hilfreich sein, die Informationsstruktur im Zieltext anzupassen (zu Nachteilen s. König 2021). Fachtexte der Experte-Laie-Kommunikation sind nämlich oft nicht für Laiinnen konzipiert, sondern für Expertinnen. Dies trifft im vorliegenden Falle insbesondere zu, denn die Patientenaufklärung dient nicht nur der Information, sondern auch der rechtlichen Absicherung sowie der Unterstützung des Aufklärungsgesprächs, indem der schriftliche Text eine Gedächtnisstütze für die Ärztin bildet (vgl. Heberer/Hüttl 2010; König 2021). Die Informationsstruktur wird im vorliegenden Projekt angepasst, da die Patientenorientierung im Vordergrund steht. Patientenorientierung ist hier die „Einfachheit, Gliederung und Ordnung, Kürze und Prägnanz" (Lühnen et al. 2017: 18; nach Langer et al. 2015) aus Perspektive der Laiin, die Deutsch als L2 lernt. Diese Anpassung kann in realen Kommunikationssituationen aber der Akzeptanz durch die Gatekeeper entgegenstehen, da diese die Informationsstruktur aus dem Ausgangstext gewöhnt sind (vgl. König 2021) – eine Änderung würde zeitliche und kognitive Ressourcen verbrauchen. Eine Analyse der Textstrukturen von Ausgangs- und Zieltext befindet sich in Kap. 5.

6.5.2 Grenzen der Informationsauswahl in Fachinformationen

Bei der Übersetzung in Leichte Sprache muss eine Informationsauswahl stattfinden, da der Zieltext andernfalls zu lang wird (Maaß/Rink 2020). Für die Einfache Sprache wird gelegentlich postuliert, es müsse keine Informationsauswahl geben (Schaeffer et al. 2018: 43; auch Neubauer 2019: 11). Aus übersetzerischer Perspektive hängt der Umfang der Informationsauswahl aber stets vom Übersetzungsauftrag (Vermeer 1990a) ab. Auch die Ziel-Kommunikationssituation, die Textsorte und die benötigte Komplexitätsstufe der Einfachen Sprache beeinflussen eine mögliche Informationsauswahl. Im vorliegenden Fall sind die Informationen, die eine Patientenaufklärung enthalten muss, vorgegeben (vgl. Kap. 5.2). Eine Informationsauswahl kann also nur sehr begrenzt stattfinden und wird in Kap. 5.5 bis 5.9 beschrieben.

6.5.3 Mögliche Verwendung von Synonymen

Für die Leichte Sprache sind i.d. R. keine Synonyme vorgesehen, weder für Inhalts- noch für Funktionswörter (vgl. Bredel/Maaß 2016a: 494). Auf ein Konzept soll stets mit je einem Wort Bezug genommen werden, was auch Pronomen ausschließt (ebd.: 495). Das Weglassen von Synonymen wird insbesondere in der Literatur um Deutsch als Fremd- und Zweitsprache kritisiert, da sie keinen Wortschatzerwerb durch lexikalische Variation im Text zulässt (Kilian 2017; Heine 2017; Ahrens 2022). Auch aus Sicht der Verständlichkeitsoptimierung sind die Regeln diskutabel, da mit den Pronomen Kohärenzmerkmal und ein Mittel der Sprachökonomie wegfällt. Ohne Pronomen, Synonyme, Hyperonyme oder andere Wiederaufnahme fällt zudem ein wichtiges Ästhetikmittel (Maaß 2020: 104) weg, was den Text weniger anregend gestaltet. Maaß (2020: 250) schlägt eine Abweichung dieser Regel für Leichte Sprache Plus vor. Damit können auch Hypo- und Hyperonyme verwendet werden, wenn sie aus demselben Wortfeld stammen, vom wiederaufzunehmenden Wort aktiviert werden und der anaphorischen Wiederaufnahme dienen (ebd.: 250). In einer Analyse von LS+-Übersetzungen aus einem Modellprojekt nennt sie (ebd.: 270) folgende Arten der Wiederaufnahme, die im vorliegenden Projekt wichtig sind:

- unterschiedliche Typen von Zusammensetzungen, hier Kompositum nach Attribuierung (Scharafutdinowa 2017: 333 nennt dies „Varianten" eines Terminus): *Muskelverletzungen* nach *Verletzung der Muskeln*
- nah verwandte Synonyme: *Erkrankung* und *Krankheit*
- Hyperonyme, die sich Lexeme teilen: *Nierenbeckenentzündung* und *Entzündung*
- Hyperonyme: *Nierenbeckenentzündung* und *Erkrankung*

Solange Maaß' Kriterien erfüllt sind, also die Hypo- und Hyperonyme bekannt sind, aus dem engen Wortfeld stammen und durch das wiederaufzunehmende Wort aktiviert werden, werden die Wiederaufnahmen im vorliegenden Projekt genutzt. Die Wiederaufnahme durch solche „Wörter, die in paradigmatischen Beziehungen zueinander stehen", tragen – wie die pronominale Wiederaufnahme – zur Kohäsionsbildung bei (Heine 2017: 412). In der vorliegenden

Arbeit werden insbesondere Hyperonyme, die sich ein Lexem mit dem wiederaufzunehmenden Wort teilen, verwendet, z. B. *Stück* zur anaphorischen Wiederaufnahme von *Gewebe-Stück*.

In der Literatur gibt es Hinweise auf die Erwerbsschritte von Konjunktionen (inkl. Konjunktionsadverb *dann*). In der Sprachproduktion von Kindern tauchen zunächst die häufigsten Verbindungen mit *und*, *dann* und *und dann* auf (vgl. Kemp et al. 2008: 78f.; Webersik 2015: 117f.). Danach erscheinen nebenordnende (z. B. *aber*, *denn*) und unterordnende Konjunktionen (vgl. Kemp et al. 2008: 78f.). U. a. aufgrund der Verbendstellung im Nebensatz, also bei der Verwendung unterordnender Konjunktionen, könnten letztere schwerer zu erlernen sein (vgl. ebd.: 78f.; Webersik 2015: 117). Diese Struktur findet sich auch im Beispielcurriculum wieder. Für A1 werden hierin Satzverbindungen mit *und*, *oder* und *(und) dann* (Niedersächsisches Kultusministerium 2016: 30) vorgegeben und auf A2 Hauptsätze mit *aber* und *deshalb* (ebd.: 32). Erst auf B1 kommen Hauptsätze mit *denn* hinzu (ebd.: 34). Gleichzeitig sind unterordnende Konjunktionen vorgesehen, z. B. *dass*, *weil* und *wenn* für A2 (ebd.: 32) sowie *ob* und *obwohl* für B2 (ebd.: 34). Es erscheint ratsam, die Konjunktionen im Text auf die früh gelernten zu begrenzen, diese Konjunktionen aber als Chancen zu betrachten. Aufgrund des frühen Erwerbs von „dann" werden im vorliegenden Projekt deshalb wenige Konditionalsätze mit „wenn ... dann" verwendet.

Die nebenordnende Konjunktion *deshalb* hat gegenüber dem Synonym *deswegen* weniger Silben. Im Beispielcurriculum wird *deshalb* für A2 vorgeschlagen, *deswegen* aber erst für B1-Niveau (ebd.: 32, 34). Die Konjunktion *deshalb* ist *deswegen* also vorzuziehen. Im vorliegenden Projekt werden Synonyme unter den Funktionswörtern vermieden (für eine beispielhafte Auszählung der Konjunktionen s. Kap. 5.2 und 5.8).

6.5.4 Verbesserte Kohärenz durch Pronomen

Die Regeln der Leichten Sprache sehen die Personalpronomen der 1. und 2. Person vor, also *ich*, *wir*, *Sie* und – falls in der Kommunikationssituation angemessen, *du* oder *ihr*. Personalpronomen in anaphorischer Funktion tragen zur Kohärenzbildung bei (Bredel/Maaß 2016a: 370; Kalinowski 2023: 71). Damit Leserinnen von LS-Texten kein syntaktisches oder konzeptionelles Wissen aktivieren müssen, werden Wörter in LS wiederholt, statt mit Pronomen auf sie Bezug zu nehmen. Dies geschieht auf Kosten von Kohärenz und Sprachästhetik (ebd.: 104). Beides ist für die L2-Lernerinnen, die in der L1 literalisiert sind und somit kulturbasierte Erwartungen an schriftliche Texte haben, relevant und soll deshalb in Leichter Sprache Plus adäquat hergestellt werden.

Kalinowski (2023) untersucht Sätze mit identischer Rekurrenz (Bredel/Maaß 2016a: 370) und einfacher pronominaler Anapher. Sie nutzt einen Einschätzungsfragebogen unter DaF-lernenden Jugendlichen in England. In Sätzen wie dem untenstehenden zeigt sich ein Unterschied zwischen Kindern, die seit **einem** Jahr Deutsch als Fremdsprache lernen und solchen, die seit **drei** Jahren lernen.

Markus sitzt auf dem Sofa. Er ist sehr müde. (Kalinowski 2023: 73)

Die Kinder mit **einem** Jahr DaF-Erfahrung hatten keine Präferenz für identische Rekurrenz oder pronominale Anapher – beide Lösungen erscheinen damit gleich anwendbar. Die Kinder, die seit **drei** Jahren lernten, zeigten hingegen eine deutlichere Präferenz für die pronominale Anapher. Kalinowski (2023: 71) vermutet z. B. die o. g. Kohärenzbildung als Grund. Sätze ohne pronominale Anapher könnten als ungewöhnlich auffallen und so den Lesefluss stören. Bei fortgeschritteneren Leserinnen kann die Frage aufkommen, warum keine pronominale Wiederaufnahme stattfand, was zu erneutem Lesen motiviert (ebd.: 83) und eine Reinstanzierungssuche auslösen kann.

Webersik (2015: 121) fasst Forschungsergebnisse zusammen: Deiktische Pronomen werden von Kindern schneller erlernt als anaphorische. Deiktische Pronomen sind nicht Teil der vorliegenden Arbeit. Nach Landua et al. (2008: 178) werden Personalpronomen schneller erlernt als Reflexiv- und Possessivpronomen, wobei die Datenlage zum Erwerb von Pronomen dünn ist (Webersik 2015: 121; Bryant/Noschka 2015: 18).

L2-Lernende müssen typologische Unterschiede zwischen den Pronomen ihrer L1 und ihrer L2 durchschauen. Diese Unterschiede existieren auf Form-, Positionierungs- und Interpretationsebene (Felser 2018: 195f.). Z. B. unterscheidet sich das Reflexivpronomen *sich* in Form und Semantik von den englischen Äquivalenten *himself* und *herself*, die zusätzlich den Genus markieren (ebd.: 196). Pronomen können interlingual zudem an unterschiedlichen Stellen im Satz stehen.

Andere Sprachen erlauben das Weglassen von Pronomen, wo andere Sprachen Pronomen fordern (ebd.: 196; Ionin et al. 2022). Der „zielsprachliche Gebrauch pronominaler Anaphern [fußt] auf einem sicher beherrschten Genussystem“ (Bryant/Noschka 2015: 19), welches L2-Lernende auswendig lernen müssen, denn es lässt sich im Deutschen nicht herleiten. Die Pronomeninventare unterschiedlicher Sprachen sind unterschiedlich groß (Felser 2018: 196). Das Deutsche hat ein umfangreiches Demonstrativpronomeninventar (ebd.: 196; Gunkel 2017) (Kap. 6.5.5), während das Englische vier Demonstrativpronomen umfasst. Dies liegt auch daran, dass jedes Pronomen im Deutschen drei Genusformen und für jede Genusform vier Kasusdeklinationen hat (so auch Lechner 2019: 213). Die Genusdeklination scheint schwieriger zu sein als die Kasusdeklination (ebd.: 214). Allerdings können die Kasusdeklinationen gleich aussehen (vgl. Landua et al. 2008: 182). Pronomen sind gerade bei unvollständigem L2-Erwerb komplex (Felser 2018: 197). Missverständnisse können entstehen, wenn die Leserin unklare pronominale Bezüge nicht nach den Prinzipien der L2 auflösen kann (ebd.: 197). Studien deuten darauf hin, dass L2-Lernende die Pronomen-Antezedent-Beziehungen eher anhand diskursiver als syntaktischer Hinweise auflösen (ebd.: 215f.). Möglich ist, dass die grammatischen Hinweise L2-Lernenden nicht so schnell zugänglich sind wie L1-Sprechenden und dass sie deshalb auf diskursive Hinweise setzen (ebd.: 216); Scherag et al. 2004: B106). Es gibt Evidenz für und gegen einen Transfer von L1-Pronomenregeln auf die Rezeption von L2-Strukturen (Ionin et al. 2022; Lechner 2019).

Ehlers (2006) hingegen konstatiert, dass sich L2-Leserinnen häufig an der „sprachlichen Basis“ orientieren und nicht genug Inferenzen erzeugen, also den Kotext, Kontext und ihr diskursives Wissen nicht in ausreichendem Maße ins Leseverstehen einbeziehen. L2-Lernanfängerinnen unterscheiden zu wenig zwischen wichtigen und unwichtigen Informationen (vgl. ebd.: 33). Lernanfängerinnen haben die Grundkompetenzen des verstehenden Lesens in der L2 noch nicht automatisiert und halten sich deshalb eng an die sprachliche Oberfläche. Fortgeschrittene Lernerinnen (wie die in den von Felser (2018) zusammengefassten Studien) haben diese Grundkompetenzen automatisiert.

Sie haben dadurch ausreichend Arbeitsgedächtniskapazität frei, um ihr Ko-, Kontextwissen und Diskurswissen zum Leseverstehen hinzuziehen und verlassen sich tendenziell eher darauf als auf ihr syntaktisches bzw. grammatisches Verstehen. Dass fortgeschrittene L2-Lesende tendenziell auf Diskurswissen zurückgreifen statt auf syntaktische Hinweise ist mit einem erhöhten Verarbeitungsaufwand verbunden (ebd.: 201). Zudem kann das Diskurswissen bei L2-Lesenden von dem Diskurswissen von L1-Lesenden abweichen (Schubert 2016; Rink 2020). Es kann also sowohl für Lernanfängerinnen als auch für fortgeschrittene L2-Lernerinnen – aus verschiedenen Gründen – Vorteile haben, nur eindeutige Pronomen-Antezedent-Beziehungen zu nutzen. So werden Ambivalenzen vermieden und es muss weder die Oberflächenstruktur eingehend analysiert noch extensives Ko-, Kontext oder Diskurswissen hinzugezogen werden.

Neben Genus und Numerus ist auch die Belebtheit sowie andere semantische Merkmale in der Pronomen-Antezedent-Beziehung relevant:

Markus sitzt auf dem Sofa. Er ist sehr groß. (Kalinowski 2020: 68)

In diesem Satz kann „er" sich dem Genus zufolge nur auf „Markus" beziehen. Dazu muss die Leserin aber wissen, dass „Markus" in Deutschland ein Männername ist. Ist dies im Diskurswissen nicht vorhanden, kann der Genus beim Auflösen nicht helfen (vgl. Bryant/Noschka 2015: 19). Neben dem Genus der animierten Person „Markus" muss auch das willkürliche Genus des inanimierten Objektes „Sofa" bekannt sein. Auch ein Sofa kann groß sein. In einem solchen Satz, in dem das Genus das einzig unterscheidende Merkmal ist, sollte auf ein anaphorisches Pronomen verzichtet werden.

Aufgrund der verbesserten Kohärenz erscheint eine eindeutige pronominale und anaphorische Wiederaufnahme wünschenswert. Fortgeschrittene L2-Leserinnen können auch komplexere pronominale Wiederaufnahme auflösen, brauchen dazu aber mehr Arbeitsgedächtniskapazität. In der Leichte Sprache Plus kann mit geringem Pronomeninventar gearbeitet werden (Maaß 2020: 253). Zudem können eindeutige Pronomen-Antezedenten-Beziehungen gewählt werden, die in Genus und Numerus sowie in Belebtheit übereinstimmen und konkurrierende Antezedenten ausschließen (vgl. Kalinowski 2023: 70).

6.5.5 Inventar der Demonstrativpronomen im Deutschen

Das Demonstrativpronomeninventar des Deutschen umfasst folgende Pronomen und deren Genus-, Numerus- und Kasusdeklinationen (Gunkel 2017):

- *dieser*
- *jener*
- *der*
- *solch*
- *derselbe*
- *derjenige*

Im Englischen gibt es hingegen vier Demonstrativpronomen, nämlich *this, these, that* und *those* (ebd.). Die Demonstrativpronomen im Vergleich zum Englischen unterstreichen damit die in Kap. 6.5.4 genannten Pronomeninventargrößen zwischen Sprachen.

Demonstrativpronomen werden in der Leichten Sprache „besonders intensiv" genutzt (Bredel/Maaß 2016a: 369). Sie beziehen sich nicht wie Personalpronomen auf eine Nominalphrase, sondern fassen „vorangegangene oder folgende Textteile zu Referenten [zusammen]" (ebd.: 374). Sie sind komplexer als Personalpronomen, da sie sich auf Referenten beziehen, deren Wiederaufnahme nicht erwartet wird (Bryant/Noschka 2015: 20). Personalpronomen behalten den Gesprächsgegenstand (das Topik) bei, während Demonstrativpronomen einen Topikwechsel einleiten, also einen Wechsel des Gesprächsgegenstands (ebd.: 20). In Leichter Sprache wird insbes. „das" in seinen verschiedenen Genus- und Numerusformen genutzt (Bredel/Maaß 2016a: 375).

1. *Zur Abklärung / muss der Arzt eine oder mehrere Gewebeproben entneh- / men und diese im Labor untersuchen lassen.* (Merkle/Schlund 2018: 1)

In Beispiel 1 ist das Subjekt „der Arzt" die Topik, aber das Demonstrativpronomen „diese" bezieht sich auf das Objekt „eine oder mehrere Gewebeproben". Die erwartete Wiederaufnahme wäre das belebte Subjekt „der Arzt", wobei die Belebtheit zur Salienz der Nominalphrase beiträgt (vgl. Bryant/Noschka 2015:

21). Das unbelebte Objekt ist nicht Satztopik und steht weiter hinten im Satz, was diese Nominalphrase weniger salient macht. Durch das Demonstrativpronomen wird also der erwartete Fokus des Satzes gewechselt (vgl. ebd.: 21).

Die funktionale Trennung zwischen Personal- und Demonstrativpronomen im Deutschen (vgl. ebd.: 22) existiert z. B. in Sprachen wie Türkisch oder Persisch[13] nicht (ebd.: 27). Bryant/Noschka (2015: 32) beschreiben Unterschiede zwischen DaF-Lernenden mit Persisch als L1 im Iran auf B1/B2-Niveau einerseits und auf C1-Niveau andererseits. Auf B1 und B2 unterscheiden die Lernenden offenbar noch nicht zwischen den deutschen Personal- und Demonstrativpronomen und ordnen sie den je salientesten Nominalphrasen zu, wie sie es in der L1 tun. Dies trifft auch auf Lernende mit Türkisch als L1 zu (ebd.: 33). Auf C1 hingegen erkennen die Lernenden mit Persisch als L1 einen Unterschied zwischen beiden Pronomentypen, erkennen die Funktion des Personalpronomens, haben aber Schwierigkeiten mit der Interpretation von Demonstrativpronomen (ebd.: 32). Es ist also ein Unterschied zwischen mittlerem und hohem Sprachniveau zu erkennen (Ähnliches in Kalinowski 2023 und in Ionin et al. 2022: 153).

Das Beispielcurriculum (Niedersächsisches Kultusministerium 2016: 31) schreibt die Demonstrativpronomen *der, die, das* für A1 (ebd.: 31) und *dieser, diese, dieses* im Nominativ, Akkusativ und Dativ für A2 (ebd.: 33) vor. Diese Pronomen kämen für einen Text in LS+ in Frage. Es ist möglich, dass die in A2 erlernten Demonstrativpronomen noch nicht automatisiert erkannt und verstanden werden, sodass Leserinnen Ko- und Kontextwissen hinzuziehen müssen. Da der Genitiv erst spät gelehrt wird, kann es ratsam sein, sich auf Nominativ, Akkusativ und Dativ zu beschränken. Auch hier ist eine simple Syntax, in der keine komplexen Elemente gleichzeitig auftreten und in der die Antezedenten eindeutig sind.

Im Zieltext werden Demonstrativpronomen besonders intensiv genutzt, um auf *Beruhigungsmittel, Schmerzmittel* und *Betäubungsmittel* zu verweisen.

13 Die Lernenden kamen aus dem Iran, was die Nutzung von Farsi nahelegt (gegenüber Dari in Afghanistan) (Bryant/Noschka 2015: 30).

Sie haben Beruhigungsmittel, / Schmerzmittel oder Betäubungsmittel / bekommen. Diese Mittel machen Sie / müde. (ZT: 3)

Deshalb gibt Ihr Arzt Ihnen [Betäubungsmittel; vielleicht Beruhigungsmittel; vielleicht Schmerzmittel]. Das sind Medikamente. Diese Medikamente betäuben Sie. (ZT: 3)

6.6 Diskussion von Bildern in Leichte-Sprache-Plus-Texten

Ballstaedt (2012: 19) unterscheidet Abbilder, Charts und Diagramme, Karten und Piktogramme, von denen in der vorliegenden Arbeit Abbilder und Piktogramme relevant sind. Abbilder sind z. B. Fotos und Zeichnungen und unter Piktogrammen sind Ikone und Symbole zu verstehen (ebd.: 19). Abbilder sind ikonisch, d. h. sie bilden einen realweltlichen Gegenstand erkennbar ab. In Ikonen ist der realweltliche Gegenstand stilisiert erkennbar (Abb. 6-1). In Symbolen (Abb. 6-2) ist der realweltliche Gegenstand nicht mehr erkennbar. Sie sind dadurch erfahrungsgebunden und fürs Verstehen ist *visual enculturation* notwendig (Kostelnick 2017: 260), also das Lernen der Bedeutung von Bildern in einer Diskursgemeinschaft (vgl. auch Bock/Pappert 2023: 147). Sind Symbole bekannt, so können sie das Textverstehen fördern (ebd.: 147).

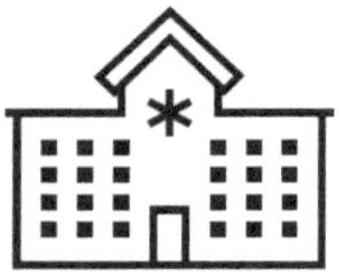

Abb. 6-1: Mögliches Ikon für ein Krankenhaus

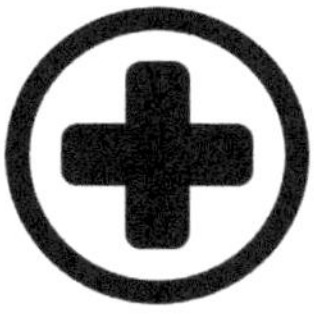

Abb. 6-2: Mögliches Symbol für ein Krankenhaus

In der Zeigefunktion können Bilder einen unbekannten Gegenstand einführen oder ein schon bekanntes Objekt in Erinnerung rufen (Aktivierungsfunktion) (Bredel/Maaß 2016a: 290). Um zu zeigen oder zu aktivieren, werden in der vorliegenden Arbeit Abbilder und Piktogramme verwendet (Kap. 5.8). Abbilder werden mit Beschriftungen, die durch Hinweislinien mit den betreffenden Bildelementen verbunden sind, und Bildunterschriften verwendet, die realweltlichen Objekten, die im Abbild dargestellt werden, eine Benennung zuordnen (Ballstaedt 2016: 145). Ein Piktogramm (Kap. 5.8) wird verwendet, um die Denotation des Terminus *Kegel* zu zeigen, also diesen Terminus zu erklären. Die genutzten Bilder haben also eine konvergente Beziehung zum Text, passen also zu den Textinformationen – im Gegensatz zu divergenten Bildern (z. B. Logos), die keine klar erkennbare Beziehung zum Text haben (Bredel/Maaß 2016a: 276). Im vorliegenden Projekt werden Textinformationen im Bild wiederholt (veränderte Zellen, s. Kap. 5.8, Redundanz; s. Agnetta 2021), und hinzugefügt (Addition) (Unterbauch, Kegel, s. Kap. 5.8). Die im vorliegenden Projekt genutzten Bilder können als Form der Erklärung angesehen werden (Ahrens 07.–11.08.2023).

Die Visualisierungen können dabei so komplex sein, wie es für die intendierte Zielgruppe angemessen ist. Z. B. müssen alpha-numerische Kompetenzen und die *visual enculturation* beachtet werden. *Visual enculturation* existiert auf Ebene von Diskursgemeinschaften. Diese können auf Fachebene (z. B. medizinische Fachgemeinschaft) existieren, auf organisationaler Ebene, z. B. das *Corporate Design* eines Krankenhauses, aber auch auf parakultureller Ebene, z. B. einer national begrenzten oder einer religiösen Kultur (vgl. Kostelnick 2017: 259). Sie kann institutionell, also angeleitet (z. B. im Medizinstudium) erlernt werden oder durch *immersion*, also durch die Einbindung in eine Diskursgemeinschaft über einen längeren Zeitraum (ebd.: 260). Aufgrund von *visual enculturation* können Radiologinnen Röntgenbildern detaillierte Informationen entnehmen (vgl. ebd.: 260), Laiinnen aber nicht. Die *visual enculturation* ist in der vorliegenden Arbeit auf **dia- und parakultureller Ebene** von Belang. Ballstaedt (2011) nennt auf parakultureller Ebene Unterschiede z. B. in der Fokussierung des Bildvordergrundes vs. des Hintergrundes (ebd.: 431), in der Leserichtung von Comicstrips (ebd.: 433), der kommunikativen Funktion von Symbolen (ebd.: 435) und der Darstellung akzeptablen Verhaltens, bspw. des (nicht) Tragens von Straßenschuhen im Haus (ebd.: 438).

Bilder sollten in Einfache-Sprache-Texten für Zielgruppen mit DaZ enthalten sein. Wie bei Standardtexten sollten sie im Bild-Text-Gefüge eine eindeutige Funktion erfüllen (hier: Zeigefunktion, die der Erklärung dient), welche für die Leserin erkennbar ist. Der Grad der *visual enculturation* sollte dafür beachtet werden. Ahrens/Fioravanti (2022: 281) warnen davor, die Zeichensysteme zweier Parakulturen zu mischen, da dadurch Verwirrung entstehen könnte. International genormte Symbole (z. B. durch die ISO 7001) sind hingegen eine Ressource für interkulturell verständliche Visualisierungen (ebd.: 281). Bei Abbildern sollte auf die *visual enculturation* geachtet werden, sodass Nichtverstehen, Missverstehen oder Nichtakzeptanz vermieden werden. Zudem soll die Zielgruppe nicht entfremdet werden, z. B. durch eine fehlende Diversität in den abgebildeten Personen (vgl. Lázaro Gutiérrez 2017).

6.7 Diskussion von Typografie und Layout in Leichte-Sprache-Plus-Texten

Von einer gut lesbaren Schrift wie *Open Sans* oder die *Neue Frutiger* (z. B. Alexander/Peschke 2019: 213) sollten auch Zielgruppen mit DaZ profitieren. Die *Neue Frutiger 1450*, die für optimale Unterscheidbarkeit der Buchstaben konzipiert wurde, könnte auf Nichtakzeptanz stoßen, da sie z. B. einen Punkt in der Null enthält. Da dies aus dem Unterricht unbekannt ist, könnte es als fremd oder „falsch“ wahrgenommen werden und so **nicht akzeptabel** sein. Hier kann Forschung im Rahmen barrierefreier Typographie ansetzen. Eine große Schrift mit klar voneinander abgrenzbaren und unterscheidbaren Buchstaben sollte dem Erkennen von Buchstaben, Silben und Wortteilen zugutekommen, zumal die Worterkennung bei L2-Lernerinnen noch nicht automatisiert abläuft.

Der Listenmodus der Leichten Sprache (Bredel/Maaß 2016a: 267) macht Texte lang, behindert die Textebene und die Akzeptabilität der Texte (Maaß 2020: 258). Da DaZ-Lernerinnen i. d. R. Standardleserinnen sind, die Texte in ihrer L1 (und anderen Sprachen) navigieren können, gibt es keinen Grund, den LS+-Text nicht als Standardtext zu formatieren. Ein einladendes Layout, das Textthema und Textsorte widerspiegelt sowie Interesse und Lesemotivation weckt, kann hier im Vordergrund stehen.

Mit Überschriften, Farbcodierung und Rahmen können visuelle „Anker“ erstellt werden, die der Leserin die Orientierung im Text erleichtern und den visuell-räumlichen Skizzenblock (Kap. 4.4) unterstützten. In der vorliegenden Arbeit werden Überschriften in blau gedruckt, während der Rest des Textes schwarz ist. Erklärungskästen werden benutzt, damit Erklärungen zentraler Termini leicht **auffindbar** sind – wenn der Terminus zum ersten Mal auftaucht, aber auch, falls die Erklärung später noch einmal gelesen werden muss. Schließlich muss die Bedeutung neuer Termini erst gelernt werden, dazu kann mehrmaliges Lesen der Erklärung nötig sein.

6.8 Zwischenfazit zu Leichte-Sprache-Regeln für DaZ-Lernerinnen

In diesem Kapitel wird eine Form der LS+ für DaZ-Lernerinnen konzipiert, die auf theoretischen Forschungsergebnissen fußt und in einer Interviewstudie evaluiert werden. Es konnten nicht alle Regeln der Leichten Sprache diskutiert werden, z. B. weil sie in der vorliegenden Studie nicht relevant waren, in der Datenanalyse (Kap. 8.2) keine Schlüsse zulässig waren. Nicht alle hier relevanten Regeln konnten anhand von Forschungsergebnissen diskutiert werden. Sie wurden stattdessen anhand des Beispielcurriculums (Niedersächsisches Kultusministerium 2016) diskutiert. Theoretisch betrachtet wurden die Regeln in Tab. 6-2, die hier vereinfacht als Übersicht abgebildet werden. Zudem wurde die Komplexität von Modalverben diskutiert und in welchem Rahmen sie in Gesundheitskommunikation adressiert werden kann. Der Gebrauch und die Funktion von Modalverben unterscheiden sich interlingual voneinander und können deshalb missverstanden werden. Wo möglich sollten Modalverben deontisch genutzt werden, aber die epistemische Nutzung ist in der Gesundheitskommunikation nicht vermeidbar.

Regelübergreifend wird deutlich, dass die **Kulturbarriere** adressiert werden muss. Dies trifft auf parakultureller Ebene zu, aber auch auf diakultureller Ebene, nämlich zwischen Expertin und Laiin. Tabus sind para- und diakulturspezifisch und erhöhen die Emotionsbarriere (vgl. Kap. 6.4.4). Das Verstehen von Bildern muss gewährleistet sein und Menschen müssen sich repräsentiert fühlen. Die Informationsstruktur kann so angepasst werden, dass kulturspezifisches Diskurswissen früh im Text angelegt werden kann. Kultur und Sprache sind nicht voneinander zu trennen, weshalb die Sprachbarriere kulturelle Signifikanz annehmen kann – ebenfalls auf para- und diakultureller Ebene. So müssen Internationalismen, falls sie interlingual unterschiedliche Bedeutung haben, und deutsche Termini, ggf. inklusive ihrer kulturellen Signifikanz, erklärt werden. Auch Personal- und Demonstrativpronomen werden nicht in jeder Sprache gleich aufgelöst, was in der LS+-Produktion beachtet werden sollte.

Leichte-Sprache-Regel	Modifikation
Kernwortschatz und Prototypen nutzen	Deutsche Texte sind in der Zweitsprache formuliert, die auf L1 ausgerichtete Definition „einfacher" Wörter funktioniert nicht. „Einfach" muss neu gedacht werden. Frequenz und morphologische Einfachheit sind besonders nutzbare Kriterien, insbesondere können Wortlisten hinzugezogen werden.
Fachtermini und Fremdwörter vermeiden	Fach- und Fremdwörter, gerade Internationalismen, gezielt verwenden
Abkürzungen vermeiden	Schriftbasierte Abkürzungen sollten nicht genutzt werden. Siglenwörter sollten wie „einfache" Wörter oder Fachtermini behandelt werden.
Hauptsätze im SVO-Satzbau verwenden	Die SVO-Stellung kann nach Informationsstruktur abgewandelt werden, aber ein simpler Satzbau bleibt wichtig. Einfache Nebensätze mit bekannten Konjunktionen, einfachem Satzbau und einfachem Gesprächsgegenstand erscheinen hilfreich. Die Regeln der Grammatik sind einzuhalten.
Keine Nebensätze verwenden	Einfache Konditionalsätze mit „wenn ... dann" erscheinen nützlich, Konzessivgefüge sollten aufgelöst und die darin enthaltenen Informationen in anderer Weise ausgedrückt werden.
Direkte Redemittel verwenden	Direkte Redemittel zeigen Kooperationswillen und erhöhen die Nähe zum Text. Um die Emotionsbarriere zu vermeiden, können in einfachem Satzbau indirektere Redemittel verwendet werden.

Leichte-Sprache-Regel	Modifikation
Negation vermeiden	Negationspartikel und Satzteile, auf die sie Bezug nehmen, müssen deutlich erkennbar sein. Keine verzichtbare Negation in komplexen Sätzen oder bei komplexem Gesprächsgegenstand.
Informationsstruktur anpassen	Die Informationsstruktur sollte in Einklang mit dem Übersetzungsauftrag und unter Berücksichtigung der Vorgaben durch Gatekeeper angepasst werden.
Informationen auswählen	Auch in LS+ und Einfacher Sprache kann eine Informationsauswahl nötig sein. Der Übersetzungsauftrag, die Vorgaben der Gatekeeper und die Gegebenheiten der Zielsituation sind ausschlaggebend für die Informationsauswahl.
Ein Wort für ein Konzept (keine Synonyme)	Hyperonyme, insbes. solche, die sich Lexeme mit dem wiederaufzunehmenden Wort teilen, können verwendet werden. Synonyme aus demselben Wortfeld, die vom wiederaufzunehmenden Wort aktiviert werden können zur anaphorischen Wiederaufnahme verwendet werden.
Keine Personalpronomen verwenden	Personalpronomen können verwendet werden, wenn die Pronomen-Antezedent-Beziehung deutlich ist. „Deutlich" bedeutet, dass kein anderer Antezedent zur Auflösung herangezogen werden kann. Dazu darf der Genus nicht das einzig unterscheidende Merkmal sein.
Bilder verwenden	Bilder sollten unter Beachtung kultureller Gegebenheiten verwendet werden.
Lesbare Typografie und übersichtliches Layout verwenden	Für Lernerinnen sollte eine deutlich lesbare Typografie und ein besonders übersichtliches Layout hilfreich sein. Visuelle „Ankerpunkte" durch farbcodierte Überschriften und Erklärungskästen.

Tab. 6-2: Überblick über die diskutierten Leichte-Sprache-Regeln und ihre Modifikationen

7 Erkenntnisse aus den Interviews

Dieses Kapitel enthält die Ergebnisse der Interviews, die einer evaluativen und inhaltlich-strukturierenden qualitativen Inhaltsanalyse unterzogen wurden. Das Kapitel behandelt zunächst allgemeine Ergebnisse aus Ziel- und Vergleichsgruppen. Dann werden die Ergebnisse für die Zielgruppenprobandinnen (Kap. 7.2) für die folgenden Interviewfragen dargelegt:

5 Warum wird die Konisation durchgeführt?
9 Ist die Konisation eine Untersuchung oder eine Behandlung?
10 Ist die Behandlung nach der Konisation zu Ende?
15 Warum kann die Patientin nach der Operation nicht alleine bleiben?
16 Die Patientin möchte nach der Operation mit dem Fahrrad nach Hause fahren.
Was sagen Sie ihr?
16a Warum sagen Sie ihr das?
18 Was soll die Patientin tun, wenn sie nach der Operation Bauchschmerzen oder hohes Fieber bekommt?

Kap. 7.2 teilt sich in die Ergebnisse zum Ausgangstext (Kap. 7.2.1–7.2.5) und zum Zieltext (Kap. 7.2.6–7.2.10). Dieselbe Struktur hat Kap. 7.3 für die Ergebnisse der Vergleichsgruppe zu denselben Interviewfragen. Ziel ist es, das Verstehen und Anwenden der Textstellen einzuschätzen, auf die sich die o.g. Interviewfragen beziehen. Die Ergebnisse werden in Kap. 8 zueinander in Beziehung gesetzt.

7.1 Allgemeine Erkenntnisse

Unterschieden werden die evaluativen Kategorien *Verstehen* und *Nichtverstehen*. *Missverstehen* kann vereinzelt identifiziert werden, wird aber unter der

Nichtverstehen zusammengefasst. *Verstehen* und *Nichtverstehen* sind nicht objektiv beobachtbar, sondern wurden durch die in Kap. 5.12.3 beschriebene evaluative qualitative Inhaltsanalyse identifiziert. Die Bewertungen in diesem Kapitel sind also als Ergebnis dieser Interpretationsleistung zu sehen. Die Ausdrucksweise der Probandin ist in der Lernervarietät situiert, während die Ausdrucksweise und das Verstehen der Interviewerin in der Zielvarietät (s. Kap. 4.1) situiert sind. Die Interviewerin kann deshalb Aussagen fehlinterpretieren. Mit den in Kap. 5.12.3 beschriebenen Qualitätskontrollen „mehrmaliges Interpretieren", „konsensuelles Kodieren" und „Besprechen in der Forschungswerkstatt" und dem Offenlegen der Interpretationsweisen und -stufen und Einbezug des Kotextes wurde die Interpretation transparent gemacht, subjektive Interpretationsweisen wurden bestmöglich ausgeschlossen.

AT_3 (Pos. 9–15) bezeichnete die Wortebene als „schwer", AT_8 (Pos. 27–31) und AT_5 (Pos. 4–5) als „neu" und AT_6 (Pos. 22, 72) sowohl als „neu" als auch als „schwer". AT_4 (Pos. 111, 127) fand, dass insbesondere auf Seite 1 viele neue Wörter standen, insbesondere Fachtermini. AT_5 (Pos. 4–5) merkt an, dass es sich um einen Fachtext handeln muss, und empfindet die Wortwahl als normal für diese Texte. AT_6 sagt hingegen:

> *ich bin nix (.) ähm (-) ähm (-) im medizin oder im arztin, sodass zu viel neue worte* (AT_6: 22)

Hier sind es also zu viele Fachtermini, sodass sie das Fachniveau – zumindest hyperbolisch – als adäquat für Ärztinnen bezeichnet. Sie führt zudem die schwere Artikulierbarkeit der Termini darauf zurück, dass es sich um medizinische Fachtermini handelt (Pos. 32–38). AT_9 (Pos. 126) findet die Wörter insgesamt „leicht", nur in der Risikokommunikation, die nicht Teil der Analyse ist, findet sie sie „schwer". AT_3 (Pos. 16–20) identifiziert Fachtermini und AT_7 (Pos. 2–6) insbesondere die deutschen Fachtermini als Hürde zum Verstehen. AT_8 (Pos. 57) nennt „wissenschaftliche Wörter" als Verstehenshürde und nennt „Empfängnisschwierigkeiten" (Pos. 21) und „Wundschorf" (Pos. 14–17) als Beispiele für Wörter, die sie nicht aus dem Kontext verstehen konnte (Pos. 13) und die sie nach dem Nachschlagen nicht versteht. „Empfängnisschwierigkeiten" hatte sie gegoogelt, aber zu viele unterschiedliche Übersetzungen und Erklärungen gefunden, um die richtigen zu identifizieren. Im Ausgangstext wurden neben der Terminologie, die gerade hier, aber auch im Zieltext als Verstehenshürde identifiziert wurde, auch die Abkürzungen, insbes. „u. U." und „ggf." als Schwierigkeit genannt[14]. AT_7 (Pos. 225–228) war sich der Bedeutung von „z. B." unsicher, hat „u. U." **nicht verstanden** und „ggf." für einen medizinischen Fachterminus gehalten. Die Wortebene im Ausgangstext (AT) wird also als schwer, neu und fachlich wahrgenommen. Eine Hürde zum Verstehen stellen auch die schriftbasierten Abkürzungen dar.

ZT_1 nahm am deutschen Bildungssystem teil und beschrieb die Wortebene wie folgt:

> *von die sprache her, das war ziemlich leicht / also ich dachte nicht, dass es so leicht werden würde (lacht) ähm (...) es gab schon bisschen manche wörter, wo ich die nicht richtig verstanden habe, aber mit dem laufenden text hat sich das alles erklärt. (ZT_1, Pos. 29) [...] nur diese begriffe, aber also die mussten auch da sein, denk ich mal, aber Sie haben die dann auch noch mal erklärt und dann hab ich ziemlich alles verstanden* (ZT_1: 49–50)

ZT_2 (Pos. 52) stimmt ihr zu und sagt, sie fände alles leicht und verstehe den ganzen Text – eine Einschätzung, die nicht ganz zutrifft (s. u.). ZT_3 (Pos. 18–19) findet die Wörter „eigentlich" gut, musste aber einige nachschlagen. ZT_4 (Pos. 40) findet die Wörter „einfach", was sich allerdings im Laufe des Interviews relativiert. Sie sagt z. B. „viele wörter habe ich äh (-) kennenlernen (-) mit diese äh (.) text" (Pos. 21–28), was bedeutet, dass sie diese Wörter vorher nicht kannte. Sie schlägt allerdings Alternativen zu den deutschen Termini vor:

> *können Sie äh (.) äh (-) andere worte [als] gebärmutter sagen? (--) das heißt (.) gebärmutter aber äh (--) das äh / für mich und für andere (-) ausländer (.) sind äh (-) schwer* (ZT_4: 153–154).

14 AT_5: 27, 167, AT_7: 225–228, AT_8: 6–8, AT_9: 79–88

„Zervix“ bzw. Wörter aus Sprachen wie Englisch oder Französisch findet sie aber nicht hilfreich (Pos. 159–166). ZT_7_1 (Pos. 2–6) bemängelt, dass sie die Fachtermini im Text „niemals in [ihrem] leben gehört“ hätte und identifiziert diese als Verstehenshürde. ZT_6 (Pos. 2–6) spricht von vielen (aber nicht zu vielen (Pos. 84)) „neuen“ Wörtern im Text. Sie meint insbes. die Namen von Krankheiten als Verstehensschwierigkeit (Pos. 100). ZT_8 (Pos. 24–31) war deutsche Texte schon seit Jahrzehnten gewöhnt und besucht auch deutschsprachige Ärztinnen. Sie fand die Wörter verständlich und bekannt von Frauenarztbesuchen. Insgesamt war die Meinung über die Wortwahl im Zieltext gut, aber nicht alle Wörter waren verständlich. Tab. 7-1 zeigt eine Liste der Termini, die als nicht verstanden genannt wurden. Die Tabelle ist am Ausgangstext orientiert, da die Liste hier länger ist. Wenn im Zieltext derselbe Terminus genannt wurde, sind diese Termini nebeneinander dargestellt – so sind die Parallelen zwischen Ausgangs- und Zieltext in diesem Aspekt leicht erkennbar. Es entstehen so Leerzeilen, die keine Bedeutung haben.

AT	ZT
Blutgerinnsel (AT_8)	Blutgruppenpass (ZT_2, ZT_8)
Diabetes (AT_8)	
Eileiter (AT_6)	Gebärmuttermund (ZT_4)
Gebärmutter (AT_6)	Gebärmutter (ZT_4)
Gefährliche Tätigkeiten (AT_7)	gefährliche Tätigkeiten (ZT_4)
Geschlechtsverkehr (AT_7)	Gewebe (ZT_5)
Gewebeuntersuchung (AT_1)	Gicht (ZT_5, ZT_4)
Herzinfarkt (AT_5)	Holz sägen (ZT_5, ZT_2)
HPV (AT_4) missverstanden als „HIV“	
Kälteverfahren (AT_1, AT_7)	
Konisation (AT_5, AT_8, AT_9)	Konisation (ZT_5, ZT_3, ZT_4, ZT_7)
Kürettage (AT_8)	
Muttermund (AT_6, AT_7)	Metformin (ZT_5)
Mutterpass (AT_7)	Mutterpass (ZT_2, ZT_7)

AT	ZT
Nachsorgeuntersuchung (AT_7), hier „Sorge“	
Papillomavirus (AT_5)	Pap-Abstrich (ZT_5)
Plavix (AT_7)	Präkanzerose (ZT_8)
Scheide (AT_6)	
Starke Blutungen (AT_2)	
Stoffwechselerkrankung (AT_7)	Stoffwechselerkrankung (ZT_5)
Viren (AT_8)	
Zellen (AT_8)	Zellen (ZT_4)
Zuckerkrankheit (AT_3)	

Tab. 7-1: Als nicht verstanden genannte Wörter in Ausgangs- und Zieltext

Dies ist keine vollständige Liste aller nicht verstandenen Wörter, sondern eine Liste der Wörter, die als **nicht verstanden** genannt wurden. In späteren Analysen werden weitere nicht verstandene Wörter erkennbar, und einige der in Tab. 7-1 gelisteten Wörter wurden im Lese- und Verstehensprozess verstanden, z. B. durch Nachschlagen (auch Googeln), Erfragen oder durch das Gespräch im Interview.

Die Auswertung zeigte in Ausgangs- und Zieltext eine Tendenz zu Internationalismen statt deutschen Termini. ZT_5 schlägt lateinische oder englische Wörter z. B. für Operationen vor, denn sie stuft diese für Menschen mit Türkisch als L1 als bekannt ein (Pos. 2, 15–16). Sie hätte z. B. *pap smear* besser verstanden als *Pap-Abstrich* (Pos. 2, 23–24). AT_7 hat den Ausgangstext durch die lateinischen Termini in den Klammern besser verstanden, die deutschen Termini hätten also nicht gereicht (Pos. 2–6). Sie ist durch die Fremdsprache Englisch gut mit den lateinischen Termini vertraut (Pos. 43–45). Auf Nachfrage möchte sie zwar nicht explizit mehr lateinische Wörter im Text (Pos. 221–224), aber sie möchte mehr leichte Wörter (Pos. 213–214) (für eine Diskussion von Internationalismen als „leichte“ Wörter s. Kap. 6.3.1). AT_7 hat die Termini *Konisation* und *humaner Papillomavirus* gut **verstanden**, dies ist in der Studie jedoch die Ausnahme – andere Probandinnen mussten diese Termini nachschlagen, auch wenn sie lateinische Termini als verständlicher einstuften

(z. B. AT_5 Pos. 4–5). AT_5 spricht im Interview nicht von *Gewebeentnahme*, sondern von *Biopsie* (vgl. Ahrens 2023b: 71) – ein Wort, das sie als „einfach" bezeichnet (Pos. 39). An den Terminus *Gewebeentnahme* kann sie sich im Interview nicht erinnern (Pos. 36–39), kann also den Gräzismus besser **anwenden** als den deutschen. Termini wie *Papilloma* (Pos. 73–75), *Herzinfarkt* (Pos. 153) und *Konisation* (Pos. 4–5) musste sie jedoch nachschlagen und konnte sie nicht wie AT_7 **verstehen**. AT_4 hat das Textthema **missverstanden** (s. u.), aber die Internationalismen in Klammern waren hilfreich. Sie war Fachperson und konnte Englisch. Sie schätzt die Fachterminologie im Ausgangstext für fachliche Laien als zu schwierig ein (Pos. 126–127), glaubt aber z. B., dass alle Frauen das Wort *Allergie* kennen (Pos. 121). Das deutsche Wort *Zuckerkrankheit* kannte sie nicht (Pos. 100). Dieser Punkt eröffnet einen interessanten Einblick in die Nutzung von Internationalismen gegenüber deutschen Termini, denn Internationalismen sind nicht in jedem Fall besser verständlich: AT_3 (215–218, 220–228) schlägt vor, einfache Wörter zu verwenden, z. B. *Diabetes* statt *Zuckerkrankheit* (insbesondere weil im Ausgangstext ein Bindestrich in letzterem steht: Zu-ckerkrankheit). AT_8 (80–84) hingegen kennt *Zuckerkrankheit*, aber *Diabetes* nicht. Internationalismen erhöhen die Verständlichkeit nicht automatisch, wie auch das Nichtverstehen von *Papilloma* zeigen. Internationalismen müssen also ausreichend frequent sein, also z. B. nicht zu fachlich oder einzelsprachlich geprägt.

Im Zieltext waren außerdem die visuell hervorgehobenen Erklärungen eine Hilfe: ZT_5 (Pos. 138), ZT_1 (Pos. 29), ZT_3 (Pos. 139–143) und ZT_4 (Pos. 229–236) haben von den Erklärungskästen profitiert. ZT_5 hat den Kasten zu *Gewebe* zu spät gesehen und das Wort deshalb nachgeschlagen (Pos. 138). ZT_3 betont den Nutzen der Erklärungskästen, die ihr zuvor unbekannte Wörter erklärten (Pos. 139–143) und ZT_1 „fand das richtig gut" (Pos. 29). ZT_4 erwähnt die Erklärungskästen im Zuge der Wörter *Gebärmutter* und *Konisation* – für das Verstehen solcher Wörter waren die Kästen hilfreich (Pos. 229–236).

Alle Probandinnen, die danach gefragt wurden oder von allein eine Aussage dazu gemacht haben, fanden Textteil 2 leichter als Textteil 1, sowohl im

Ausgangs- als auch im Zieltext[15]. Außerdem fehlten den Probandinnen bestimmte Informationen im Text. ZT_1 und ZT_2 war im Interview der Frageteil am wichtigsten. ZT_1 (Pos. 34, 265) wünschte sich mehr Erklärungen oder Bilder zu den Krankheiten, die hier erwähnt werden. ZT_2 (Pos. 257–258) wünscht sich hingegen eine einfache Liste mit Krankheiten, ohne dass diese unter einem Oberbegriff (z. B. Stoffwechselerkrankung zu Diabetes oder Gicht) gesammelt werden – in diesem Sinne also eher weniger Informationen. ZT_5 (Pos. 6) verstand zunächst „baden" falsch und war deshalb an der konkreten Zeitangabe dazu interessiert, wie lange die Frau nicht duschen darf. Im Text fehlen ihr Informationen zu den Risikofaktoren, ob die Krankheit heilbar ist und ob die OP ggf. in einigen Jahren wiederholt werden muss (Pos. 144). ZT_7 wünscht sich zudem eine Häufigkeitsangabe (Pos. 58–62) und konkrete Zeitangaben (Pos. 32). Sie hat zudem **nicht verstanden**, wieso die Konisation ggf. wiederholt werden muss und wünscht sich deshalb mehr Informationen dazu (Pos. 50–53). Sowohl ZT_5 (Pos. Pos. 125–127) als auch ZT_7 (Pos. 58–62) wünschen sich mehr Informationen zur Krankheit und tendenziell weniger zur Behandlungsmethode. ZT_3 (Pos. 123–126) fehlte die Telefonnummer des Arztes, ohne die die Patientin bei Bauchschmerzen, Fieber und Blutungen nicht anrufen kann. V_ZT_1 (Pos. 58–66) wünscht sich in der Vergleichsgruppe die konkrete Größe des entnommenen Gewebestücks bei der Konisation.

AT_1 (Pos. 68) ist mit der Informationsmenge zufrieden und vergleicht die Inhalte des Ausgangstextes mit denen, die sie in ihrem Heimatland erwarten würde. Dort würde ihrer Erfahrung nach z. B. nicht zum Ablauf der OP informiert werden. Ansonsten zeichnet sich auch für den Ausgangstext ab, dass mehr Informationen gewünscht werden. AT_4 hat einen fachlichen medizinischen Hintergrund und wünscht sich z. B. Informationen über das, was im Labor genau untersucht wird (Pos. 58). Da sie den Text als Aufklärung über eine HPV-Behandlung oder allgemein eine Behandlung von Geschlechtskrankheiten verstanden hat, wünscht sie sich Informationen zur HPV-Impfung (Pos. 129). Allerdings merkt sie entgegen diesen Wünschen an, der Text

15 AT_4 (Pos. 111), AT_5 (Pos. 73, 128–129), AT_6 (Pos. 134), AT_7 (Pos. 208), AT_8 (Pos. 33, 57) und AT_9 (Pos. 93–96) empfanden Textteil 2 leichter als Textteil 1. Dasselbe zeigt sich auch im Zieltext: ZT_5 (Pos. 101–102), ZT_3 (Pos. 132–134) und ZT_6 (Pos. 61–64).

sei „wie eine / eine [...] Medizinbuch ja / gibt es viele information" (Pos. 111) – sie schätzt die Informationsmenge im Text also bereits als hoch und als fachlich ein. AT_5 (Pos. 153) wünscht sich einen längeren ersten Textteil, damit die Leserin besser versteht, weshalb die OP durchgeführt werden muss. Auch AT_8 (Pos. 153) wünscht sich mehr Erklärungen. AT_5 (Pos. 155) wünscht sich außerdem genauere Häufigkeits- bzw. Wahrscheinlichkeitsangaben in der Risikoaufklärung. Daneben werden wie im Zieltext auch für den Ausgangstext genauere Zeitangaben gewünscht: AT_6 (Pos. 172–176) möchte Informationen zur Länge des Krankenhausaufenthalts, eine Zeitangabe für die Länge der benötigten Krankschreibung, wann die Nachuntersuchung stattfindet und wie lange die Patientin zuhause bleiben muss.

Die Probandinnen wünschen sich also in beiden Texten Informationen, die nicht zur Textsorte Aufklärung gehören, nämlich Informationen zu den im Text benannten Krankheiten und konkrete Zeit- und Häufigkeitsangaben. Gerade im Ausgangstext wünschen sich die Probandinnen mehr Erklärungen. Dies fiel im Zieltext nicht gleichermaßen auf. Vermutlich waren die Probandinnen des Ausgangstextes sich ihres Verstehens weniger sicher und erhoffen sich von mehr Erklärungen ein besseres Verstehen. Die Probandinnen des Zieltextes waren sich sicherer, den Text verstanden bzw. nicht verstanden zu haben und/oder sie erkennen die eingefügten Erklärungen anhand sprachlicher und visueller Mittel (s. o.) und führen ihr ggf. mangelndes Verstehen weniger auf fehlende Erklärungen zurück. Im Fragebogen werden allerdings Erklärungen gewünscht, nämlich zu den o. g. Erkrankungen. Die Wünsche nach näheren Erklärungen in allen Probandinnengruppen weist darauf hin, dass es sich bei der Patientenaufklärung um die falsche Textsorte für die Leserinnen handelt. Die Textsorte erfüllt für Patientinnen eine Informationsfunktion, beantwortet aber in der vorliegenden Studie nicht die Fragen, auf die sich die Probandinnen Antworten vom Text wünschen.

Drei Probandinnen der Vergleichsgruppe zum Ausgangstext hätten das Bild nicht gebraucht (V_AT_1: 16, V_AT_2: 17–20, V_AT_5: 5–10). V_AT_1 sagte: „ich hab es schon gesehen aber ich glaube nicht richtig wahrgenommen" (Pos. 16), aber „wenn mans wahrnimmt eigentlich gar nicht so verkehrt glaube ich" (Pos. 64). V_AT_2 hat das Bild beim Lesen einmal überflogen, aber den Text auch ohne Bild verstanden (Pos. 17–20). Sie brauchte es nicht, aber glaubt,

„dass es für manche frauen verständlicher ist [...] wenn man das bild hat" (Pos. 22). V_AT_3 nutzte das Bild, um das zu spät erklärte Wort *Konisation* zu verstehen (Pos. 4) und V_AT_4 hätte das Bild gerne mehr genutzt, wurde aber durch den Seitenumbruch mitten im Satz, der genau vor dem Bild stattfindet, abgelenkt (V_AT_4_1: 14). Eine Probandin hat das Bild also zum Textverstehen genutzt, und eine weitere hätte es gerne genutzt.

Die Vergleichsgruppe ist dem Zieltext gegenüber zwar nicht negativ eingestellt (mit Ausnahme von V_AT_9 und V_AT_10). Die Probandinnen finden aber mehrere Kritikpunkte, in denen sie sich einig sind:

- Kurze Sätze fallen auf (V_ZT_6: 3) bzw. stören den Lesefluss (V_ZT_9: 3)
- Auffällige (V_ZT_1: 2, V_ZT_4: 2, 4, V_ZT_5: 14–15, V_ZT_8: 5–14, V_ZT_10: 5) oder störende (V_ZT_3: 3) Wiederholungen
- Fragestruktur wird als „typisch arabisch" und als „süß" wahrgenommen (V_ZT_3: 1, 66)

V_ZT_3 nimmt die Fragestruktur, anhand derer im Zieltext Nebensätze vermieden werden, als fremd war und schreibt sie der arabischen Sprache zu. Sie bezeichnet diese Struktur als „süß", was eine Nichtakzeptanz des Zieltextes zeigt.

> *ähm zum beispiel (.) bitte kommen Sie regelmäßig zu Ihrem arzt nachuntersuchungen. (.) hier prüft der arzt doppelpunkt (.) ist alles in ordnung? [I: mhm (bejahend)] (lacht) das ist so typisch arabisch [I: ja] (-) man stellt dann die frage zum schluss irgendwie, ja. (.) das ist dann wie so'n unterstreichen noch mal, ne?* (V_ZT_3: 1)

> *B: (über die fragestruktur:) aber ich fand's wirklich schön (.) ich fand's auch (.) süß irgendwie, (.) also es / (.) wie gesagt (.) das fand ich süß (-) ja, (.)* (V_ZT_3: 66)

V_ZT_1 und V_ZT_3 empfinden die Wiederholungen als „extrem" auffällig (V_ZT_1) oder störend (V_ZT_3). Die Wiederholungen werden als Bruch der Maxime der Modalität empfunden, da sie als Stilfehler empfunden werden:

> *die wiederholungen (-) das war komisch [...] man lernt das ja immer so in der schule wenn man einmal sagt von der gebärmutter (.) denn den nächsten satz schreibt man nicht wieder gebärmutter* (V_ZT_1: 6)

> *das irritiert (.) [I: mhm (bejahend)] den leser auch ein stück weit. dann denkt man so hm, (.) ist hier vielleicht bewusst ein fehler reingebaut worden oder so, (.) [I: mhm (bejahend)] soll ich da jetzt mal (.) / soll ich das jetzt analysieren? oder nicht (.) also man (.) ähm kommt dann schon noch mal ein bisschen gedanklich ins schwanken* (V_ZT_3: 3)

Die Verletzung der Maxime der Modalität führt zumindest für V_ZT_3 dazu, dass sie die Wiederholungen als Verhaltensaufforderung interpretiert.

Vier Vergleichsgruppenprobandinnen des Zieltextes hatten das Bild beim Lesen nicht benutzt und auch nicht gebraucht[16]. V_ZT_5 (Pos. 40) hatte das Bild zu veränderten Zellen näher betrachtet, aber das Bild des Unterleibs nicht. V_ZT_10 (Pos. 13) äußerte sich negativ zu dem Bild, das die veränderten Zellen darstellt. Es ist verständlich, wirkt aber selbstgemacht. V_ZT_2 (Pos. 6) bewertete das Bild zu den veränderten Zellen als gut, da es ihr Vorwissen korrigierte, nach dem veränderte Zellen immer vergrößerte Zellen sind. V_ZT_8 (Pos. 16) bewertete das Bild des Unterleibs als positiv, da es den Gebärmuttermund zeigt. V_ZT_7 (Pos. 8) fand das Bild zum Unterleib „schwer zu erkennen", da man sich im Bild erst orientieren musste, bevor man es verstehen konnte. Sie schlägt eine Beschriftung oder eine Erklärung der Perspektive vor. Das Bild der veränderten Zellen bewertete sie hingegen als gut (V_ZT_7: 64). Drei Probandinnen nutzten das Bild zu den Veränderten Zellen im Gespräch, um über die veränderten Zellen zu kommunizieren – und zwar unabhängig von ihren Meinungen über das Bild: V_ZT_2 hatte eine positive Meinung vom Bild, V_ZT_5 äußerte sich nur zum Benutzen der Bilder beim Lesen

16 V_ZT_1: 16, V_ZT_4: 10, V_ZT_6: 45–49, V_ZT_9: 14

und V_ZT_10 hatte eine negative Meinung. Dennoch benutzten alle drei Probandinnen das Bild, um die Textinformationen anzuwenden.

> *erst mal unterscheiden die sich schon mal in der größe, wie man hier auf der darstellung sieht* (V_ZT_2: 22)

> *ja, veränderte / (-) das ist doch das bild hier (-) das sind ähm (-) das sind doch die krebszellen (-) [I: mhm (bejahend)] die die struktur des gewebes verändert (-) [I: mhm (bejahend)] und die werden im labor untersucht (--) [I: genau] und anhand des bildes hattest du ja da noch mal gezeigt, (.) also ne / wie die, ne / wie die veränderten sozusagen ausschauen würden (-) [I: mhm (bejahend)] (-) grafisch* (V_ZT_5: 59)

> *ja also (.) da steht es kann größer oder kleiner sein (.) und es ist ja auch immer aufgemalt dass sie dann wahrscheinlich auch unförmig sind oder nicht so/(-) nicht die gleiche (.) Form haben wie eine gesunde zelle sondern ne veränderte [I: mhm (bejahend)]* (V_ZT_10: 20)

Es zeigt sich also eine sehr unterschiedliche Nutzung der Bilder. Es zeichnet sich ab, dass das Bild der veränderten Zellen hilfreicher war als das Bild des Unterleibs, insbesondere, weil es von drei Probandinnen zum Kommunizieren über die veränderten Zellen genutzt wurde – es unterstützte also das Anwenden der Textinformationen. Vier Probandinnen hatten die Bilder beim Lesen jedoch nicht gebraucht. Von V_ZT_10 werden zudem die Erklärungskästen bzw. die Themen der darin enthaltenen Erklärungen negativ bewertet:

> *also ich würde was eine konisation ist (.) was gewebe ist (.) was ne gewebeentnahme ist mindestens diese sachen würde ich rausnehmen [I: mhm (bejahend)] bei betäubungsmittel (-) ja das kann ich glaube ich vielleicht drin lassen weil (.) das wäre äh von belang aber man muss nicht biobuchmäßig erklären was'n gewebe ist* (V_ZT_10: 112)

Kritisch eingestellte Probandinnen nahmen die Abweichungen zur Standardsprache zwar als Anpassung an eine Zielgruppe wahr, bewerteten die Mittel aber dennoch tendenziell negativ. Die Wiederholungen (V_ZT_3) wurden als Handlungsaufforderungen wahrgenommen, die Bilder (V_ZT_10) als nichtprofessionell und die Erklärungen (V_ZT_10) als „biobuchmäßig". Diese negativen Zuschreibungen könnten in die Bewertung der Textinformationen einfließen (vgl. Kap. 3.1).

7.2 Erkenntnisse aus ausgewählten Leitfaden-Items unter DaZ-Lernerinnen

Im Fokus der Interviews standen die Fragen, die Verstehen und Anwenden der Textinformationen eruierten. Deshalb wurden z. B. solche Fragen ausgeklammert, die aus dem Vorwissen beantwortet wurden (s. Kap. 9.3). Fragen, die Aufschluss über die Textoberfläche und/oder auf die Interaktion mit dem Vorwissen der Probandinnen geben, sind folgende (Nummerierung nach Reihenfolge im Interview-Leitfaden):

- 5 Warum wird die Konisation durchgeführt? (Kap. 7.2.1 und 7.2.6)
- 9 Ist die Konisation eine Untersuchung oder eine Behandlung? (Kap. 7.2.2 und 7.2.7)
- 10 Ist die Behandlung nach der Konisation zu Ende? (Kap. 7.2.3 und 7.2.8)
- 15 Warum kann die Patientin nach der Operation nicht alleine bleiben? (Kap. 7.2.4 und 7.2.9)
- 16 Die Patientin möchte nach der Operation mit dem Fahrrad nach Hause fahren. Was sagen Sie ihr?
- 16a Warum sagen Sie ihr das? (Kap. 7.2.4 und 7.2.9)
- 18 Was soll die Patientin tun, wenn sie nach der Operation Bauchschmerzen oder hohes Fieber bekommt? (Kap. 7.2.5 und 7.2.10)

Die Ergebnisse dieser Fragen werden zunächst für den Ausgangs- und dann für den Zieltext präsentiert. Die Ergebnisse derselben Fragen werden in Kap. 7.3 für die Vergleichsgruppe dargelegt.

7.2.1 Das globale Textthema im Ausgangstext

Das Verstehen des globalen Textthemas wird – unter Rücksichtnahme auf den Gesamteindruck aus dem betreffenden Interview (Kuckartz/Rädiker 2022: 134) – auf Grundlage dieser Informationen beurteilt:

- Untersuchung aufgrund veränderter Zellen
- Entfernung veränderter Zellen
- Teil der Krebsfrüherkennung
- Zusammenhang zwischen HPV und Konisation
- Weitere Untersuchungen/Behandlungen nach der Konisation, z.B. Labor oder Weiterbehandlung
- Lokalisierung am Gebärmutterhals
- Abgrenzung Abstrich und Konisation

Die Beurteilung fand in Wechselwirkung mit der Evaluation anderer Antworten statt, z.B. stellte sich die Abgrenzung von Abstrich und Konisation als Information heraus, die von mehreren Probandinnen, auch in der Vergleichsgruppe, **nicht verstanden** wird. Eine erfolgreiche Abgrenzung in der Interviewantwort gewinnt deshalb an Bedeutung und floss in die Beurteilung von *Verstehen* mit ein. Die Probandinnen setzen unterschiedliche Fokusse auf den Text, deshalb wurde entschieden: Aus den genannten Informationen müssen zwei genannt werden, damit das Textthema als *verstanden* gewertet werden kann.

Probandin	Interpretation	Grund
AT_1	verstanden	Krebsfrüherkennung, Angrenzung zum Pap-Abstrich, Grund für die Konisation
AT_2	nicht interpretierbar	auf sprachliche Oberfläche fokussiert
AT_3	verstanden	Krebsfrüherkennung, Angrenzung zu anderen Operationen, Grund für die Konisation
AT_4	nicht verstanden	HPV bzw. Geschlechtskrankheiten als Textthema

Probandin	Interpretation	Grund
AT_5	verstanden	Grund für die Konisation, Angrenzung zum Pap-Abstrich
AT_6	verstanden	Krebsfrüherkennung, Grund für die Konisation
AT_7	verstanden	Grund für die Konisation, Angrenzung zum Pap-Abstrich
AT_8	nicht verstanden	Grund für die Konisation nicht ausreichend verstanden
AT_9	verstanden	Grund für die Konisation

Tab. 7-2: Übersicht: Verstehen des globalen Textthemas (Zielgruppe, Ausgangstext)

AT_1 (Pos. 103–104) versteht den Aspekt der Krebsfrüherkennung und den Zusammenhang zwischen einer möglichen Krebserkrankung und HPV. Sie fasst diese Informationen wie folgt zusammen:

> *vielleicht der arzt ähm (.) weiß vorher (-) ähm gibt es (.) ein krebs oder nicht? (-) das (.) wegen wir machen einen test vorher. (--) wenn wir machen ein test, dann der arzt weiß: (.) ähm vielleicht (.) ähm (--) ich weiß es nicht (--) danach ähm (-) bekomme ich einen krebs oder nicht? […] und ähm (.) ich hab gelesen hier mit ähm (.) die meisten leute hat die krebs ähm (-) wenn die haben ein / wo ist ähm / (-) hier (-) humane papillo/ ähm (--) paplioma (---) virus* (AT_1: 104)

Es gibt einen Verdacht auf Krebszellen, weshalb ein Test durchgeführt werden muss. Es liegt nahe, dass sie mit „einen test vorher“ den Pap-Abstrich meint. Sie könnte aber auch die Gewebeentnahme meinen, eine Konisation oder einen Gentest auf Krebsrisiko, von dem sie später im Interview mehrmals spricht. Ihre restlichen Antworten deuten auf ein geringes Textverstehen hin, aber sie erfüllt zwei der Kriterien fürs Verstehen der vorliegenden Frage. AT_3 versteht das Textthema. Sie sagt, die Konisation werde wegen der Krebszellen durchgeführt:

> *weißt du (--) äh wegen diese (.) äh (.) krebszellen (-) die kann sich ändern* (AT_3: 42)

Stellt der Arzt „beim ergebnis“ (Pos. 44) fest, dass die Zellen bösartig sind, so werden weitere Untersuchungen, z.B. eine Gebärmutterspiegelung, und vielleicht auch Operationen nötig:

> *und ähm (.) wenn der arzt merkt (.) oder sieht / beim ergebnis sieht dass die zellen (.) krebszellen (.) bisschen ähm (.) böse / kann ähm (.) kann auch ähm (.) bösartig sein (--) denn er kann auch ähm (--) weiter untersuchung (.) und so machen (-) und braucht man vielleicht ähm (-) in diesem fall brauchst man auch noch ähm (.) viele untersuchungen (.) und vielleicht operation auch (.) macht man und ähm (-) wie macht der arzt / durch eine untersuchung (.) durch ähm (.) geburtmutterhals (--) und ähm (.) spieg/ ähm spieg / spiegelung* (AT_3: 44)

Ihre Antwort legt nahe, dass sie den Zeitablauf der möglichen Untersuchungen verwechselt, denn die Gebärmutterspiegelung wird im Text als mögliche Erweiterung der Konisation aufgeführt, nicht als mögliche Folgeuntersuchung (Merkle/Schlund 2018: 2). Allerdings ist sie sich dieser Möglichkeiten bewusst sowie des Krebsvorsorge-Aspekts und auch dessen, dass die Untersuchung am Gebärmutterhals stattfindet und veränderte Zellen untersuchen soll. AT_5 hat das Textthema sehr gründlich **verstanden**: Die „Biopsie“ wird durchgeführt, um einerseits bösartige Zellen zu identifizieren und andererseits Krebszellen zu entfernen:

> *[...] zwei Grund. Ähm, eine ist [...] wenn haben die ähm Krebszell, ähm die Arzt ähm schneiden diese ähm diese Bereich und raus gehen. Und andere ähm, der andere ähm Grund ist ähm ähm, der andere Grund ist für Biopsie oder Bio / Biopsie in auf deutsch weiß nicht. Der untersuchen die, die ähm Veränderung Zells. Manche Zells ähm bös art, ähm bösartig, bösartige Zell.* (AT_5: 29)

AT_6 (Pos.: 40) hat zu Beginn des Interviews Schwierigkeiten, sich auszudrücken. Sie antwortet, die Konisation werde für die Krebsfrüherkennung durchgeführt. SA erklärt das gesamte Vorgehen und AT_6 stimmt zu (AT_6: 41–44). Später gibt sie weitere Antworten, die ihr Verstehen des Textthemas belegen: Sie identifiziert veränderte Zellen als erstes Anzeichen auf eine Krebserkrankung (AT_6: 52) und sagt aus, dass der entnommene Kegel zur Untersuchung in ein Labor geschickt wird (AT_6: 66). AT_7 hat den Text gut verstanden und versteht, dass Abstrich und Konisation zwei separate Untersuchungen sind. Sie schreibt dem Abstrich die Funktion zu, die Patientin auf HPV zu untersuchen:

> *ein arzt muss ein [test] machen (.) ähm (.) für die (.) virus / für die ähm (.) H A V (-)* (AT_7: 15)

Bei dem Ergebnis, dass die Frau HPV hat, müsse dann eine Gewebeprobe durchgeführt werden:

> *hat diese (.) virus (-) dann (-) ähm (.) mussen (-) ein (--) proben machen (--) gewebeprobe machen (.) ja?* (AT_7: 15)

Diese Zusammenfassung entspricht nicht den Textinformationen, in denen im Abstrich veränderte Zellen gefunden wurden (die i. d. R. auf HPV zurückgehen), weshalb die Gewebeprobe durchgeführt wird. Sie ist sich dem Zusammenhang zwischen HPV und der Konisation unsicher:

> *vielleicht eine person hat HAV virus (-) [I: HPV, genau] PV, ja, tut mir leid (.) es ist PV, (-) aber (.) PV ist (--) nicht (.) ähm (.) grund für die konisation machen? (-) nicht eine grund, ja? (AT_7: 98–101)*

Sie fragt noch, ob der HP-Virus **nicht** der Grund für die Konisation ist. Das Missverstehen des Zusammenhangs zwischen HPV und Konisation, welches sie selbst bemerkt und anspricht, stört aber das Verstehen des globalen Textthemas nicht. Sie verortet die Konisation am Gebärmutterhals und versteht, dass möglicherweise eine Krebserkrankung vorliegt (AT_7: 38). AT_9 (AT_9: 13–18) hat **verstanden**, dass zum Zweck der Krebsfrüherkennung eine Gewebeprobe entnommen wird:

> *wegen ähm (.) ähm frühe krebser (--) erkennen ähm absicht (Pos. 14) [...] er machen ähm (-) was heißen ähm (3 Sek.) geweb (.) ähm proben (--) [I: mhm (bejahend) (-) genau] für kennen ähm (.) diese krebs* (AT_9: 16)

AT_2 hatte den Text vor der Sitzung noch nicht gelesen. Sie ist auf die sprachliche Oberfläche fokussiert und die Forscherin kann ihr keine inhaltlichen Verstehensfragen stellen. Es ist im Interview ersichtlich, dass sie den Text nicht versteht. AT_4 (Pos. 28) hat das Textthema **nicht verstanden**. Sie geht davon aus, dass es im Text eher um HPV geht als um die Krebsfrüherkennung. Das Krebsrisiko nennt sie zwar, sieht es aber erst in Zukunft, wenn HPV nicht behandelt wird:

> *sie suchen von die Virus die suchen von die ähm ähm, vielleicht diese, die Zelle nicht normal, das ist ähm ähm Zelle bekommen hier. [...] Und ähm suche von anderes ähm ähm zum Beispiel parasite oder anderes Virus. Ähm ähm Hier ähm und ähm gibt es eine Zelles, wenn sie kommt [...] aber die hat ähm zum Beispiel das fangen an Körpers in zehn Jahre oder fünf Jahre ähm weiter.* (AT_4: 28)

Sie sagt, die Konisation wird gemacht, um den Grund für die veränderten Zellen zu finden, z.B. einen Parasiten oder ein Virus. Das wäre wichtig, weil die veränderten Zellen in fünf oder zehn Jahren gefährlich werden können. Die Annahme, das Textthema wäre die Behandlung von HPV bzw. Geschlechtskrankheiten im Allgemeinen, kann durch die Forscherin nicht korrigiert werden, sodass AT_4s Interview nicht neben den Antworten der anderen Probandinnen ausgewertet werden kann. AT_8 hat das Textthema nur sehr grob verstanden und stellt deshalb Vermutungen an:

> *ähm (.) das ich hab ähm / (.) das wird ein ähm problem mit ähm (.) ähm geb / ähm (.) gebärmutter (-) [I: mh (bejahend).] und ja / [I: genau.] vielleicht hat ein krankheit oder so* (AT_8: 39).

Es gibt ein Problem mit der Gebärmutter – vielleicht eine Krankheit. SA erklärt ihr das Textthema, sodass die folgenden Fragen anschlussfähig werden. Viele ihrer Antworten entsprechen nicht den Textinformationen. Das nachträgliche Erklären des Textthemas konnte also die Interviewfragen anschlussfähig machen. Das eingängliche Nichtverstehen des Textthemas könnte beim Lesen aber die *bottom-up*-Prozesse (Kap. 4) dahingehend negativ beeinflusst haben, dass der gesamte Textteil 1 nicht anschlussfähig war – dies wäre auch mit einer Erklärung während des Interviews nicht lösbar.

Im Ausgangstext gibt es mentale Repräsentationen des globalen Textthemas, die sich auch durch die Interviewerin nicht korrigieren lassen. Zum einen erschließt AT_4 sich den Text anhand ihres Fachwissens und interpretiert alle Informationen so, dass sie zu einer Untersuchung auf HPV bzw. Geschlechtskrankheiten passen. AT_1 zeigt einen großen Vorwissensschatz durch eigene Operationen und Operationen in ihrer Familie, und dazu ein Wissen über Tests, die international verfügbar sind, z. B. einen Gentest, der Aufschluss über das genetische Krebsrisiko gibt. Für beide Probandinnen spielt das Vorwissen eine erhebliche Rolle im Textverstehensprozess.

7.2.2 Die Konisation als Untersuchung (Ausgangstext)

Die Konisation kann sowohl Untersuchung als auch Behandlung sein. Die Frage „Ist die Konisation eher eine Untersuchung oder eher eine Behandlung?" bezog sich auf folgende Textstellen:

> *Eine Konisation wird durchgeführt, wenn die Gewebeentnahmen kein eindeutiges Ergebnis liefern konnten oder das Ergebnis der Gewebeuntersuchung zeigt, dass größere Mengen an Gewebe entfernt werden müssen. […] Wenn der Verdacht besteht, dass das entnommene Gewebe Vorstufen von Krebszellen enthält, ist die Konisation gleichzeitig auch eine Therapiemaßnahme, da dabei das erkrankte Gewebe entfernt wird.* (Merkle/Schlund 2018: 1)

> *In vielen Fällen dient eine Konisation nicht nur einer genauen Diagnose, sondern auch der gleichzeitigen Behandlung durch die Entfernung des veränderten Gewebes.* (ebd.: 3)

Im Ausgangstext wird die Konisation durchgängig als Untersuchung charakterisiert, aber nur an zwei Textstellen als Behandlung (vgl. Kap. 8.1 und 8.2). Vor diesem Hintergrund sind die folgenden Ergebnisse einzuordnen.

Probandin	Interpretation	Grund
AT_1	nicht verstanden	Untersuchung
AT_2	nicht interpretierbar	keine Fragen zum Textinhalt
AT_3	nicht verstanden	weiß die Antwort auch nach Nachlesen nicht
AT_4	nicht interpretierbar	globales Textthema nicht verstanden
AT_5	verstanden	beides: Biopsie und Entfernung von Gewebe
AT_6	nicht interpretierbar	Interviewfrage nicht verstanden
AT_7	verstanden	beides: „Test" und „Verbesserung"/"Behandlung"
AT_8	nicht verstanden	Untersuchung
AT_9	nicht interpretierbar	Interviewfrage nicht gestellt

Tab. 7-3: Übersicht: Verstehen der Textstellen zum Thema „Untersuchung oder Behandlung" (Zielgruppe, Ausgangstext)

AT_5 schreibt der Konisation beides zu: erstens die Entfernung von Gewebe (die Behandlung), zweitens die Biopsie (die Untersuchung) und hat die Textstelle somit auch **verstanden**:

> *Ähm, Konisation? Ähm machen für die [...] zwei Grund. Ähm, eine ist, wenn die ähm, wenn Zellkrebs und wenn haben die ähm Krebszell, ähm die Arzt ähm schneiden diese ähm diese Bereich und raus gehen. Und andere ähm, der andere ähm Grund ist ähm ähm, der andere Grund ist für Biopsie oder Bio/, Biopsie in auf deutsch weiß nicht. Der untersuchen die, die ähm Veränderung Zells. [...]* (AT_5: 29)

AT_7 (Pos. 51–56) beschreibt die Konisation als „Test" und „Verbesserung" bzw. als „Test" und „Behandlung". Sie hat die Textstelle somit **verstanden**:

> *ich denke, dass (.) es ist zwei (--) ja (-) ein test (-) und ein ähm (-) ähm (--) ver / verbesserung, ja? [I: hm (bejahend)] ein ist (.) test (.) ähm (-) die zweite ist ähm (-) ähm (-) behandlung, (.) ja?* (AT_7: 52)

AT_1 (Pos. 171–174) zögert, zeigt damit Unsicherheit in ihrer Antwort, und ordnet die Konisation ohne weitere Erklärung als Untersuchung ein. Auch AT_8 (Pos. 72–73) ordnet die Konisation als Untersuchung ein:

> *B: ähm, auf seite drei, ich glaube er weiß, dass sie hat eine kranken / krankheit (-) [I: mh (bejahend)] und ähm er wollt / er ha / er hat er wollte etwas ähm sagen (.) wie kann das machen oder was soll sie ähm dazu ähm (-) eine bestimmte ähm (.) nachweisen erfordert. (AT_8*: 73)

Sie sagt also, der Arzt wisse bereits, dass es eine Krankheit gibt, er brauche nur noch den Beleg dafür. Dies entspricht nicht der Textaussage, dass untersucht wird, ob die veränderten Zellen eine Krebsvorstufe sind, und ist somit als **nicht verstanden** zu interpretieren. AT_3 (Pos. 83–86, 94–96, 97–102) kann auch mit Nachlesen der betreffenden Textstelle nicht beantworten, ob die Konisation eine Untersuchung oder eine Behandlung ist. Somit ist die Textstelle für AT_3 als **nicht verstanden** zu interpretieren.

AT_2 konnten keine inhaltlichen Fragen gestellt werden. Die Antwort von AT_4 (Pos. 49–50) ist für diese Frage nicht auswertbar, da sie aus Vorwissen antwortet. AT_6 hat die Interviewfrage **nicht verstanden** und AT_9 wurde die Frage nicht gestellt.

7.2.3 Nachsorge und Weiterbehandlung (Ausgangstext)

In Zusammenhang mit der Konisation als Untersuchung bzw. Behandlung stehen die Möglichkeiten zur Weiterbehandlung nach der Konisation. Auf diese Möglichkeiten zielte die Frage „Ist die Behandlung nach der Konisation zu Ende?". Ist die Konisation selbst eine Behandlung oder eine Untersuchung, die keinen Gebärmutterhalskrebs bestätigt, so müssen zumindest die Nachuntersuchungen folgen. Ist die Konisation eine Untersuchung, die Krebszellen bestätigt, so muss eine Weiterbehandlung geplant werden. Diese Weiterbehandlung gehört nicht zum Rahmen der vorliegenden Patientenaufklärung, denn jede mögliche Weiterbehandlung hat ihre eigenen Aufklärungstexte. Der Ausgangstext macht folgende Aussagen zu den Ereignissen nach der Konisation:

> *Das entfernte Gewebe wird nach dem Eingriff mikroskopisch untersucht. Danach entscheidet sich, ob und welche weiteren Behandlungsmaßnahmen notwendig werden.* (Merkle/Schlund 2018: 3)

> *Abgrenzbare Gewebeveränderungen können meist vollständig entfernt werden. Die Behandlung ist dann beendet. Manchmal ergeben nachfolgende Untersuchungen jedoch, dass die [...] Veränderungen nicht vollständig erfasst werden konnten. In diesen Fällen kann [...] nach einer Konisation eine erneute Konisation empfohlen werden. Regelmäßige Kontrollen durch Krebsfrüherkennungsabstriche sind weiterhin erforderlich. Bei manchen [...] Befunden [ist] ein weiterer Eingriff [...] ratsam.* (ebd.: 3)

> *[...] können Zellveränderungen erneut auftreten. Daher sind in regelmäßigen Abständen Kontrollen notwendig.* (ebd.: 3)

> *Nehmen Sie bitte regelmäßig die **Nachsorgeuntersuchungen** wahr.* (ebd.: 3, Herv. i. O.)

Dem Interviewverlauf mit AT_1 ist zu entnehmen, dass sie den zeitlichen Ablauf „Abstrich, Konisation, Behandlung“ gut verstanden hat (AT_1: 104, 155–161, 175–176). Demnach hat sie **verstanden**, dass die Behandlung mit der Konisation nicht vorbei ist. Auf die Interviewfrage antwortet sie knapp, dass die Behandlung nach der Konisation „weitergeht“ (AT_1: 176). Dies passt zu ihrer Einordnung der Konisation als *Untersuchung* (AT_1: 171–172). AT_3 **versteht**, dass die Behandlung noch nicht beendet ist:

wenn der arzt merkt [...] dass die zellen (.) krebszellen (.) bisschen äh (.) böse / kann äh (.) kann auch äh (.) bösartig sein (--) denn er kann auch ähm (--) weiter untersuchung (.) und so machen [...] und vielleicht operation auch (AT_3: 44)

Im Falle bösartiger Zellen werden also weitere Untersuchungen und ggf. eine Operation notwendig. Aus dem Interview ist ersichtlich, dass sie **nicht versteht**, dass eine Konisation auch zweimal durchgeführt werden kann (AT_3: 101–102). Dies zeigt, dass, auch wenn nur Aspekte verstanden werden, eine **Anwendung** von Textinformationen erreicht werden kann. AT_5 (AT_5: 88–91) nennt die Kontrolle auf und Behandlung von möglichen Komplikationen (AT_5: 89) und das Warten auf den Laborbefund (AT_5: 91):

Ähm, kontrollieren und erst mal ähm gucken die Schluss ähm nach der Labor [I: mhm (bejahend)] ähm und gibt es eine Wirkungen ähm gegen Infektion oder die andere Komplikation, ähm nehmen Tabletten, Medikamente oder ja. (-) (AT_5: 91)

AT_7 **versteht**, nachdem sie die Textstelle während des Interviews noch einmal gelesen hat, dass die Behandlung noch nicht zu Ende ist, weil die Frau zu den „Kontrollen" (AT_7: 90) gehen muss. AT_2 konnten keine inhaltlichen Fragen gestellt werden. Da AT_4s Antworten sich auf die Diagnose von Geschlechtskrankheiten beziehen, kann ihre Antwort **für** diese Frage nicht ausgewertet werden: Dass die Behandlung nach einer Gewebeentnahme für die Diagnose von Geschlechtskrankheiten nicht zu Ende ist, ist sehr viel naheliegender, als für eine Gewebeentnahme, die auch gleichzeitig bösartige Krebszellen in Gänze entfernen kann. Um Frustration für AT_6, welche die Frage zur Untersuchung vs. Behandlung **nicht verstanden** hatte, zu vermeiden und eine Anschlussdiskussion über die Textinhalte zu gewährleisten, fragt die Interviewende AT_6 diese Frage nicht, sondern beantwortet sie im Zuge der Frage nach Untersuchung oder Behandlung (AT_6: 93). AT_8 (Pos. 74–77) verstand die Interviewfrage nicht. AT_9 verstand die Interviewfragen insgesamt schwer, weshalb die Fragen zur Untersuchung/Behandlung und zum Ende der Behandlung ausgelassen wurden.

Probandin	Interpretation	Grund
AT_1	verstanden	weitere mögliche Behandlungen
AT_2	nicht interpretierbar	keine Fragen zum Textinhalt
AT_3	verstanden	weitere mögliche Behandlungen Aber: doppelte Konisation nicht verstanden
AT_4	nicht interpretierbar	globales Textthema nicht verstanden
AT_5	verstanden	Kontrollen und Nachuntersuchungen, Befund abwarten
AT_6	nicht interpretierbar	Interviewfrage nicht gestellt
AT_7	verstanden	Kontrollen und Nachuntersuchungen
AT_8	nicht interpretierbar	Interviewfrage nicht verstanden
AT_9	nicht interpretierbar	Interviewfrage nicht gestellt

Tab. 7-4: Übersicht: Verstehen der Textstellen zum Thema Nachsorge und Weiterbehandlung (Zielgruppe, Ausgangstext)

Die Probandinnen konzentrieren sich hier gleichermaßen auf die Nachuntersuchungen und auf die Weiterbehandlungen. Neben der beiden Probandinnen AT_2 und AT_4, deren Antworten zum Textinhalt nur sehr begrenzt auswertbar sind, konnten auch AT_6, AT_8 und AT_9 diese Frage nicht gestellt werden. In diesen drei Interviews war entweder das Textverstehen zu gering (AT_6) oder die Frage wurde nicht verstanden (AT_8 und AT_9).

7.2.4 Verstehen und Anwenden von Verhaltenshinweisen (Ausgangstext)

Die Probandinnen wurden gefragt, was die Patientin nach der Operation nicht tun sollte. Zur Beantwortung haben die Probandinnen aus dem Gedächtnis geantwortet (was das Behalten der Informationen zeigt) oder abgelesen. Diese Frage diente als Einstieg in den Frageblock zum Thema „Trägheit nach Medikamenteneinnahme“ und sollte verschiedene Elemente ins Gedächtnis rufen. So wurde aber gleichzeitig aufgedeckt, welche Hinweise **nicht behalten** bzw. übersehen oder **nicht verstanden** werden. Die Tabelle zeigt die von den Probandinnen genannten Informationen, eine Legende findet sich unter der Tabelle. In der rechten Spalte ist die Anzahl an Nennungen einer Information angegeben. Gefettet sind Informationen, die in diesem Abschnitt näher thematisiert werden. Schwarz unterlegt sind Informationen, die genannt, aber nicht verstanden wurden.

	AT_1	AT_2	AT_3	AT_4	AT_5	AT_6	AT_7	AT_8	AT_9	
1	x							x		2
2			x		x	x				3
3		x	x		x	x	x			5
4				x	x					2
5						x				1
6		x			x		x			3
7		x			x		x			3
8	x		x							2
9			x							1
10	x	x	x			x	x		x	7
11			x				x		x	3
12		x	x				x			3
13			x							1
14		x	x				x			3

Tab. 7-5: Übersicht: aus Behalten oder Nachlesen genannte Verhaltenshinweise (Zielgruppe, Ausgangstext)

1: Anstrengungen meiden
2: Arzt rufen bei Bauchschmerzen, hohem Fieber, Blutungen oder anderen Beschwerden
3: keine Tampons
4: Verzicht auf Geschlechtsverkehr

5: Verzicht auf Vollbäder
6: keine Sauna-Besuche
7: keine Schwimmbad-Besuche
8: Nachuntersuchung regelmäßig wahrnehmen
9: von einer erwachsenen Person abholen lassen
10: Betreuung zu Hause für 24 Stunden
11: keine aktive Teilnahme am Straßenverkehr
12: keine gefährlichen Tätigkeiten durchführen
13: keine wichtigen Entscheidungen treffen
14: keinen Alkohol trinken

Die meisten Probandinnen nannten die Verhaltenshinweise „keine Tampons benutzen“ (fünf Mal) und „nicht alleine bleiben“ (sieben Mal). Die Vermutung, dass häufiger genannte Verhaltenshinweise im Text häufiger vorkommen, wird hierdurch nicht gleichermaßen unterstützt: Tampons werden im Text lediglich einmal erwähnt (hingegen werden Tamponaden in der Risikoaufklärung genannt, vielleicht trug dies zur Aktivierung bei). Das Alleinbleiben wurde hingegen wie im Zieltext genannt und wird gleichermaßen im Text wiederholt (Textstelle A, s. u.), aber von drei Probandinnen **nicht verstanden**. Eine Nennung deutet also nicht gleichzeitig auf ein Verstehen hin. Dies ist auch z. B. bei AT_7 ersichtlich. Sie nennt zwar „gefährliche Tätigkeiten“ als etwas, das die Patientin nicht tun sollte, weiß aber nicht, was als gefährliche Tätigkeit gilt. Deshalb mutmaßt sie Fahrradfahren als eine gefährliche Tätigkeit:

> *und (.) gefährliche tätigkeiten (--) vielleicht fahrrad fahren (-) aber keine ahnung, (.) was ist ähm (.) gefährlichen (.) tätigkeiten ist (lacht)* (AT_7: 158)

Drei Interviewfragen zielten auf den Zusammenhang zwischen der Trägheit und den während des Eingriffs verabreichten Medikamenten ab:

- 15: Warum kann die Frau nach der Operation nicht alleine bleiben?
- 16: Die Frau möchte nach der Operation mit dem Fahrrad nach Hause fahren. Was sagen Sie ihr?
- 16a: Warum sagen Sie ihr das?

AT_1 und AT_4 benennen alle Hinweise aus dem Vorwissen – AT_1 aus ihrer Erfahrung als Patientin und AT_4 mithilfe ihres Fachwissens. Ihre Antworten deuten also auch nicht auf Verstehen hin. Im Zentrum der Interviewfragen 15, 16 und 16a standen die Textinformationen aus Textstelle A:

> **A:**
> *Beachten Sie bitte, dass Ihr Reaktionsvermögen durch Beruhigungs-, Schmerz- oder Betäubungsmittel nach einer ambulanten Behandlung vorübergehend beeinträchtigt ist. Lassen Sie sich deshalb von einer erwachsenen Person abholen und stellen Sie für die ersten 24 Stunden eine Betreuung zu Hause sicher.* (Merkle/Schlund 2018: 3)

Wichtig für das Verstehen waren auch die Kotexte B, C und D relevant:

> **B:**
> *Am Operationstag bitte* ***Anstrengungen meiden.*** (ebd.: 3, Herv. i. O.)

> **C:**
> *Sie dürfen in diesem Zeitraum* ***nicht aktiv am Straßenverkehr*** *teilnehmen [...]* (ebd.: 3, Herv. i. O.)

> **D:**
> *Bei einer Konisation ist aber mit Blutungen zu rechnen.* (ebd.: 2)
>
> *Bei* ***Bauchschmerzen, Fieber (über 38° C), stärkeren Blutungen*** *oder anderen Beschwerden, auch wenn sie erst nach mehreren Tagen auftreten, informieren Sie bitte* ***umgehend*** *Ihren Arzt.* (ebd.: 3, Herv. i. O.)

Antworten mit Bezug auf die Textstellen A–C wurden durch ihren im Text benannten Sachbezug zu den Sinneinheiten „nicht allein bleiben wegen Trägheit" und „nicht im Straßenverkehr teilnehmen und nicht anstrengen" als **verstanden** eingeordnet. Antworten aus Textstelle D haben keinen im Text benannten Bezug zum Verhaltenshinweis. Eine Übersicht über die Antworten zeigt Tab. 7-6.

Probandin	Textstelle A	Textstellen B und C: Kotext mit Bezug	Textstelle D: Kotext ohne Bezug	Vorwissen	Interpretation	anwenden
AT_1	n. a.	n. a.	n. a.	ja	nicht interpretierbar	n. a.
AT_2		ja			verstanden	ja
AT_3			ja	ja	nicht verstanden	ja
AT_4	n. a.	n. a.	n. a.	ja	nicht interpretierbar	n. a.
AT_5		ja	ja		verstanden	ja
AT_6	ja		ja	ja	verstanden	ja
AT_7	nein	nein	nein	n. a.	nicht verstanden	ja
AT_8			ja		nicht verstanden	ja
AT_9		ja			verstanden	ja

Tab. 7-6: Übersicht: Bezugnahme auf Textstellen / Vorwissen und Verstehen der Verhaltenshinweise (Zielgruppe, Ausgangstext)

Antworten aus Textstelle A

AT_6 (Pos. 119–122, 124) vermutet Müdigkeit, Blutungen (s. Textstelle D) und ein Ohnmachtsrisiko (s. Vorwissen) als Gründe. Auch auf Frage 16 antwortet sie mit Müdigkeit:

> *B: ähm (.) ja, vielleicht (.) ähm (.) nach dem (.) ähm (.) eingriff, (.) die frau vielleicht sehr, sehr müde und (.) vielleicht ähm (.) zu viel stäkeren brüstungen (=stärkere blutungen) (.) und und dann (.) ähm (-) (fragt ihre tochter etwas) (-) zum beispiel wenn wir ähm (faltet die hände unterm kopf wie beim schlafen) (tochter: in ohnmacht?) in ohnmacht?* (AT_6: 120)

erst ähm erklärenst die frau sehr, sehr (.) müde und vielleicht (-) ähm (-) gefährlich für diese frau und gefährlich für andere ähm (.) leute (lachend) in / in ähm straßenverkehr (AT_6: 124)

AT_6s Textverstehen stellt sich anhand der übrigen Interviewfrage als gut heraus. In diesem Kontext ist diese Antwort zu interpretieren (Kuckartz/Rädiker 2022: 134). „Müde" (AT_6: 119–122) wird hier nicht als ein Schlafbedürfnis interpretiert, sondern als eine Benommenheit oder Trägheit, die das Reaktionsvermögen beeinflusst. AT_6s Antwort aus der Textstelle supplementiert sie mit Kotextinformationen (Blutungen) und Weltwissen (Ohnmachtsrisiko).

Antworten aus Textstelle B

AT_5 (Pos. 78) antwortet damit, dass die Patientin Ruhe halten, also Anstrengungen vermeiden soll. Hauptsächlich sollen ihrer Antwort nach dadurch Blutungen vermieden werden (s. Textstelle D):

Ich glaube wegen der ähm Blutung [I: Mh (bejahend).] ja ich denke. Ja erste Tag ähm manche Reaktion ähm ähm (-) erschien? (-) oder, ähm oder wenn bewegt viele manche Blut [I: Mh (bejahend).] gehen, ja. Und es zu wenig Bewegung und Ruhe, ruhig seid [I: Mh (bejahend).] muss man ähm, ja. (AT_5: 103)

Sehr, sehr wenig Bewegung und mh (überlegend) er muss, oder sie muss ähm sehr ruhig keines [I: Mh (bejahend).], keine viel Bewegung, keine Sauna, keine Bad oder nur Schlafen, Ruhen, oder das ist alles. [I: Mh (bejahend).] Ja, ja ähm gucken die, die, die Körperreaktion nach der ähm Eingriff. (AT_5: 113)

Antworten aus Textstelle C

AT_2 (Pos. 234–236) konnte Frage 16 gestellt werden. Sie beantwortet dies mit Textwissen: Fahrradfahren ist Teilnahme am Straßenverkehr und die Patientin darf 24 Stunden lang nicht am Straßenverkehr teilnehmen. Frage 15 wurde ihr nicht gestellt.

I: (...) nach hause fahren möchte mit dem fahrrad? darf sie das machen oder nicht? (AT_2: 234)

B: nein, das ist straßenverkehr! das ist verboten erste 24 stunden (AT_2: 235)

In diesem Ausschnitt gibt es Hinweise darauf, dass sie „Reaktionsvermögen" auf „reaction" reduziert. Sie ordnet dann „Schmerz" aus „Schmerz[mittel]" den möglichen „reactions" zu. Dies deutet darauf, dass sie diese Textstelle beim ersten Lesen **nicht verstanden** hat. Sie zählt die Betreuung zuhause aber als etwas auf, das die Patientin nach der OP braucht bzw. tun sollte (AT_2: 237–239), kann diese Information also anwenden.

AT_9 wurde gefragt, warum die Patientin nicht mit dem Auto fahren dürfe. Dies beantwortet sie mit der verbotenen Teilnahme am Straßenverkehr:

B: [...] und nicht / nicht ähm (-) mit ähm (.) auto fahren oder so.
I: mhm (bejahend) genau. (-) und (.) warum darf die frau nicht auto fahren?
B: (--) ähm (--) wegen muss ähm (.) auto ähm (.) vier / vier und vierzig stunde (.) vorse / ähm (.) ähm (--) erster ähm (.) vierundvierzig stunde (-) ähm (-) zuhause sicher (--) [I: mhm (bejahend)] und darf in dieser zeit nicht aktiv ähm (-) oder stress ähm (-) ähm (unverständlich, verkehr?) (AT_9: 44–46)

Antworten aus Textstelle D

AT_3 (AT_3: 151–156) beantwortet die Frage 15 in erster Linie mit dem Ohnmachtsrisiko, aber ergänzt diese Begründung mit dem Blutungsrisiko als Beispiel für weitere, unvorhersehbare Risiken:

und ja kann auch sein viel blutung (xxx) und viele schlimme sachen kann passieren deswegen darf man nicht alleine (.) diese erste zwei / ähm (.) vierundzwanzig stunden bleiben (AT_3: 156)

Das Blutungsrisiko wird im Textteil „Ist mit Komplikationen zu rechnen?" (Merkle/Schlund 2018: 2) und in den Verhaltensweisen nach der OP („Bei Bauchschmerzen, Fieber (über 38 °C), stärkeren Blutungen oder anderen Beschwerden [...] informieren Sie bitte umgehend Ihren Arzt." (ebd.: 3) thematisiert. Das Ohnmachtsrisiko wird im Ausgangstext nicht erwähnt und stammt demnach aus dem Vorwissen der Probandin. AT_8 (AT_8: 88–90) vermutet als Grund Nebenwirkungen wie Fieber (ebd.: 3) oder Bluthochdruck (u. U. entnommen aus dem Anamnesebogen: „Besteht/Bestand eine Herz-Kreislauf-Erkrankung (z. B. [...] hoher Blutdruck)?" (ebd.: 3)):

> *vielleicht sie kann, ähm sie kriegt ein ähm (.) nebenw / nebenwirkung (.) [I: mh (bejahend).] wie fieber oder (.) ähm (.) ähm bluthochdruck oder (.) [I: mh (bejahend).] keine ahnung, ja?* (AT_8: 89)

Sie erkennt den im Text genannten Grund auch nicht nach Frage 16 und nochmaligem Lesen (AT_8: 92–95):

> [zuvor besprochen: Die Patientin darf nicht mit dem Fahrrad nach Hause]
> *I: Und ähm aus welchem grund?*
> *B: (--) ähm, ich habe das nicht verstanden (lacht)*
> *I: (lacht) aus welchem grund hast du nicht verstanden, oder / oder die frage?*
> *B: ja / ne die / (.) die text (.) [I: mh (bejahend).] warum sie muss (= darf) das nicht. [I: mh (bejahend) genau.]* (AT_8: 92–95)

Auch AT_5 ergänzt ihre Antwort auf Frage 15 um „Reaktion[en]" wie Blutungen (ebd.: 2, 3):

> *Ich glaube wegen der ähm Blutung [I: Mh (bejahend).] ja ich denke. Ja erste Tag ähm manche Reaktion ähm ähm (-) erschien? (-) oder, ähm oder wenn bewegt viele manche Blut [I: Mh (bejahend).] gehen, ja. Und es zu wenig Bewegung und Ruhe, ruhig seid [I: Mh (bejahend).] muss man ähm, ja.* (AT_5: 103)

AT_6 ergänzt ihre Antwort aus der Textstelle mit Kotextinformationen (Blutungen) und Weltwissen (Ohnmachtsrisiko):

> *B: ähm (.) ja, vielleicht (.) ähm (.) nach dem (.) ähm (.) eingriff, (.) die frau vielleicht sehr, sehr müde und (.) vielleicht ähm (.) zu viel stäkeren brüstungen (=stärkere blutungen) (.) und und dann (.) ähm (-) (fragt ihre tochter etwas) (-) zum beispiel wenn wir ähm (faltet die hände unterm kopf wie beim schlafen) (tochter: in ohnmacht?) in ohnmacht?* (AT_6: 120)

Antworten aus dem Vorwissen

AT_1 (Pos. 218) beantwortet Fragen 15 und 16 aus ihrem Vorwissen, indem sie vergangene Arztgespräche referenziert. Indem sie die Anekdote erzählt, antwortet sie korrekt, dass Trägheit aufgrund der Narkose auftritt. Ihr Verstehen und Anwenden der Textinformationen kann mit dieser Antwort aber nicht bewertet werden. AT_4 (Pos. 70, 75–76) wusste nicht, ob die Patientin beim Eingriff „Anästhesia" bekommt oder nicht. Sie gibt nach Rückfrage eine detaillierte Antwort und den Grund Konzentrationsfähigkeit, aber beantwortet beides aus ihrem Fachwissen, nicht aus dem Text heraus. Verstehen und Anwenden können also nicht bewertet werden. AT_3 (Pos. 151–156) und AT_6 (Pos. 120) ergänzen ihre Antworten mit dem Ohnmachtsrisiko. Das Ohnmachtsrisiko wird im Ausgangstext nicht erwähnt und stammt demnach aus dem Vorwissen der Probandinnen.

Antworten ohne Begründung

AT_7 kann Fragen 15, 16 und 16a nicht beantworten. Sie vermutet eine Gefahr für die Patientin, aber kann diese Gefahr nicht benennen (AT_7: 188–191, 195–198):

> *vielleicht ähm (-) ist es ähm (.) ein bisschen (.) ähm (--) gefährlich für sie. […] aber (.) ich hab keine ahnung, warum (--) vielleicht sie kann (.) ähm (--) eine / keine ahnung* (AT_7: 188–190)

AT_7 versteht diese Textstelle also nicht, kann sie aber anwenden (AT_7: 158).

7.2.5 Einflüsse auf die Akzeptanz von Verhaltenshinweisen (Ausgangstext)

In der Vergleichsgruppe (Kap. 7.3) wird ein Einfluss des Vorwissens auf die Akzeptanz einzelner Verhaltenshinweise deutlich. Um die Ergebnisse später gegenüberstellen zu können, werden auch die Ergebnisse der Zielgruppeninterviews präsentiert. In dieser Gruppe fallen die Ergebnisse zum Vorwissen geringer aus als in der Vergleichsgruppe. Eine Diskussion von Vorwissen und Akzeptanz folgt in Kap. 7.3 und 8.1. Im Ausgangstext lautete die Textstelle, auf die sich die Frage „Was soll Ihre Freundin tun, wenn sie nach der Operation Bauchschmerzen oder hohes Fieber bekommt?“ bezog, so:

> *Bei **Bauchschmerzen, Fieber (über 38° C), stärkeren Blutungen** oder anderen Beschwerden, auch wenn sie erst nach mehreren Tagen auftreten, informieren Sie bitte **umgehend** Ihren Arzt.* (ebd.: 3, Herv. i. O.)

Als **verstanden** wird interpretiert, wenn die Probandinnen wiedergeben können, dass der behandelnde Arzt bei starken Beschwerden sofort telefonisch informiert werden soll. Auch hier müssen zwei dieser Kriterien erfüllt sein:

- Behandelnder Arzt (nicht: Krankenhaus oder Notarzt)
- Bei starken Beschwerden
- Sofort
- Informieren (nicht: zum Arzt gehen)

Probandin	Interpretation	Grund
AT_1	nicht verstanden	Notarzt anrufen
AT_2	nicht interpretierbar	keine Fragen zum Textinhalt
AT_3	nicht interpretierbar	Frage nicht gestellt
AT_4	nicht interpretierbar	globales Textthema nicht verstanden
AT_5	verstanden	erst bei stärkeren Beschwerden Arzt anrufen
AT_6	nicht verstanden	ins Krankenhaus bzw. 112 anrufen

Probandin	Interpretation	Grund
AT_7	nicht verstanden	ins Krankenhaus
AT_8	verstanden	umgehend den Arzt anrufen
AT_9	verstanden	den behandelnden Arzt informieren

Tab. 7-7: Übersicht: Verstehen der Textstelle „umgehend Arzt informieren" (Zielgruppe, Ausgangstext)

Anhand dieser Textstelle, insbesondere in der Vergleichsgruppe, wird ersichtlich, wie Vorwissen oder Vorannahmen das Textverstehen hemmen können. Drei Probandinnen haben die Textstelle **verstanden** (AT_8: 104–105, AT_9: 57–61, AT_5: 118–119). AT_5 antwortet, die Patientin solle sich nicht aufregen. Da sie den Text sehr eingehend versteht, wird dies als Hinweis darauf ausgelegt, dass die Risikoaufklärung (Merkle/Schlund 2018: 2) hier Einfluss nimmt. Darin werden Blutungen, Nachblutungen und „Schmerzen im Bauchraum" (ebd.) als normal eingestuft. AT_5 führt aus, dass die Patientin ihren Arzt anrufen soll, wenn es schlimmer wird oder nicht weggeht (AT_5: 121, 119):

> *Aber ich, erst mal ich glaube, das ist normal, nicht viele Panik und ähm hören selbst. Ok das ist ähm gut oder nicht ähm nach der zweite, dritte Stunde ähm gibt es noch dauert und kann sie anrufen [I: Mh (bejahend), genau.]. Aber erste mal (unverständlich, nicht?) [I: Ja.] Ja, ein bisschen ruhig und hören was meine Körper sagt.* (AT_5: 121)

> *Ähm [I: Mh (bejahend)], ähm erst mal ähm nicht ähm ähm, nicht haben viele aufgeregt [I: Mh (bejahend).] aber wegen, ich denk, ähm wegen (unverständlich) kontrollieren ähm die Temperatur oder Schmerzen Situation und ähm es ähm steigt, steigt sehr Schmerzen und ähm rufen ihre Arzt oder, oder ja.* (AT_5: 119)

Drei Probandinnen haben die Textstelle **nicht verstanden**. Sie antworten entweder, die Frau solle ins Krankenhaus gehen oder den Notarzt anrufen (AT_6: 129–132, AT_1: 216, AT_7: 60). Die Antworten von drei der Probandinnen konnten nicht ausgewertet werden (AT_2: 246–251, AT_3: 140, AT_4: 77–78).

Die Informationen im Text wurden von drei Probandinnen nicht angewandt, z. B. weil sie abweichende Erfahrungen gemacht haben. Eine abweichende Erfahrung könnte z. B. ein Notfall nach einer Operation sein, der mit dem obenstehenden Hinweis nicht abgedeckt ist und in der Tat ein Fall für Notarzt und Krankenhaus wäre. Diese fehlende Deckung von Textinformationen und Vorwissen könnte zu Nichtakzeptanz der Textinformationen führen. AT_5 versteht den gesamten Text sehr gut und betont möglicherweise deshalb die nötige Stärke der Beschwerden.

7.2.6 Das globale Textthema im Zieltext

Wie in Kap. 5.8 analysiert, ist das Textthema die Gewebeentnahme am Gebärmutterhals, schwerpunktmäßig die Konisation am Gebärmutterhals. Die Aufklärung ist im Bereich der Krebsfrüherkennung anzusiedeln und wird nach einem auffälligen Pap-Abstrich durchgeführt. Das Textverstehen hängt mit der Frage „Warum wird die Konisation durchgeführt?“ zusammen, nimmt aber ggf. auch Bezug auf das übrige Interview. Folgende Textstellen sind für die Bewertung des Verstehens relevant:

> *Der Arzt hat einen Pap-Abstrich an Ihrem / Gebärmuttermund gemacht.* (ZT: 1)

> *Ein Labor hat diesen Abstrich untersucht. / Das Labor hat veränderte Zellen / gefunden.* (ZT: 1)

> *Der Arzt muss / die veränderten Zellen überprüfen. / Deshalb muss der Arzt eine Gewebe-Probe / oder mehrere Gewebe-Proben / nehmen. Gewebe-Proben sind kleine / Gewebe-Stücke aus Ihrem / Gebärmuttermund. Diese Stücke können / so klein sein, dass der Arzt ein Mikroskop / braucht.* (ZT: 1)

> *Manchmal reicht eine / Gewebe-Entnahme nicht. Oder die / Gewebe-Entnahme zeigt: Der Arzt muss / größere Stücke von Ihrem / Gebärmuttermund entfernen. Dann / macht der Arzt eine Konisation.* (ZT: 2)

Probandin	Interpretation	Grund
ZT_1	verstanden	Grund für die Konisation und Abgrenzung zu Pap-Abstrich verstanden
ZT_2	verstanden	Krebsfrüherkennung, Grund für die Konisation verstanden
ZT_3	verstanden	Krebsfrüherkennung am Gebärmuttermund als Grund für die Konisation
ZT_4	verstanden	Abgrenzung vom Pap-Abstrich zu Beginn schon, später auch Grund für die Konisation
ZT_5	verstanden	Grund für die Konisation verstanden
ZT_6	verstanden	Grund für die Konisation verstanden
ZT_7	nicht interpretierbar	Verstanden: Krebsfrüherkennung Nicht ersichtlich: Konisation als Operation, Abgrenzung vom Pap-Abstrich
ZT_8	nicht interpretierbar	Hält sich im Gruppeninterview zu sehr zurück für einen Gesamttexteindruck

Tab. 7-8: Übersicht: Verstehen des globalen Textthemas (Zielgruppe, Zieltext)

Die Schwierigkeit aus den Ausgangstext-Interviews, dass sich inkorrekte mentale Repräsentationen des globalen Textthemas nicht korrigieren lassen, gab es im Zieltext nicht. ZT_7s (ZT_7_1: 10) kurze Antwort auf Frage 5 „eine untersuchung, wo krebs ähm gibt" (ZT_7_1: 10) ist aufgrund der umliegenden Antworten im Interview nicht auf das Textthema auszuweiten. Sie versteht den Aspekt der Krebsfrüherkennung, aber ob sie die Konisation als Operation einordnen und vom Pap-Abstrich abgrenzen kann, ist hieraus nicht erkennbar. ZT_8 (Pos. 152–158) hat **nicht verstanden**, dass die Konisation ambulant durchgeführt wird. Dies wirkt sich auf die Anwendung der Informationen aus, im Interview insbesondere von Textteil 2. Da sie sich im Gruppeninterview zurückhält, kann nicht interpretiert werden, ob sie das Textthema darüber hinaus verstanden hat. Einzelne ihrer Antworten konnten ausgewertet werden. ZT_1 versteht das Textthema.

> *so wie ich verstanden habe er nimmt erst mal eine probe von den zellen* (ZT_1: 70) *und wenn die da eine also falsche zellen sehen oder verän-*

derte zellen sehen, dann nimmt er diese (unsicher:) konisation (lacht) und ähm wenn das bei einem mal nicht reicht, dann nimmt er das mehr mal (ZT_1: 72)

Zunächst nimmt ZT_1 mit *Probe* Bezug auf die Gewebeentnahme oder den Pap-Abstrich. Sie fasst zusammen, dass im Falle veränderter Zellen eine Konisation durchgeführt werden muss, ggf. auch mehrmals. Auch ZT_2 versteht das Textthema.

ähm ich denke ähm dass es ähm sie haben eine (...) zele / zellen (...) ähm und ähm sie wissen nicht, die zellen ist ähm schlecht ähm mit die krebs oder ähm nicht und ähm sie wollen ähm kleine ähm zellen / nicht zellen, kleine von haut ähm nehmen und dann ähm für labor schicken und ähm suchen das ist ähm krebs oder ähm welche / welche ist das. (ZT_2: 76)

Es gibt Zellen und die Ärzte wissen nicht, ob die Zellen gut- oder bösartig sind. Deshalb sollen Zellen entnommen werden, die dann ins Labor geschickt werden. ZT_2 stellt mit „von [der] haut“ einen Vergleich zur bekannteren Biopsie bei Hautkrebs auf.

Anders als aus der kurzen Antwort von ZT_7 kann aus ZT_3s Antwort und aus den umliegenden Antworten (s. u.) erschlossen werden, dass auch sie das Textthema **verstanden** hat.

I: ähm (.) haben sie aus dem text gelesen (.) aus welchem grund der arzt die konisation macht
B: (--) ja (.) für frauliche krankheit ja (.) gebärmuttermund
I: hm (.) genau (--) okay
B: und (.) krank kann (---) prä (.) kan (.) zerosee oder
I: präkanzerose genau (.) ja
B: ja (.) krebs ja (ZT_3: 37–42)

Es gibt eine „frauliche krankheit“ (ZT_3: 38) am Gebärmuttermund. Diese kann eine Präkanzerose bzw. Krebs sein (ZT_3:. 40, 42). Dies ist der Grund für die Konisation. ZT_4 versteht das Textthema zunächst nicht. Sie weiß, dass der Pap-Abstrich der Krebsfrüherkennung dient (ZT_4: 66) und kann den Pap-Abstrich von der Konisation trennen. Im folgenden Zitat fasst sie zusammen, dass der Abstrich alle sechs Monate stattfindet, aber die Konisation nur bei Bedarf:

> *B: (-) nein (.) normal (--) diese (--) diese stück (--) [Anm. SA: Abstrich] ähm (-) das machen jede sechs monate (.) normalerweise (-) ne (.) aber die operation (-) wenn ähm die frau hat eine problem (-) eine ähm soll sie ähm (-) diese operation machen* (ZT_4: 84)

Den Zusammenhang zwischen Abstrich und Konisation erarbeiten die Forscherin und ZT_4 zu Beginn des Interviews gemeinsam, sodass ZT_4 schließlich zusammenfassen kann:

> *B: das heißt (.) ähm (-) untersuchung (--) ähm untersuchung (--) ähm für ähm (--) kon / konisation (.) ist ähm (.) check up von (-) ähm mutter ähm (--) ähm (.) geb / gebärmutter (.) mund* (ZT_4: 144)

ZT_5 fasst zusammen:

> *B: (-) hm (bejahend) (-) ähm (-) ja (.) weil / weil die ähm (-) kleines stück (.) ähm (.) testergebnis nicht reicht ist (-) ähm (.) oder (.) die (.) ähm (.) veranderte zellen zu viel ist und (.) das ist ganz klar zur (.) ähm (.) entnehmen (.) ähm (.) dann (.) ähm (.) macht ähm (.) die arzt (.) ich glaube konisation. ich weiß nicht was bedeutet konisation (lacht), aber (.) was ich verstehe / (.) verstanden habe das (lacht)* (ZT_5: 36)

Die Gewebeentnahme, bei der ein kleines Stück Gewebe entnommen wird, hat demnach nicht gereicht oder die veränderten Zellen müssen entfernt werden und deshalb wird die Konisation durchgeführt. Sie hat das Wort *Konisation* nicht verstanden, aber der Grund für die Konisation ist klar und damit wird das Textthema als **verstanden** interpretiert. ZT_6 versteht das Textthema auch:

Ja, weil ähm ähm das Gewebe hat Probleme, ne? Ja, er will alles sauber machen, weil ähm, weil gesund [werden], ne? Besser [werden]. (ZT_6: 18)

ZT_6 spricht von „sauber machen“, welches sich denotative Aspekte mit „entfernen“ teilt: Unerwünschtes soll beseitigt werden. Das Gewebe hat Probleme, deshalb entnimmt der Arzt es. Später wird es im Labor mikroskopisch untersucht (Pos. 32). Das Gewebe soll wieder gesund werden.

7.2.7 Die Konisation als Untersuchung – und als Behandlung (Zieltext)

Wie auch im Ausgangstext wird die Konisation im Gesamttext als Untersuchung charakterisiert, z. B. durch die Bezeichnung als „Probe“ (s. Kap. 7.3, 8.2), durch die Verortung als Krebsfrüherkennung und durch die Beschreibung der möglichen Anschlussbehandlungen. Lediglich ein Absatz (der zweite der folgenden Zitate aus dem Zieltext) weist auf die Funktion als Behandlung hin. Vor diesem Hintergrund sind die Antworten auf die Frage „Ist die Konisation eine Untersuchung oder eine Behandlung?“ zu sehen. Die Frage betraf folgende Textstellen im Zieltext:

Der Arzt muss / die veränderten Zellen überprüfen. / Deshalb muss der Arzt eine Gewebe-Probe / oder mehrere Gewebe-Proben / nehmen. […] Manchmal reicht eine / Gewebe-Entnahme nicht. Oder die / Gewebe-Entnahme zeigt: Der Arzt muss / größere Stücke von Ihrem / Gebärmuttermund entfernen. Dann / macht der Arzt eine Konisation. Bei einer / Konisation entnimmt der Arzt auch / Gewebe. (ZT: 1)

Eine Konisation ist oft auch eine / Behandlung. Der Arzt entfernt viele / veränderte Zellen. So können die Zellen / sich nicht vermehren. Wenn der Arzt alle / veränderten Stellen sehen kann, dann / kann er oft alle veränderten Zellen / entfernen. Dann ist die Behandlung / fertig. (ZT: 2)

Manchmal erkennt das Labor aber: Der / Arzt hat nicht alle veränderten Zellen / entfernt. Dann brauchen Sie nach der / Gewebe-Probe vielleicht eine / Konisation. Oder Sie brauchen nach der / Konisation noch eine zweite Konisation. (ZT: 2)

Probandin	Interpretation	Grund
ZT_1	verstanden	beides
ZT_2	nicht verstanden	Untersuchung
ZT_3	nicht verstanden	Untersuchung
ZT_4	nicht interpretierbar	Interviewfrage nicht verstanden
ZT_5	verstanden	beides
ZT_6	verstanden	beides
ZT_7	nicht verstanden	Untersuchung
ZT_8	nicht verstanden	Untersuchung

Tab. 7-9: Übersicht: Verstehen der Textstellen zum Thema „Untersuchung oder Behandlung" (Zielgruppe, Zieltext)

ZT_3 (Pos. 58), ZT_7 (ZT_7_1: 21–25) und ZT_8 (Pos. 70–78) ordnen die Konisation als Untersuchung ein, ohne eine nähere Erklärung zu geben. Nuancen von Verstehen und Nichtverstehen zeigt ZT_2s Antwort (Pos. 109–121). Hier ist nicht sicher erkennbar, ob sie die Konisation **für eine Untersuchung oder eine Behandlung hält:**

ähm zuerst ähm untersuchen normale ohne diese ähm von haut und dann ähm mach ähm diese mit mit [...] konisation und dann ähm (lacht) deine behandlung (lacht) (ZT_2: 119, 121)

Also: Zuerst eine Untersuchung ohne Gewebeprobe, dann die Konisation und dann die Behandlung. An anderer Stelle sagt sie Folgendes:

die zuerst untersuchen und dann ähm sie ähm wissen, was die arzt muss ähm [behandeln] (ZT_2: 115)

Zuerst muss die Frau untersucht werden, damit die Behandlung festgelegt werden kann. Die Konisation wäre damit als Untersuchung eingeordnet. Ihre Aussagen werden als Beschreibung des breiteren Vorgehens, in das die Konisation eingebettet ist, interpretiert. Hier zeigt sich, dass ZT_2 ein gutes Verstehen vom Ablauf hat, allerdings nicht beachtet, dass die Konisation auch eine Behandlung sein kann, weshalb die hier erfragte Textstelle als **nicht verstanden** interpretiert wird. Für ZT_2, ZT_3, ZT_7 und ZT_8 gelten die Textstellen also als **nicht verstanden.** ZT_4 (Pos. 127–136) hat die Interviewfrage nicht verstanden, deshalb kann ihre Antwort nicht ausgewertet werden. ZT_1 (Pos. 122–123) hat die Textstelle **verstanden**. Sie sagt, die Konisation sei sowohl Untersuchung als auch Behandlung:

> *also selbst die konisation kann untersuchung als ähm auch behandlung sein, weil wenn das nicht so schlimm ist, könnte er mit diesen konisation die ähm zellen einfach ähm alle wegmachen. aber wenn das nicht reicht, dann müssen ähm operation denk ich folgen. aber ansonsten könnte der / diese konisation ähm untersuchung als auch behandlung sein* (ZT_1: 122)

ZT_5 hat die Textstelle **verstanden**, und zeigt dies mit folgender Erklärung:

> *beide kann sein (.) ähm (.) wenn ähm arzt die ganze (.) veränderte zellen nimmt, (.) dann das ist auch eine (.) behandlung (.) und ähm (.) wenn nicht, ähm (.) kann ähm in dem test ähm (.) das kann (.) ähm (.) verstehbar / es kann mehr als veränderte zellen gibt (-) dann noch einmal eine (.) ähm (.) konisation ähm (-) wird ähm gemacht, (-) dann ähm das ist auch eine behandlung* (ZT_5: 49–59)

ZT_5 identifiziert die Konisation korrekt sowohl als Untersuchung als auch als Behandlung. Dann zählt sie auf, in welchen Fällen die Konisation eine Behandlung sein kann: Wenn mit einem Mal alle veränderten Zellen entfernt wurden und wenn eine zweite Konisation durchgeführt wird, um verbleibende Zellen zu entfernen. Sie nutzt für ihre Antwort also Informationen aus verschiedenen Textstellen (oben gelistet). ZT_6 (Pos. 25–27) führte als Grund für die Konisation bereits das Entfernen von Gewebe, also die Behandlung, an:

> *Ja, weil ähm ähm das Gewebe hat Probleme, ne? Ja, er will alles sauber machen, weil ähm, weil gesund geworden, ne? Besser geworden.* (ZT_6: 18)

Die Frage zu Behandlung oder Untersuchung wurde daraufhin so gestellt:

> *Du hast jetzt gerade gesagt, der Arzt möchte die Frau damit behandeln, ne? Also, er möchte die Krankheit entfernen. [B: mh (bejahend).] Kann die Konisation auch dazu da sein, um eine Krankheit nur zu finden?* (ZT_6: 21)

Hierauf antwortet sie, dass das entnommene Gewebe im Labor mikroskopisch (unter der Lupe) untersucht wird:

> *ja muss diese ähm (3 Sek.) ähm Kegels nimmt, muss nach / im / ja im Lupe [I: Mh (bejahend), ins Labor, mh (bejahend).] gucken (--), ja* (ZT_6: 22)

ZT_6 weiß: Gewebe wird entnommen, um das problematische Gewebe zu entfernen und die Stelle so zu heilen (ZT_6: 18). Sie weiß aber auch: Das Gewebe muss untersucht werden (ZT_6: 22). Diese Textstelle kann also als **verstanden** interpretiert werden. Allerdings hat sie an dieser Stelle große Schwierigkeiten, über die Textinhalte zu sprechen. Die Anwendbarkeit ist also eingeschränkt.

Sowohl im Ausgangs- als auch im Zieltext ist die Information schwer verständlich, was man nicht nur an der geringen Anzahl korrekter Antworten erkennt, sondern auch an der Unsicherheit, mit der geantwortet wird. Der Zieltext ermöglicht allerdings zuverlässiger eine Evaluation von *verstanden* und *nicht verstanden*, wobei im Ausgangstext häufiger nicht interpretiert werden konnte. Während der Inhaltsanalyse war es diese Textstelle im Ausgangstext, die zum ersten Mal nahelegte, dass der Zieltext insgesamt besser anwendbar sein könnte als der Ausgangstext. Es ist möglich, dass die sprachlichen und visuellen Eigenschaften des Zieltextes ein Behalten, Nachlesen und Orientieren erleichtern, während der Ausgangstext solche Anhaltspunkte in geringerem Maße bietet, was im Interview das Arbeitsgedächtnis der Probandinnen belastet. Diese Vermutung erhärtete sich während der Analyse auch an anderen Textstellen.

7.2.8 Nachsorge und Weiterbehandlung (Zieltext)

Die Kontextualisierung der Frage „Ist die Behandlung nach der Konisation zu Ende?" erfolgte in Kap. 7.2.3. Der Zieltext macht folgende Aussagen zu den Ereignissen nach der Konisation:

> *Wenn der Arzt alle / veränderten Stellen sehen kann, dann / kann er oft alle veränderten Zellen / entfernen. Dann ist die Behandlung / fertig.* (ZT: 2)

> *Das Labor untersucht / die Gewebe-Probe. [...] Der / Arzt entscheidet dann mit Ihnen: Diese / Behandlung brauchen Sie jetzt.* (ZT: 2)

> *Oder Sie brauchen nach der / Konisation noch eine zweite Konisation.* (ZT: 2)

> *Manchmal erkennt das Labor: Der Arzt / muss viel Gewebe entfernen. Dann muss / der Arzt Sie noch einmal operieren.* (ZT: 2)

> *Vielleicht muss der Arzt auch / noch andere Behandlungen machen.* (ZT: 2)

> *Der Arzt muss immer noch regelmäßig / Abstriche an Ihrem Gebärmuttermund / machen.* (ZT: 2)

Probandin	Interpretation	Grund
ZT_1	verstanden	Nachuntersuchung
ZT_2	verstanden	doppelte Konisation, weitere mögliche Behandlungen (hier: Operationen)
ZT_3	verstanden	Nachuntersuchung, doppelte Konisation
ZT_4	verstanden	Nachuntersuchung
ZT_5	verstanden	Befund abwarten, Behandlung planen
ZT_6	verstanden	Befund abwarten, Behandlung planen, doppelte Konisation
ZT_7	verstanden	Befund abwarten, Behandlung planen, Weitere mögliche Behandlungen (hier: Operationen)
ZT_8	nicht interpretierbar	antwortet im Gruppeninterview nicht selbst

Tab. 7-10: Übersicht: Verstehen der Textstellen zum Thema Nachsorge und Weiterbehandlung (Zielgruppe, Zieltext)

ZT_1 (Pos. 125–131) versteht, dass auch nach einer erfolgreichen Behandlung weiter kontrolliert werden muss, falls sich weitere Zellen bilden. ZT_3 gibt wieder, dass eine zweite Konisation möglich ist (ZT_3: 59–62) und dass die Frau in jedem Fall zu den Nachuntersuchungen gehen soll (ZT_3: 64). Auch ZT_4 (Pos. 134) versteht, dass zumindest Nachuntersuchungen – sie sagt dazu „Check-Up“ – folgen müssen. ZT_5 (Pos. 51–53) sagt, die Patientin müsse auf den Befund warten, bevor eine Entscheidung zur weiteren Behandlung getroffen werden kann. Auch ZT_6 (Pos. 27–29) sagt, man müsse erst „erst hundert Prozent“ (ZT_6: 28) wissen. Dann könne man die weitere Behandlung, z. B. eine zweite Konisation, planen (ZT_6: 30). ZT_7 sagt, die Behandlung müsse individuell geplant werden:

> *das ist unterschiedlich. also wenn, ähm der arzt muss eine / ein plan machen oder eine ähm personliche behandlung für jeden patient / patient (.) ähm (.) ob er / ob er operiert werden ähm braucht [I: mhm (bejahend)] oder soll oder nicht* (ZT_7_1: 8)

Die Nachuntersuchungen bezieht sie in ihre Antwort nicht von allein ein, reagiert aber mit Zustimmung auf die Ergänzung durch die Interviewerin. Bei diesen sechs Frauen wird die Textstelle demnach als **verstanden** interpretiert. ZT_2 (Pos. 89) weiß, dass die Konisation u. U. zweimal durchgeführt werden muss. Dies erwähnt sie schon, als sie den Grund für die Konisation nennt. Sie beantwortet aus dem Vorwissen:

> *ich denke, wann es schlechte, sie mussen ähm eine operation machen und ähm dann ähm es ist ähm wann ist krebs ich denke sie nimmt ähm immer medikamente* (ZT_2: 127)

Wenn es bösartige Zellen sind, muss operiert werden und im Falle von Krebs müssen Medikamente genommen werden. Dies entspricht nicht den Informationen im Text. Eine medikamentöse Krebsbehandlung wird hier nicht erwähnt. Die Operation wird in diesem Zusammenhang erwähnt:

> *Manchmal erkennt das Labor: Der Arzt / muss viel Gewebe entfernen. Dann muss / der Arzt Sie noch einmal operieren.* (ZT: 2)

ZT_2 weiß also, dass die Behandlung weitergeht. Die doppelte Konisation und die Operation stehen im Text, aber die Medikamente nennt sie aus dem Vorwissen. Mit dieser Einschränkung zeigt ZT_2 ein angemessenes Textverstehen, das offenbar zu ihrem Vorwissen passt. Auch für sie wird die Textstelle daher als **verstanden** interpretiert. ZT_8 (Pos. 82–85) stimmt im Gruppeninterview zwar einer korrekten Antwort zu, antwortet aber nicht selbst auf diese Frage. Da so nicht bestimmt werden kann, ob sie die Textstelle mit oder ohne Erklärung verstanden hat, kann ihre Antwort nicht gewertet werden.

Nicht alle untersuchten Patientinnen müssen weiter behandelt werden. In diesen Fällen sind aber dennoch Nachuntersuchungen wichtig. Die meisten Probandinnen konzentrierten sich auf die Weiterbehandlung. Daraus lässt sich aber nicht ableiten, dass die Probandinnen nicht verstanden haben, dass die Patientinnen noch zur Nachuntersuchung müssen, sondern eher auf eine Fokussierung durch die gestellte Frage: Ja, die Behandlung kann weiter gehen, und zwar in diesen Fällen.

Im Ausgangstext konnte die vorliegende Interviewfrage zwei Probandinnen nicht gestellt werden, eine verstand sie nicht, und zwei konnten keine inhaltlichen Fragen gestellt bzw. diese nicht ausgewertet werden. Diese Schwierigkeit bestand in den Zieltextinterviews nicht. Dies erhärtet die Vermutung aus Kap. 7.2.7, dass der Ausgangstext schwer anwendbar ist und kombiniert mit dem auf Deutsch geführten Interview die Arbeitsgedächtniskapazität mehrerer Probandinnen übersteigt.

7.2.9 Verstehen und Anwenden von Verhaltenshinweisen (Zieltext)

Die Tabelle zeigt die von den einzelnen Probandinnen auf Frage 14 „Was sollte die Frau nach der Operation nicht tun?" geantworteten Textinhalte. Die Textinhalte sind nummeriert – die Legende findet sich unter der Tabelle. Die Spalte rechts zeigt an, wie viele Probandinnen den betreffenden Inhalt genannt haben. Fett gedruckt sind die Fragen, die in diesem Abschnitt weiter diskutiert werden. Schwarz unterlegt sind die Antworten der Probandinnen, die genannt, aber nicht verstanden wurden.

	ZT_1	ZT_2	ZT_3	ZT_4	ZT_5	ZT_6	ZT_7	ZT_8	
1	x	x	x	x	x	x	x		7
2					x	x			2
3				x		x	x		3
4		x		x		x	x		4
5					x		x		2
6		x		x		x			3
7		x		x		x			3
8						x			1
9	x	x	x	x				x	5
10		**x**	**x**	**x**	**x**	**x**	**x**	**x**	7
11		**x**		**x**	**x**	**x**	**x**		**5**
12			x	x		x			3
13	x				x				2
14		x		x	x	x	x		5

Tab. 7-11: Übersicht: aus Behalten oder Nachlesen genannte Verhaltenshinweise (Zielgruppe, Zieltext)

1: Anstrengungen meiden
2: Arzt rufen bei Bauchschmerzen, hohem Fieber, Blutungen oder anderen Beschwerden
3: keine Tampons
4: Verzicht auf Geschlechtsverkehr
5: Verzicht auf Vollbäder
6: keine Sauna-Besuche
7: keine Schwimmbad-Besuche
8: Nachuntersuchung regelmäßig wahrnehmen
9: von einer erwachsenen Person abholen lassen
10: Betreuung zu Hause für 24 Stunden
11: keine aktive Teilnahme am Straßenverkehr
12: keine gefährlichen Tätigkeiten durchführen
13: keine wichtigen Entscheidungen treffen
14: keinen Alkohol trinken

Das Konzept „baden" bezogen zwei der Probandinnen auch auf das Duschen bzw. Waschen (ZT_7_1: 34–36, ZT_5: 6–10), was zu einer verminderten Anwendbarkeit dieser Textinformation führte. Dies zeigt markant das Beispiel aus dem Interview mit ZT_5, in dem ZT_5 sich insbesondere fragt, wie lange eine Patientin nicht duschen darf:

> *zum beispiel bis zum nach (.) untersuchung (-) [I: hm (bejahend)] ähm (.) nachuntersuchung in wie viele tagen. (.) zum beispiel Sie brau / ähm (.) Sie ähm (.) Sie haben e e e empfohlen, (.) die (.) patientinnen oder patienten keine duschen (lacht)*
> *I: genau, ja. (.) nicht baden, genau (.) hm (bejahend)*
> *B: ja. (.) nicht baden*
> *I: genau. (.) also es / sie darf / sie darf duschen, (.) aber sie darf sich nicht in eine badewanne setzen.*
> *B: ah, ach so* (ZT_5: 6–10)

In einer realen Situation könnte dies zu Szenarien führen, in denen Frauen unnötige Sicherheitsvorkehrungen treffen – wie der Verzicht auf das Duschen. Dieses Missverstehen geschah im Ausgangstext beim Wort „Vollbad" nicht.

ZT_3 (Pos. 94–99) und ZT_4 (Pos. 200–202) nannten insbesondere auch folgende Erklärung für „gefährliche Tätigkeiten“:

> *Sie dürfen zum Beispiel kein Holz sägen. Und Sie dürfen zum Beispiel keinen Hammer benutzen.* (ZT: 3)

ZT_4 sagt dazu:

> *normalerweise (-) äh (-) nicht so viele frauen (.) benutzen (.) hol / das (.) äh hol / säge (--) säge (.) oder hobel* (ZT_4: 200–202)

ZT_5 hat diese Textstelle nicht von allein erwähnt, sondern wird von der Forscherin darauf angesprochen. Sie sagt, ihr sei die Textstelle nicht besonders aufgefallen, aber in ihrer Erklärung schreibt auch sie die Information zumindest nicht der Lebenswelt von Frauen in der Türkei zu:

> *das ist bisschen ähm (.) fremden bei uns, (.) aber in deutschland, das ist ganz normal (lacht)* (ZT_5: 106)

ZT_3 hebt hervor, dass sich ihr diese Textstelle besonders eingeprägt hat: „es kann in meinem kopf einfach bleiben“ (ZT_3: 99). ZT_2 (Pos. 211) hat „Holz sägen und hammern“ **nicht verstanden** und ZT_5 (Pos. 138) musste „sägen“ nachschlagen (für eine Diskussion von Geschlechterrollen im Rahmen dieser Textstelle vgl. Ahrens 2023b).

Die Beantwortung dieser Frage hängt auch mit den in Tab. 7-11 gezeigten aufgezählten Verhaltenshinweisen zusammen. Hier wurde besonders häufig genannt, sich nicht anzustrengen (Nummer 1) und sich zuhause betreuen zu lassen (Nummer 10). Eine höhere Zahl an Nennungen könnte darauf hindeuten, dass der Hinweis im Kotext wiederholt, also öfter zum Verstehen des Kotexts abgerufen werden muss. Es könnte aber auch auf eine Passung zum Vorwissen der Probandinnen hindeuten. In Textstelle A, auf die sich die o. g. Fragen im Kern bezogen, wird z. B. der Verhaltenshinweis „zuhause betreuen lassen“ mehrfach genannt:

A:
Sie haben Beruhigungsmittel / [...] / bekommen. Diese Mittel machen Sie / müde. Sie können nicht so gut reagieren. / Deshalb: Lassen Sie sich von einer / erwachsenen Person abholen. Eine / andere Person muss zuhause auf Sie / aufpassen. Bitte bleiben Sie 24 Stunden / lang nicht alleine zuhause. (ZT: 3)

In Textstelle B wird der Hinweis „Anstrengungen meiden" genannt, welchen die Leserin später mit dem semantisch benachbarten Hinweis „Radfahren" (Textstelle C) in Verbindung gebracht wird:

B:
Am Tag der Operation: *Bitte strengen / Sie sich nicht an. Zum Beispiel: Machen / Sie keinen Sport. Rennen Sie nicht.* (ZT: 2)

C:
Für 24 Stunden nach der Operation */ dürfen Sie nicht am Straßenverkehr / teilnehmen. Fahren Sie nicht mit dem / Fahrrad.* [...] (ZT: 3)

Die korrekte Antwort auf die Fragen 15, 16 und 16a ist in Textstelle A zu finden. Insbesondere für die Fragen 16 und 16a sind aber auch Antworten aus den Textstellen B und C korrekt. Die Informationen werden korrekt **verstanden** und **angewandt**, aber aus unterschiedlichen Gründen (vgl. Tab. 7-12). Diese Gründe werden im Folgenden dargelegt, gefolgt von Begründungen aus dem Vorwissen und zwei Fällen, in denen das Verstehen nicht beurteilt werden kann.

Probandin	Textstelle A	Textstellen B und C: Kotext	Vorwissen	Interpretation	anwenden
ZT_1				nicht interpretierbar	ja
ZT_2				nicht interpretierbar	ja
ZT_3	ja		ja	verstanden	ja
ZT_4	ja		ja	verstanden	ja
ZT_5	ja	ja	ja	verstanden	ja
ZT_6	ja			verstanden	ja
ZT_7		ja	ja	verstanden	ja
ZT_8			ja	nicht verstanden	ja

Tab. 7-12: Übersicht: Bezugnahme auf Textstellen/Vorwissen und Verstehen der Verhaltenshinweise (Zielgruppe, Zieltext)

Antworten aus der Textstelle A

ZT_3 (Pos. 103, 105) antwortet, die Patientin könne nicht allein bleiben, weil sie Beruhigungsmedikamente bekommen hat, die Neben- bzw. Nachwirkungen haben können:

> *(--) äh viel ähm (-) jedes operation (.) ähm werden mir vielleicht eine (-) ähm medikamente bekommen (.) für (.) ruhig bleiben (.) ja deswegen es hat einige wirkung machen oder etwas* (ZT_3: 103) *deswegen man kann nicht einfach alleine (.) zu hause bleiben* (ZT_3: 105)

Auch ZT_4 (Pos. 186) nennt die Betäubungsmittel als Grund und kennt auch den Zeitraum der Wirkung:

> *und sie braucht ähm (-) ähm jemand / jemand ähm (-) bei ihr bleiben wenn sie draußen oder zu hause (-) vielleicht sie braucht etwas (--) weil ähm (.) sie hat im / im (-) operation (-) eine (-) be / betäubungs (.) mittel (--) ähm (--) ge / genommen (ZT_4: 186) nach der (.) operation sie*

braucht vierundzwanzig stunden (-) ähm (-) bis die (-) ähm (.) betäubung (-) ähm draußen (--) von ihr körper (ZT_4: 204)

Sie ergänzt diese Informationen mit ihrem Vorwissen um ein Ohnmachtsrisiko in Verbindung mit den Medikamenten (ZT_4: 205–207). ZT_5 führt Elemente aus ihrem Vorwissen als Gründe für das das Radfahrverbot an, aber gibt auf Nachfrage wieder, dass die Medikamente einen Einfluss auf die Fahrtüchtigkeit haben:

I: und ähm (.) warum darf sie auch überhaupt gar nicht am straßenverkehr teilnehmen? (.) also auch nicht auto fahren oder (.) roller (.) oder so (ZT_5: *89)*
B: [...] man kann nicht ganz genau (-) denken wegen diesen ähm (.) medikamenten (-) ähm deswegen das kann gefährlich sein (-) ähm auto zu fahren oder (.) im straßenverkehr man kann bisschen (.) ähm (-) nicht ganz klar denken (ZT_5: 90)

ZT_5 hat Textstelle A somit **verstanden** und kann die darin enthaltene Information anwenden. ZT_6 (Pos. 48) hat Schwierigkeiten, sich auszudrücken, aber führt die Informationen auch auf die Betäubungs- und Schmerzmittel zurück:

Ich bin ähm (5 Sek.) ähm nach der Operation nach ähm ähm (5 Sek.) Betäubungsmittel ähm ja (--) kann nicht alleine bleiben, braucht jemanden mit, mit, ne? [I: Mh (bejahend).] und ähm (5 Sek.) kann nicht ähm Autofahren oder Fahrradfahren, weil ähm er ist nicht so gut, ne? [I: Mh (bejahend).] Nach der Operation (Sek.) wegen ähm ähm Getäub/, Getäubungsmittel, ne? [I: Mh (bejahend).] Und ähm Schmerzenmittel, ja weil/ (3 Sek.) Braucht jem/, mit jemand bleiben (ZT_6: 48)

Diese vier Antworten sind als Wiedergabe der Textstelle A zu identifizieren und die Informationen somit als **verstanden** und **angewandt**.

Antworten aus dem Kotext in Textstellen B und C

Neben der Textstelle A über die Trägheit durch Medikamente gibt es in Textstellen B und C die Informationen, dass die Frau nicht aktiv am Straßenverkehr teilnehmen darf (s. o.) und sich nach der Operation für 24 Stunden ausruhen soll.

Beide Informationen werden von ZT_7 als Antworten angeführt:

> *sie muss kein fahrrad fahren [I: mhm (bejahend)] und kein ähm auf die straßeverkehr* (ZT_7_2: 9)

> *also fahrradfahren vielleicht ähm weil ähm (.) das ist so wie sport* (ZT_7_2: 11)

Sie gibt den Faktor der Medikamente nicht wieder, **versteht** aber die Kotextinformationen aus B und C, ergänzt diese mit Vorwissen und könnte auf dieser Basis die angemessene Entscheidung treffen, nicht am Straßenverkehr teilzunehmen (**anwenden**).

Auch ZT_5 nennt das Vermeiden von Anstrengungen in Bezug auf das Radfahren schon als sie aufzählt, was die Patientin nach der Operation nicht machen soll, nutzt den Kotext aus Textstellen B und C also ebenfalls als Begründung:

> *darf nicht (.) auto fahren (lacht) oder (.) fahrrad fahren oder (.) strengen / anstrengen / sich anstrengen* (ZT_5: 72)

Antworten aus dem Vorwissen

ZT_3 ergänzt ihre auf Textstelle A bezogene Antwort um den Hinweis, dass die Frau sich beim Radfahren nicht einfach legen oder setzen kann (ZT_3: 115) und nennt die Covid-19-Pandemie als Risiko (ZT_3: 113). ZT_4 ergänzt ihre ebenfalls auf Textstelle A bezogene Antwort mit einem Ohnmachtsrisiko (ZT_4: 205–207). ZT_5 (Pos. 86) fügt zu ihrer auf Textstellen B und C bezogene Antwort hinzu, Radfahren sei nicht „stabil“, könne vielleicht Blutungen[17] verursachen und der Sattel könne u. U. Entzündungen[18] verursachen. ZT_7 vermutet Schmerzen durch die körperliche Aktivität beim Radfahren (ZT_7_2: 11) und Stress beim Autofahren (ZT_7_2: 13). Nur ZT_8 (Pos. 129–135) antwortet vollständig aus dem Vorwissen und vermutet ein Ohnmachtsrisiko.

Antworten ohne Begründung

ZT_2 (Pos. 193) kann diese Information anwenden: Sie zählt „nicht allein bleiben" als etwas auf, das die Frau nach der OP vermeiden soll:

> *nicht ähm verkehrsmittel ähm nehmen und ähm nicht ähm mit fahrrad fahren ähm und ähm ähm die erste vierund ähm zwanzig ähm stunden ähm nicht alkohol trinken und nicht alleine bleiben. sie müssen ähm erwachsene mit / mit ähm ihn und ähm ruhe nach die ähm operation* (ZT_2: 193)

Sie gibt dafür keine Begründung an. ZT_1 (Pos. 196) nennt für das verbotene Radfahren, dass die Frau abgeholt werden soll, nennt aber auch keine Gründe dafür. Das Verstehen dieser Textstelle ist demnach für ZT_1 und ZT_ 2 nicht bewertbar, aber die Anwendbarkeit kann für beide bestätigt werden (s. Tab. 7-12).

7.2.10 Akzeptieren der Verhaltenshinweise (Zieltext)

Die Analyse der Vergleichsgruppe in Kap. 7.3 zeigt einen Einfluss des Vorwissens auf die Akzeptanz des nachstehenden Verhaltenshinweises. Die Ergebnisse für die Zielgruppe sollen deshalb in Kürze dargelegt werden, um

17 Für den Zieltext wird keine Textstelle D definiert. Textstelle D ist im Ausgangstext ein Grund dafür, nicht allein zu bleiben. Lediglich ZT_5 verweist für den Zieltext auf Blutungen, aber als Folge des Radfahrens. Dies ist wiederum keine Textinformation, sondern stammt aus ihrem Vorwissen.

18 Dies ist eine Interpretation von „mikrobik" in folgendem Zitat: „*fahrradfahren ist ni / ist nicht so stabil, ähm (.) dass ähm kann ähm (-) blutung verursachen (.) / verursacht blutungen (-) oder ähm (.) kann auch ähm (-) ähm zum beispiel bisschen ähm (-) mikro / mikrobik sein (lacht) (.) ähm sie sitzen auf einem ähm (.) wie heißt das? (lacht)*" (ZT_5: 86)

einen späteren Vergleich zu ermöglichen. Die Interviewfrage bezog sich auf folgende Stelle im Zieltext:

> ***In den Tagen nach der Operation:*** *Sie / bekommen Bauchschmerzen oder Sie / bluten stark? Oder Sie haben Fieber über / 38 Grad? Dann rufen Sie Ihren Arzt sofort / an.* (ZT: 3)

Für die Interpretation als *verstanden* müssen zwei dieser Kriterien erfüllt sein:

- Behandelnder Arzt (nicht: Krankenhaus oder Notarzt)
- Bei starken Beschwerden
- Sofort
- anrufen

Fünf Probandinnen haben diese Textstelle **verstanden**. Sie sagen, die Patientin solle ihren behandelnden Arzt anrufen[19].

Probandin	Interpretation	Grund
ZT_1	nicht interpretierbar	im Gruppeninterview nicht geantwortet
ZT_2	verstanden	Arzt anrufen
ZT_3	verstanden	behandelnden Arzt anrufen
ZT_4	verstanden	behandelnden Arzt anrufen
ZT_5	verstanden	sofort behandelnden Arzt anrufen
ZT_6	verstanden	sofort Arzt anrufen
ZT_7	nicht verstanden	sofort zum Arzt gehen
ZT_8	nicht verstanden	Vorwissen bei mangelndem Textverstehen

Tab. 7-13: Übersicht: Verstehen der Textstelle „sofort Arzt anrufen" (Zielgruppe, Zieltext)

Zwei Probandinnen haben diese Textstelle **nicht verstanden**. ZT_7 (ZT_7_2: 15) antwortet, die Frau „muss sofort ähm zum arzt gehen". Sie hat demnach den zeitlichen Aspekt verstanden, aber nicht den Anruf-Aspekt. ZT_8 dachte,

19 ZT_2: 202–203, ZT_3: 120–124, ZT_4: 213–214, ZT_5: 80, ZT_6: 54

es handle sich um einen stationären Aufenthalt und die Patientin würde sich daher mit ihren Beschwerden an die Pflegerinnen vor Ort wenden (ZT_8: 152–158). Sie hat die Frage demnach aus dem Vorwissen beantwortet. Das Verstehen dieser Textstelle kann für ZT_1 nicht bewertet werden, da nur ZT_2 (Pos. 202–203) auf diese Interviewfrage geantwortet hat.

7.3 Ergebnisse ausgewählter Leitfaden-Items in der Vergleichsgruppe

In diesem Abschnitt werden die Ergebnisse der Vergleichsgruppe für die unter Kap. 7.2 angeführten Fragen dargelegt. Das Verstehen von Ausgangs- und Zieltext war hier i. d. R. nicht behindert (s. hingegen Ahrens/Maaß 2024 für das (Nicht)Anwenden des Fragebogens und nicht (Nicht)Akzeptanz des Zieltextes).

7.3.1 Das globale Textthema im Ausgangstext

In der Vergleichsgruppe verstanden alle Probandinnen das Textthema. Genannte Gründe für die Konisation sind in Tab. 7-14 aufgeführt:

Probandin	Interpretation	Grund
V_AT_1	verstanden	Auffälligkeiten beim Routineabstrich genauer untersuchen (Pos. 17–18)
V_AT_2	verstanden	um nach einer Gewebeentnahme krankes Gewebe zu entfernen oder eine größere Probe zu entnehmen (Pos. 25–26)
V_AT_3	verstanden	aufgrund von Zellveränderungen, die sich nicht weiterentwickeln dürfen bzw. um Proben zu entnehmen und die veränderten Zellen als gut- oder bösartig zu bestimmen (Pos. 5–7)
V_AT_4	verstanden	für die Krebsfrüherkennung: Im Abstrich waren auffällige Zellen und jetzt muss eine Konisation oder Gewebeentnahme gemacht werden (V_AT_4_1: 15–21)

Probandin	Interpretation	Grund
V_AT_5	verstanden	erkennen von verändertem, möglicherweise bösartigem Gewebe (Pos. 11–14)

Tab. 7-14: Übersicht: Verstehen des globalen Textthemas (Vergleichsgruppe, Ausgangstext)

Einzig V_AT_3 war sich in ihrer Antwort unsicher:

> *das ist ja weil irgendwelche ähm (-) das mach ich / jetzt blamier ich mich garantiert wieder (-) weil da irgendwelche veränderungen oder (-) zysten oder irgendwas so was wie / oder ne veränderung da ist, die eventuell auf eine (-) krebs (.) ähm erkrankung hindeuten könnte* (V_AT_3: 6)

V_AT_4 (V_AT_4_2: 2) sagt, dass man erst spät erkannt hat, worum es im Ausgangstext geht. V_AT_2 (Pos. 14, 82) und V_ZT_5 (Pos. 4, 24) weisen darauf hin, dass *Konisation* zu spät erklärt wird. V_AT_3 (Pos. 4) nutzte das Bild am Ende von Seite 1, um zu erfahren, was eine Konisation ist.

7.3.2 Die Konisation als Untersuchung und als Behandlung (Ausgangstext)

In der Vergleichsgruppe trat der unerwartete Fall auf, dass die Denotation, also die Grundbedeutung, der deutschen Termini *Untersuchung* und *Behandlung* nicht ausreichend bekannt war. Dies zeigt die Fachprägung dieser beiden Termini, speziell den Unterschied zwischen diesen Wörtern in der Standardsprache und in der medizinischen Fachsprache.

Probandin	Interpretation	Grund
V_AT_1	verstanden	beides
V_AT_2	verstanden	beides
V_AT_3	nicht verstanden	Behandlung
V_AT_4	nicht verstanden	Untersuchung
V_AT_5	verstanden	beides

Tab. 7-15: Übersicht: Verstehen der Textstellen zum Thema „Untersuchung oder Behandlung" (Vergleichsgruppe, Ausgangstext)

Drei Probandinnen haben diese Information verstanden[20], zwei nicht (V_AT_3: 14–16, V_AT_4_1: 28). V_AT_4 stuft die Konisation als Untersuchung ein (V_AT_4 _1: 28). V_AT_3 bezeichnet Behandlungen als invasiv und Untersuchungen als nicht-invasiv:

> *es ist ja ne behandlung, weil ne untersuchung ist ja immer nur ähm (-) erst mal zu gucken (.) ist da was? (.) was ist da? (.) und ne behandlung ist dann ja wirlich, wenn da ge / wenn was ist, was / das, was gemacht wird (--) [I: mhm (bejahend)] [...] also (.) behandlung ist ja wirlich immer so, dass man aktiv etwas unternimmt am körper (.) oder (.) an (.) sonstigen sachen. (-) und untersuchung ist erst mal nur, um festzustellen, (.) ob man (.) behandeln muss* (V_AT_3: 14–16)

Damit stuft sie die Konisation als Behandlung ein, da Gewebe entnommen und damit ein invasiver Eingriff durchgeführt wird. V_AT_3 missversteht die Information aufgrund von fehlendem fachsprachlichen Vorwissen – ein Aspekt der Fachsprachenbarriere. Die Probandinnen der Vergleichsgruppe machen in Ausgangs- und Zieltext eine fehlerhafte Dichotomie zwischen *Untersuchung* und *Behandlung* auf, die eine Überschneidung dieser beiden Termini von vornherein ausschließt. Eine *Behandlung* wird mit einem invasiven Eingriff gleichgesetzt, und eine Untersuchung mit einem nichtinvasiven „Blick auf den Körper".

7.3.3 Nachsorge und Weiterbehandlung (Ausgangstext)

Vier Probandinnen der Vergleichsgruppe haben verstanden, ob und wie die Behandlung nach der Konisation weitergehen kann[21]. V_AT_3 wird diese Frage nicht gestellt, da sie im Kontext von Behandlung vs. Untersuchung schon von der Interviewenden beantwortet werden musste (V_AT_3: 21). Folgende Ereignisse wurden von den Probandinnen genannt:

20 V_AT_1: 30, V_AT_2: 26, 48, V_AT_5: 20

21 V_AT_1: 32, V_AT_2: 48, V_AT_4_1: 28, 34, V_AT_5: 22

Probandin	Interpretation	Grund
V_AT_1	verstanden	Nachuntersuchung, doppelte Konisation
V_AT_2	verstanden	doppelte Konisation
V_AT_3	nicht interpretierbar	Frage nicht gestellt
V_AT_4	verstanden	Befund abwarten, weitere mögliche Behandlungen
V_AT_5	verstanden	Befund abwarten, weitere mögliche Behandlungen

Tab. 7-16: Übersicht: Verstehen der Textstellen zum Thema Nachsorge und Weiterbehandlung (Vergleichsgruppe, Ausgangstext)

V_AT_4_1 sieht die Konisation als nicht wiederholbar an:

> *da stand ja auch drin das konnte nicht / dann nochmal durchgeführt werden ähm (--) und deswegen denke ich eher ne untersuchung* (V_AT_4_1: 28)

Diese Information hat sie vermutlich der Bemerkung zu den Laser- und Kälteverfahren entnommen und inkorrekt behalten:

> *In manchen Situationen [...] ist es auch möglich [...] mit Laser- oder Kälteverfahren das befal- / lene Gewebe am Muttermund zu zerstören. Eine erneute / Gewebeuntersuchung ist bei diesem Vorgehen nicht mög-/ lich.* (Merkle/Schlund 2018: 1)

Zur Konisation steht im Text, dass eine Wiederholung nötig sein kann:

> *Manchmal ergeben nachfolgende Untersuchungen jedoch, / dass die krankhaften Veränderungen nicht vollständig er- / fasst werden konnten. In diesen Fällen kann [...] nach einer Konisation ei- / ne erneute Konisation empfohlen werden.* (ebd.: 3)

Der Text sagt also ausdrücklich, dass eine Konisation erneut durchgeführt werden kann. Die Information, ein Eingriff könne nicht wiederholt werden, bezog sich auf die Laser- und Kälteverfahren. Diese Information stammt also aus irrelevanten, peripheren Kotextinformationen.

7.3.4 Verstehen und Anwenden von Verhaltenshinweisen (Ausgangstext)

Tab. 7-17 zeigt die Antworten auf „Was sollte die Frau nach der Operation nicht tun?“ mit einer Legende neben der Tabelle. Die rechte Spalte zeigt, wie viele Probandinnen den betreffenden Inhalt genannt haben. Fett gedruckt sind die Fragen, die weiter diskutiert werden.

Alle fünf Probandinnen des Ausgangstextes nannten, dass die Patientinnen keine Tampons benutzen sollen, nicht saunieren sollen, nicht schwimmen gehen sollen und nicht aktiv am Straßenverkehr teilnehmen sollen.

	_1	_2	_3	_4	_5	
1	x	x	x		x	4
2	x	x				2
3	x	x	x	x	x	5
4	x	x	x	x		4
5	x	x	x			4
6	x	x	x	x	x	5
7	x	x	x	x	x	5
8	x					1
9	x					1
10	x		x		x	3
11	**x**	**x**	**x**	**x**	**x**	**5**
12						0
13				x	x	2
14				x		1

Tab. 7-17: Übersicht: aus Behalten oder Nachlesen genannte Verhaltenshinweise (Vergleichsgruppe, Ausgangstext)

1: Anstrengungen meiden
2: Arzt rufen bei Bauchschmerzen, hohem Fieber, Blutungen oder anderen Beschwerden
3: keine Tampons
4: Verzicht auf Geschlechtsverkehr
5: Verzicht auf Vollbäder
6: keine Sauna-Besuche
7: keine Schwimmbad-Besuche
8: Nachuntersuchung regelmäßig wahrnehmen
9: von einer erwachsenen Person abholen lassen
10: Betreuung zu Hause für 24 Stunden
11: keine aktive Teilnahme am Straßenverkehr
12: keine gefährlichen Tätigkeiten durchführen
13: keine wichtigen Entscheidungen treffen
14: keinen Alkohol trinken

Die hier diskutierten Fragen sind in Kap. 7.2.4 gelistet. Als Grund für die Begleitung nach Hause bzw. die Nichtteilnahme am Straßenverkehr nannten zwei Probandinnen die Medikamente an sich (V_AT_5: 33, V_AT_4_1: 60) und drei Probandinnen das eingeschränkte Reaktionsvermögen[22]. Alle fünf nahmen also Bezug auf Textstelle A (7.2.4).

Probandin	Textstelle A	Textstellen B und C: Kotext mit Bezug	Textstelle D: Kotext ohne Bezug	Vorwissen	Interpretation	anwenden
V_AT_1	ja				verstanden	ja
V_AT_2	ja				verstanden	ja
V_AT_3	ja				verstanden	ja
V_AT_4	ja				verstanden	ja
V_AT_5	ja				verstanden	ja

Tab. 7-18: Übersicht: Bezugnahme auf Textstellen/Vorwissen und Verstehen der Verhaltenshinweise (Vergleichsgruppe, Ausgangstext)

22 V_AT_2: 66, V_AT_3: 41, V_AT_1: 48

7.3.5 Begrenztes Akzeptieren der Verhaltenshinweise (Ausgangstext)

Auch im Ausgangstext haben alle Probandinnen die Textstelle verstanden. V_AT_5 nennt einen potenziellen Grund für das Nichtnennen des Telefon-Aspekts:

> *weshalb eigentlich [anrufen] [I: (lacht)] ja manchmal auch vorher anrufen aber ich mein was bringt denn [I: ja] (.) ja hallo mir geht's schlecht ich hab fieber dann sagen sie ja dann kommen se vorbei [I: ist eh so ja] also* (V_AT_5: 45)

Die Textinformation, den behandelnden Arzt anzurufen, passt nicht zu den Erfahrungen, die das Vorwissen von V_AT_5 bilden: Hausärztinnen sind besser erreichbar als Fachärztinnen und für eine Untersuchung muss man sowieso zum Arzt gehen.

Dass die Informationen vollständig verstanden werden können, zeigt V_AT_1:

> *I: wenn (.) jetzt die freundin die die konisation gemacht hat nach der op bauchschmerzen und hohes fieber bekommt (-) was macht die freundin dann*
> *B: (--) umgehend den arzt (.) informieren*
> *I: genau (.) den behandelnden oder das krankenhaus*
> *B: (-) den behandelnden* (V_AT_1: 51–54)

Daneben zeigt sich auch der Hinweis, keine „wichtigen Entscheidungen" zu treffen, als nicht akzeptiert. Er wird lediglich von zwei Probandinnen unter der Frage „Was soll die Patientin nach der Operation nicht tun?" genannt. Diese Probandinnen antworten sehr unterschiedlich:

> *wie krass kann die narkose denn sein bei den medikamenten dass du keine wichtigen entscheidungen (.) treffen (.) darfst sollst* (V_AT_4_1: 66)

keine verantwortungsvollen entscheidungen treffen [I: genau] (--) trennungen zum beispiel (lacht) (V_AT_5: 33)

Während V_AT_4 den Sinn hinter dem Hinweis nicht erkennt, fällt V_AT_5 gleich ein Beispiel für „gefährliche Tätigkeiten" ein. V_AT_5 kann den Hinweis also mit Bedeutung anreichern.

7.3.6 Das globale Textthema im Zieltext

Auch in der Vergleichsgruppe zum Zieltext verstanden alle Probandinnen das Textthema. Sie konnten den Pap-Abstrich von der Konisation unterscheiden und erkannten den Krebsfrüherkennungsaspekt des Textes.

Probandin	Interpretation	Grund
V_ZT_1	verstanden	Die Konisation dient dazu, „dass [der Arzt] (.) da guckt (.) ob da überhaupt was ist" (Pos. 22).
V_ZT_2	verstanden	Der Pap-Abstrich ergab, dass veränderte Zellen vorliegen, und es wurde festgestellt, dass ein größeres Gewebestück entfernt werden muss. (Pos. 19–20).
V_ZT_3	verstanden	Die Konisation wird nach der Gewebeentnahme durchgeführt, wenn diese kein eindeutiges Ergebnis liefern konnte (Pos. 23)
V_ZT_4	verstanden	Auffällige Zellen beim Pap-Abstrich, die noch einmal in einer größeren Gewebemenge untersucht werden müssen oder die Zellen werden gleich entfernt. (Pos. 11–12)
V_ZT_5	verstanden	Es gibt den Verdacht, dass sich die Zellstruktur verändert haben könnte, und deshalb soll ein Abstrich durchgeführt werden. (Pos. 5)
V_ZT_6	verstanden	veränderte Zellen als Hinweis auf Erkrankungen (Pos. 61)
V_ZT_7	verstanden	Die Konisation wird gemacht, um Hinweise auf eine mögliche Krebserkrankung zu finden und zu sehen, ob die Zellen verändert sind (Pos. 9–15).

Probandin	Interpretation	Grund
V_ZT_8	verstanden	Die Konisation wird gemacht, um herauszufinden, ob „es" gut- oder bösartig ist und ob man weiter untersuchen muss (Pos. 21–23).
V_ZT_9	verstanden	Der Pap-Abstrich wurde gemacht und dabei kam heraus, dass weiter untersucht werden muss. (Pos. 15–16)
V_ZT_10	verstanden	Kontrolle auf Gebärmutterhalskrebs, Verdacht auf Krebsvorstufe (Pos. 18)

Tab. 7-19: Übersicht: Verstehen des globalen Textthemas (Vergleichsgruppe, Zieltext)

V_ZT_6 und V_ZT_10 machen in ihren respektiven Gruppeninterviews keine explizite Aussage zum Textinhalt und beantworten die Frage nach dem Grund für die Konisation nicht. Aus dem Interview ist aber ersichtlich, dass sie das Textthema korrekt verstanden haben (s. Tab. 7-19).

V_ZT_10 zeigt ihr Textverstehen in ihrer Kritik am Ausgangstext, in dem sie einen explizit genannten Grund für die Konisation vermisst, welcher nach Textsortenvorgaben nicht vorgesehen ist:

> *ich kenn dass man dann sagt oh wir müssen ein äh ein pap abstrich wegen (.) also aufgrund von / ne kontrolle zu gebärmutterhalskrebs oder so machen das hab ich hier nicht raus gelesen das hab ich mich auch gefragt (---) nur später kam das/ das kann eine vorstufe von krebs sein aber am anfang kam nicht (-) äh das is ne krebsvorsorge das stand da nicht (.) das hat mich schon verwirrt* (V_ZT_10: 18)

Auch in ihrer Antwort zeigt eine leichte Unsicherheit, den Pap-Abstrich korrekt von der Konisation bzw. einer Gewebeprobe zu trennen. Auch unter den übrigen Probandinnen der Vergleichsgruppe zeigen sich Schwierigkeiten, den Abstrich von der Konisation zu unterscheiden:

> *[...] wie es dazu kam (-) also das wird ja gar nicht erklärt (-) aber warum er diesen abstrich überhaupt macht (--) diese (--) ja (-) moment der warte mal (-) moment (lacht) [...]* (V_ZT_1: 20) *der abstrich ist ja*

(--) äh erstmal das ist ja noch nich diese (.) wie heißt das (--) äh kon (.) konisation sondern (2.0) das ist einfach nur n abstrich um zu gucken dass da ja genau (-) ja jetzt war ich verwirrt okay (--) ja (V_ZT_1: 22)

V_ZT_5 (Pos. 57) erkennt den Aspekt der veränderten Zellen und der Krebsfrüherkennung, kann die Konisation aber nicht erfolgreich von dem Abstrich abgrenzen: „aufgrund eines verdachtes (-) dass er einen abstrich machen möchte, dass sich die zellstruktur verändert haben könnte". Dies ist im Verlauf des Interviews leicht zu korrigieren. V_ZT_7 sagt:

[...] dass ich am anfang dachte dass ähm konisation und gewebeentnahme vielleicht ähm das gleiche ist (V_ZT_7: 2)

Sie war sich „am anfang nicht sicher ob ich [die Konisation, SA] als op einstufen sollte oder nicht" (V_ZT_7: 20). Auch V_ZT_3 (Pos. 23) hat Schwierigkeiten, Gewebeprobe und Konisation voneinander abzugrenzen. V_ZT_8 (Pos. 16) sagt:

konisation [I: mhm (bejahend)] dachte ich als ich das zum ersten mal gelesen hab, ok ich hoffe sie erklärens nochmal irgendwo, sonst muss ich googlen (V_ZT_8: 16)

Eine Erklärung beim ersten Vorkommen des Wortes wäre also hilfreich gewesen. Diese Verwirrung zur Abgrenzung von Abstrich und Konisation bzw. Gewebeentnahme und Konisation kann entweder leicht durch die Probandinnen selbst überwunden werden oder im Verlaufe der Interviews aufgelöst werden.

7.3.7 Was ist eine Untersuchung und was ist eine Behandlung? (Zieltext)

Bei vier Probandinnen kann diese Textstelle als verstanden interpretiert werden[23]. Bei drei Probandinnen kann sie als nicht verstanden interpretiert werden[24] und drei sind nicht interpretierbar[25], s. Tab. 7-20.

Probandin	Interpretation	Grund
V_ZT_1	nicht verstanden	Behandlung
V_ZT_2	verstanden	beides, aber unzulässige Begründung
V_ZT_3	verstanden	beides, aber unzulässige Begründung
V_ZT_4	verstanden	beides
V_ZT_5	nicht verstanden	Untersuchung (Wortlaut „Probe“)
V_ZT_6	nicht interpretierbar	Frage nicht beantwortet
V_ZT_7	nicht interpretierbar	Missverstehen von *Untersuchung* und *Behandlung*
V_ZT_8	verstanden	beides
V_ZT_9	nicht interpretierbar	mangelnde Trennung zwischen Gewebeentnahme und Konisation an dieser Stelle
V_ZT_10	nicht verstanden	Untersuchung

Tab. 7-20: Übersicht: Verstehen der Textstellen zum Thema „Untersuchung oder Behandlung“ (Vergleichsgruppe, Zieltext)

V_ZT_1 (Pos. 42) ordnet die Konisation nur als Behandlung ein und V_ZT_10 (Pos. 25) nur als Untersuchung. V_ZT_5 schlussfolgert, dass es sich **nicht** um eine Behandlung handeln kann, da eine Probe entnommen wird (V_ZT_5: 78). Aus ähnlichem Grund kann V_ZT_7s Aussage nicht interpretiert werden: Sie versteht *Behandlung* als *Eingriff* bzw. *OP* und *Untersuchung* als etwas Nichtinvasives (V_ZT_7: 19–27). Ähnliches ist auch in V_ZT_2s korrekter

23 V_ZT_2: 28. V_ZT_3: 27, V_ZT_4: 20, V_ZT_8: 26

24 V_ZT_1, V_ZT_5, V_ZT_10

25 V_ZT_6, V_ZT_7: 19–27, V_ZT_9: 24

Antwort zu sehen. Sie scheint den Unterschied zwischen Untersuchung und Behandlung nicht zu kennen:

> *ich (--, Verbindung) vermute mal, dass das dann aufgrund der / der, der größe der fläche, die entfernt werden muss (.) je nachdem, ob's jetzt ne / ne (-) route / also routinebehandlung ist oder ob's jetzt (.) richtig n eingriff ist mit (.) [I: genau] mit narkose dann, ne* (V_ZT_2: 28)

Sie weiß also korrekt, dass mit der Entfernung der veränderten Zellen auch eine Behandlung stattfindet. Gleichzeitig versucht sie aber inkorrekterweise, *Untersuchung* und *Behandlung* aufgrund ihrer Intensität voneinander abzugrenzen. Auch V_ZT_3 setzt eine Behandlung mit einem invasiven Eingriff gleich und unterscheidet anschließend zwischen *Untersuchung* und *Eingriff*. So kommt sie zur korrekten Antwort, wenn auch die Begründung nicht korrekt ist:

> *es ist (-) ähm eine (.) eher ist es doch eine untersuchung, weil es ja dann auch wieder im labor geschickt wird. aber es ist dann auch gleichzeitig ein eingriff, ne (-) ähm (-) also, das ist ähm (-) ne untersuchung auf jeden fall, aber (.) auch ein eingriff, so hab ich's verstanden.* (V_ZT_3: 27)

Auch in der Vergleichsgruppe wurde die Konisation nur viermal korrekt sowohl als Untersuchung als auch als Behandlung eingeordnet. Zweimal wurde sie als Untersuchung eingeordnet, einmal mit der Begründung, das Wort *Probe* würde eine Behandlung ausschließen. Die Ausführungen in Kap. 8.1 und 8.2 werden zeigen, dass die Konisation im Gesamttext als Untersuchung charakterisiert wird.

7.3.8 Nachsorge und Weiterbehandlung (Zieltext)

Sieben Probandinnen der Vergleichsgruppe haben verstanden, wie die Behandlung nach der Konisation weitergehen kann[26]. V_ZT_6 und V_ZT_10

26 V_ZT_1: 44, V_ZT_2: 2, V_ZT_3: 27, V_ZT_4: 22, V_ZT_5: 80, V_ZT_7: 22, V_ZT_8: 28, V_ZT_9: 66

antworten auf diese Frage nicht. V_ZT_3 ordnet die Konisation als Untersuchung ein und weiß, dass die Probe ins Labor geschickt wird. Ansonsten nennt sie keine weiteren möglichen Behandlungen oder Nachuntersuchungen, diese werden aber im Gespräch von der Interviewerin erklärt (V_ZT_3: 28–32). Da sie den Aspekt der Untersuchung im Labor nennt, wird ihre Antwort dennoch als verstanden interpretiert.

Probandin	Interpretation	Grund
V_ZT_1	verstanden	Nachuntersuchungen, Gewebeuntersuchung im Labor
V_ZT_2	verstanden	weitere mögliche Behandlungen
V_ZT_3	verstanden	Gewebeuntersuchung im Labor
V_ZT_4	verstanden	doppelte Konisation
V_ZT_5	verstanden	Gewebeuntersuchung im Labor, weitere mögliche Behandlungen
V_ZT_6	nicht interpretierbar	Frage nicht beantwortet
V_ZT_7	verstanden	doppelte Konisation
V_ZT_8	verstanden	Nachuntersuchungen
V_ZT_9	verstanden	Nachuntersuchungen
V_ZT_10	nicht interpretierbar	Frage nicht beantwortet

Tab. 7-21: Übersicht: Verstehen der Textstellen zum Thema Nachsorge und Weiterbehandlung (Vergleichsgruppe, Zieltext)

7.3.9 Verstehen und Anwenden von Verhaltenshinweisen (Zieltext)

Auch hier zeigt die Tab. 7-22 die Antworten auf die Frage „Was sollte die Frau nach der Operation nicht tun?“. Die Legende findet sich unter der Tabelle. Die rechte Spalte zeigt, wie viele Probandinnen den betreffenden Inhalt genannt haben. Fett gedruckt sind die Fragen, die weiter diskutiert werden.

	_1	_2	_3	_4	_5	_6	_7	_8	_9	_10	
1	x			x	x		x		x		5
2							x	x			2
3	x		x				x	x	x		5
4	x		x				x	x	x		5
5							x		x		2
6	x		x				x		x		4
7	x		x					x	x		4
8	x										1
9		x	x	x	x		x	x			6
10		**x**	**x**		**x**	**x**	**x**			**x**	**6**
11	**x**	**x**	**x**	**x**		**x**		**x**	**x**		7
12	x		x	x			x	x	x		6
13	x			x			x		x		4
14	x			x			x		x		4

Tab. 7-22: Übersicht: aus Behalten oder Nachlesen genannte Verhaltenshinweise (Vergleichsgruppe, Zieltext)

1: Anstrengungen meiden
2: Arzt rufen bei Bauchschmerzen, hohem Fieber, Blutungen oder anderen Beschwerden
3: keine Tampons
4: Verzicht auf Geschlechtsverkehr
5: Verzicht auf Vollbäder
6: keine Sauna-Besuche
7: keine Schwimmbad-Besuche
8: Nachuntersuchung regelmäßig wahrnehmen
9: von einer erwachsenen Person abholen lassen
10: Betreuung zu Hause für 24 Stunden
11: keine aktive Teilnahme am Straßenverkehr
12: keine gefährlichen Tätigkeiten durchführen
13: keine wichtigen Entscheidungen treffen
14: keinen Alkohol trinken

Die Probandinnen der Vergleichsgruppe nannten besonders oft, dass die Patientin nicht am Straßenverkehr teilnehmen dürfen. Neun Probandinnen nannten dafür die Gründe aus Textstelle A: Betäubung (V_ZT_8: 30), Benommenheit[27], eingeschränkte Wahrnehmung[28] bzw. eingeschränkte Reaktionsfähigkeit[29] durch die Medikamente bzw. nur die Medikamente (V_ZT_1: 146). Manche dieser neun Probandinnen zogen auch andere Begründungen hinzu: Anstrengung (V_ZT_4: 32) aus Textstelle B sowie Unfälle vermeiden (V_ZT_1: 152, V_ZT_6: 137) aus dem Vorwissen oder aus anderen, nicht relevanten Textstellen (entspricht den Informationen von Textstelle D im Ausgangstext) Blutungen (V_ZT_1: 154, V_ZT_5: 130) und Fieber, Bauchschmerzen usw. (V_ZT_4: 30).

Probandin	Textstelle A	Textstellen B und C: Kotext	Vorwissen	Interpretation	anwenden
V_ZT_1	ja		ja	verstanden	ja
V_ZT_2	ja			verstanden	ja
V_ZT_3	ja			verstanden	ja
V_ZT_4	ja	ja		verstanden	ja
V_ZT_5	ja		ja	verstanden	ja
V_ZT_6	ja		ja	verstanden	ja
V_ZT_7	ja			verstanden	ja
V_ZT_8	ja		ja	verstanden	ja
V_ZT_9	ja			verstanden	ja
V_ZT_10			ja	nicht verstanden	ja

Tab. 7-23: Übersicht: Bezugnahme auf Textstellen/Vorwissen und Verstehen der Verhaltenshinweise (Vergleichsgruppe, Zieltext)

27 V_ZT_8: 40, V_ZT_6: 137, V_ZT_7: 38, 40

28 V_ZT_2: 50, V_ZT_3: 45, V_ZT_9: 46

29 V_ZT_2: 50, V_ZT_4: 30, V_ZT_5: 138, V_ZT_9: 46

V_ZT_10 (Pos. 44, 48) nennt nicht Medikamente als Grund. Sie erinnert sich im Interview nicht daran, dass im Text über die Betäubung aufgeklärt wird (V_ZT_10: 48). Sie ergänzt die Antwort von V_ZT_9 (Pos. 42) um die Information „24 Stunden nicht alleine bleiben“ und mutmaßt Folgendes:

> *vielleicht besonders frauen die ähm (.) deutsch nicht als (.) ähm muttersprache haben äh verdeutlichen weil fa/ äh falls es ihnen wirklich schlechter gehen sollte oder sie ne blutung haben sollten dass sie nicht alleine sind und auch ne person da ist die dann auch (.) dementsprechend ärzte oder notdienste verständigen kann* (V_ZT_10: 44)

Die Probandinnen ziehen auch Vorwissen hinzu, wie diese Antwort auf die Frage 15 von V_ZT_8 (Pos. 40) zeigt:

> *ähm aufgrund der betäubung weil die halt schläfrig macht und man nicht ähm (.) ich ich weiß nur dass man mit medikamenten keine schweren geräte bedienen soll (= lachend)* (V_ZT_8: 39–40)

Die Information „keine schweren Geräte bedienen“ ist kein Teil des Textes – sie ist aber im Diskurs um Betäubungen ein häufig genannter Verhaltensweis. Die oben aufgeführten Antworten spiegeln die Textinformationen aus erfragter Textstelle oder Kotext wider, weshalb alle außer V_ZT_10 als verstanden interpretiert wurden. V_ZT_5 und V_ZT_6 weisen darauf hin, dass sie im Interview aus dem Vor- und Diskurswissen antworten:

> *ich glaube, wir reden jetzt hier auch (.) im interview mehr über unsere erfahrungen, (.) [I: mhm (bejahend)] die sich im text ja auch teilweise widerspiegeln* (V_ZT_6: 141)

> *und die wir von anderen eingriffen und behandlungen ja auch selber kennen (.) mit der verkehrstüchtigkeit und solche sachen, die formulare kennen wir ja alle* (V_ZT_5: 143)

V_ZT_2 fügt hinzu, dass viele Informationen bekannt waren, auch wenn es sich bei der Konisation um ein sehr spezifisches Thema handelt:

> *viele frauen / also das ist ja nun ein spezielles thema (.) / ist mir so durch den kopf gegangen, dass wir frauen (-) jedenfalls war's bei mir so, (.) auch so als sehr junge frau schon herangeführt wurde, zum gynäkologen zu gehen (.) [I: hm (bejahend)] und wenn ich das jetzt mal zurück (.) verfolge, (.) dann sind das bei mir jahrzehnte (.) dass ich mich speziell so mit der (.) gynäkologie beschäftige. von daher war das jetzt eigentlich für mich überhaupt gar nix (-) fremdes oder so [I: hm (bejahend)], was ich da gelesen habe (.)* (V_ZT_2: 4)

Auch andere Probandinnen weisen auf Vorwissen hin, z. B. zur Textsorte (V_ZT_1: 200, V_ZT_9: 111) oder zu Inhalten wie dem Erklärungskasten für Schmerz-, Beruhigungs- und Betäubungsmittel (V_ZT_3: 5). Neben den Antworten aus dem Vorwissen (vgl. Tab. 7-23) legen also auch die Aussagen verschiedener Probandinnen die Vermutung nahe, dass mehreren Probandinnen, wenn nicht allen, die Textinformationen bereits bekannt waren – mit Ausnahme der Konisation als Eingriff.

7.3.10 Begrenztes Akzeptieren der Verhaltenshinweise (Zieltext)

> ***In den Tagen nach der Operation:** Sie / bekommen Bauchschmerzen oder Sie / bluten stark? Oder Sie haben Fieber über / 38 Grad? Dann rufen Sie Ihren Arzt sofort / an.* (ZT: 3, Herv. i. O.)

Das Verstehen dieser Textstelle kann für V_ZT_6 nicht bewertet werden, da sie im Gruppeninterview darauf nicht antwortet. Die übrigen neun Probandinnen haben diese Textstelle verstanden, aber oft nicht in jedem Detail. Die nicht wiedergegebenen Details werden im Folgenden beschrieben.

V_ZT_1 (Pos. 165–168) und V_ZT_4 (Pos. 40) sagen, die Patientin solle gleich „zum arzt" gehen. Dafür nennen sie weitere wichtige Informationen, die eine Interpretation als verstanden rechtfertigen, „sofort zum arzt" zu gehen

(V_ZT_4: 40) oder eine Ergänzung zur Interviewfrage zu geben (V_ZT_1, s.u.). Deshalb wurden ihre Aussagen als verstanden interpretiert, auch wenn der Telefon-Aspekt nicht wiedergegeben wurde.

> *I: ja (---) und (.) wir waren eben schon kurz bei dem hohen fieber (.) was muss die freundin denn machen wenn sie entweder ganz starke bauchschmerzen kriegt oder hohes fieber*
> *B: (-) oder blut (.) oder stark blutet*
> *I: oder das*
> *B: (lacht) ja dann muss sie zum arzt (.)* (V_ZT_1: 165–168)

V_ZT_8 weiß nicht, ob man den behandelnden Arzt oder den Hausarzt anrufen soll. Sie beantwortet sich diese Unsicherheit aus ihrem Vorwissen:

> *ich glaube den arzt zu informieren der einen operiert oder zu erreichen der einen operiert hat ist schwierig, ich glaub ich würd erstmal zum hausarzt* (V_ZT_8: 38)

V_ZT_3 gibt die Textinformation ebenfalls zum Großteil korrekt wieder, legt aber einen Fokus darauf, dass die Beschwerden auf den Eingriff zurückzuführen sind. Trotz dieses Fehlers wird die Textstelle als verstanden interpretiert, da sie alle übrigen Kriterien nennt. Es ist anzunehmen, dass sie den Fettdruck für ihre Antwort ignorierte und ihn u. U. als eine Art Überschrift nutzte, dem die relevanten Informationen folgen. So hätte sie im Interview dann die Zeitangaben „in den Tagen nach der Operation" übersehen können.

> *ja, sie soll sofort den ähm zuständigen arzt eben informieren (-) und darüber (.) und ähm auch unverzüglich, ne [...] weil wenn das unmittelbar nach diesem eingriff passiert (-) dann kann man das ja auch nur auf diesen eingriff auch zurück / ähm (-) ähm (-) zurückziehen, ne?* (V_ZT_3: 49)

Drei Probandinnen wussten also nicht, dass sie den Arzt *anrufen* sollen bzw. *welchen* Arzt sie anrufen sollen (dies zeigte sich auch für den Ausgangstext).

Eine Probandin war sich des Zeitpunkts unsicher. In Kap. 8.1 werden mögliche Gründe für dieses Nichtverstehen oder -anwenden diskutiert, die für Ausgangs- und Zieltext gleichermaßen gelten. Die Zieltext-Probandinnen nannten den Hinweis „keine wichtigen Entscheidungen treffen" zur Frage „Was darf die Frau nach der OP nicht machen?" viermal[30]. Wie im Ausgangstext fiel er auch hier auf:

> *da war was witziges (.) keine wichtigen entscheidungen treffen (-) das fand ich n bisschen (lacht) [...] lustig* (V_ZT_1: 60–62)

V_ZT_1 sieht den Hinweis zu wichtigen Entscheidungen auf einer Ebene mit dem Holzsägen – beides mutet für sie lustig an, was dazu führt, dass beide Hinweise bei der Frage „Was darf die Frau nach der OP nicht machen?" zuallererst genannt werden (V_ZT_1: 133–137). Sie sind also aktivierter als die umliegenden Hinweise, einerseits durch das vorangegangene Interview, aber vermutlich auch dadurch, dass sie ihr im Text auffallen.

30 V_ZT_1: 136, V_ZT_4: 28, V_ZT_7: 32, V_ZT_9: 42

8 Diskussion der Erkenntnisse aus den Interviews

In Kap. 7 wurden die Ergebnisse der Interviewstudie präsentiert. In Kap. 8.1 werden diese Ergebnisse zunächst in Bezug zueinander gesetzt. Kap. 8.2 analysiert die in Kap. 7 thematisierten Textstellen sprachlich. Die Ergebnisse werden in Beziehung zu diesen sprachlichen Eigenschaften gesetzt und ab Kap. 8.2.6 werden die Leichte-Sprache-Regeln aus Kap. 6 in die Diskussion miteinbezogen.

8.1 Diskussion der Erkenntnisse aus den vier Probandinnengruppen

Kap. 8.1 setzt die Ergebnisse aus den vier Probandinnengruppen zueinander in Beziehung. Das Kapitel folgt der in Kap. 7 eingeführten Struktur, die die untersuchten Leitfaden-Items abbildet.

8.1.1 Das Textthema verstehen

Das Verstehen des globalen Textthemas wurde nicht an einer einzelnen Frage festgemacht, sondern an expliziten Aussagen über das Textthema. Für eine Einordnung als *verstanden* mussten zwei von sieben definierten Kriterien genannt werden. Zudem wurde das Gesamtverstehen des Textes in die Bewertung miteinbezogen, die Aussagen wurden also im Gesamtkontext des Interviews betrachtet (Kuckartz/Rädiker 2022: 134).

In der Zielgruppe ist ein Unterschied zwischen Ausgangs- und Zieltext erkennbar, auch wenn in beiden Gruppen je sechs Probandinnen das Textthema verstanden haben. Im Ausgangstext verstand AT_4 das Textthema falsch und AT_8 wurde das Thema erst im Interview erfolgreich erklärt. AT_2 las den Text im Interview zum ersten Mal und war auf die sprachliche Oberfläche fokussiert, sodass ihr kaum inhaltliche Fragen gestellt werden konnten. Im

Zieltext waren zwei Antworten nicht interpretierbar. Die Antwort von ZT_7 enthielt nur eines der sieben nötigen Kriterien und das Gesamtinterview deutete auf mittelmäßiges Verstehen hin. Ihre Motivation für das Interview war zudem gering, weshalb sie nicht – wie andere Probandinnen – nachlas oder im Text nach Antworten suchte. AT_8 hielt sich als Teilnehmerin in einem Gruppeninterview sehr zurück. Das Verstehen beider Texte war nicht ohne einen erheblichen Aufwand für die Zielgruppenprobandinnen zu bewältigen, z. B. mehrfaches Lesen, Nachschlagen, Googeln und Fragen (z. B. Lehrerinnen oder die Interviewerin).

AT_1, AT_6 und AT_7 geben schwer interpretierbare Antworten und AT_1 sowie AT_4 haben mentale Repräsentationen aufgebaut, die nicht mit den Textinformationen übereinstimmen und sich in den Interviews nicht korrigieren ließen. AT_1 baute ihre auf Erfahrungen als Patientin auf, AT_4 baute ihre auf medizinischem Fachwissen auf. Für diese beiden Probandinnen liegt es nahe, dass die Textinformationen schon früh im Text nicht ausreichend verstanden wurden und dass zur Kompensation Vorwissen (auch Fachwissen) hinzugezogen wurde (Kap. 4.4).

Ähnliches war im Zieltext nicht der Fall. Auch die Antworten von ZT_3 und ZT_7 mussten, bspw. um das Verstehen des Textthemas zu bewerten, mit umliegenden Interviewstellen abgeglichen werden. Aus den Antworten im Gesamtverlauf ließ sich für ZT_3 feststellen, dass sie das Textthema verstanden hatte – für ZT_7 blieb diese spezifische Interviewantwort nicht interpretierbar. Es konnten also nicht alle Antworten einwandfrei als (nicht)verstanden bzw. (nicht)anwendbar interpretiert werden, aber es war in größerem Umfang möglich als im Ausgangstext. Bei keiner Zieltextprobandin konnte ein so umfassendes Hinzuziehen von Vorwissen beobachtet werden wie bei den o.g. Ausgangstextprobandinnen. Miss- und Nichtverstehen konnte in den Zieltextinterviews aber korrigiert werden, während gerade dem Missverstehen von AT_4 nichts entgegengebracht werden konnte.

Die Vergleichsgruppe ist die intendierte Zielgruppe für den Ausgangstext, nicht aber für den Zieltext. Einige der Schwierigkeiten des Ausgangstextes wurden mit der Übersetzung in den Zieltext übernommen, v. a. die Informationsstruktur, in der *Konisation* zu spät erklärt wird (Kap. 8.2). Sie hatten entweder Schwierigkeiten, *Abstrich* und *Konisation* bzw. *Gewebeentnahme* und

Konisation voneinander abzutrennen, oder sie sagten, *Konisation* sei zu spät erklärt worden. So kann das Textthema nur schwer identifiziert werden, weshalb dies als ein Grund dafür vermutet werden, dass die meisten Zielgruppenprobandinnen (und auch V_AT_4_2: 2 und V_AT_5: 48–49) Textteil 2 leichter verständlich fanden als Textteil 1. Die Zielgruppe bezog das Nichtverstehen bzw. das schwere Verstehen eher auf ihre eigene Sprachkompetenz als auf die sprachliche Oberfläche des Textes. Die Vergleichsgruppe hingegen traf klare Aussagen zu den Mängeln von Ausgangs- und Zieltext. Als Erstsprachlerinnen hatten sie keinen Grund, ihre eigene Lese- oder Sprachkompetenz als Problem in Betracht zu ziehen. Sie brachten stattdessen kulturell erlernte Textsortenerwartungen mit, die von beiden Texten nicht erfüllt wurden. Diese nicht getroffenen Erwartungen zeigen sie in den Interviews auf und treffen so konkrete metasprachliche Aussagen. Eine muttersprachliche Vergleichsgruppe zu haben, hat sich also als unbedingt lohnend erwiesen.

8.1.2 Probleme beim Verstehen der Termini „Untersuchung" und „Behandlung"

Anhand der Textinformation „die Konisation ist Untersuchung und kann gleichzeitig eine Behandlung sein" ließ sich eine Abweichung zwischen der fachgeprägten Bedeutung der Termini *Untersuchung/Behandlung* und der alltagssprachlichen Bedeutung dieser Wörter erkennen. Während die Zielgruppe im Interview eine Erklärung für die Termini erhielt oder bei Nichtverstehen nachfragte, blieb eine Erklärung in der Vergleichsgruppe aus. Es wurde antizipiert, dass eine Erklärung, also eine Definition von Wörtern, deren Bedeutung als bekannt angesehen wird, nicht akzeptabel gewesen wäre. In der Vergleichsgruppe fragte keine der Probandinnen nach der Bedeutung der Termini – das Missverstehen fällt ihnen selbst nicht auf und fiel auch erst der Interviewerin nach Analyse der Interviews auf. Sowohl Ausgangs- als auch Zieltext gehen nicht auf die Bedeutungen von *Untersuchung* und *Behandlung* ein, was im Falle der Vergleichsgruppe zu Missverstehen und so zu **Nichtanwendbarkeit** der o. g. Textinformation führt.

Die Probandinnen äußerten im Interview Änderungswünsche für den Text, bei denen sich die Zielgruppe oft mehr Erklärungen wünschte. Erklärungen würden den Text wesentlich verlängern. Die Vergleichsgruppe wünschte sich eher einen kürzeren Text[31] und eine angepasste Textstruktur[32], was den Text den Ausführungen in 7.2 und 7.3 nach bei gleicher Länge verbessern würde. Der Wunsch nach mehr Erklärungen, zusammen mit den Tatsachen, dass das Nichtverstehen der Konisation nicht anhand von Texteigenschaften begründet wurde und dass nach den Worten *Untersuchung* und *Behandlung* gefragt wurde, begründet die Vermutung, dass die Probandinnen der Zielgruppe ihr Nichtverstehen auf die eigenen sprachlichen Fähigkeiten bezogen. Die Vergleichsgruppenprobandinnen hingegen bezogen das Nichtverstehen auf den jeweiligen Text. Diese Beobachtungen und die darauf basierende Vermutung hat Implikationen für die Zielgruppenprüfung in der Leichte-Sprache-Praxis und in der Forschung (s. Kap. 9.3).

In inkorrekten Antworten wurde die Konisation in beiden Texten und beiden Gruppen eher als Untersuchung und nicht als Behandlung charakterisiert. Letzteres geschah nur in der Vergleichsgruppe (V_ZT_1: 42), was auf detaillierteres, also besseres, Textverstehen hindeuten, in dem nicht nur die zentral erscheinende Information *Konisation = Untersuchung*, sondern auch die periphere Information *Konisation = Behandlung* verstanden wurde (vgl. 7.2.2). Dies erhärtet die Vermutung, dass bei höherer Sprachkompetenz, also bei mehr Arbeitsgedächtniskapazität beim Lesen, auch nebensächliche Informationen behalten werden können. Nebensächlich wird der Aspekt *Behandlung* durch die Charakterisierung der Konisation in beiden Texten. Im Ausgangstext ist der Unterschied zwischen der Gewebeprobe und der Konisation nicht deutlich genug, sodass Elemente der Gewebeprobe auf die Konisation übertragen werden. So führen Termini wie *Gewebeuntersuchung, Gewebeprobe* (s. Kap. 7.3), „[mikroskopisch] untersucht" dazu, dass der Eindruck einer Untersuchung entsteht. Auch das Framing der Krebsfrüherkennung und der Identifikation veränderter Zellen als mögliche Krebszellen verorten die Konisation eher als Untersuchung und nicht als Behandlung. Zum einen wird Konisation nicht explizit als *Untersuchung* bezeichnet, lediglich in einem Verb: „Das Labor untersucht die Gewebe-Probe" (ZT: 2). Obwohl das Signal-

31 V_ZT_3: 1, V_ZT_6: 261, V_ZT_10: 112

32 V_ZT_7: 2, V_ZT_8: 16, V_ZT_10: 48, aber gegenteilig V_ZT_2: 2, V_ZT_5: 15, V_ZT_6: 12

wort *Untersuchung* fehlt, wird die Konisation in den Antworten, die als *nicht verstanden* interpretiert wurden, als *Untersuchung* bezeichnet (ZT_2, ZT_3, ZT_7, ZT_8). Die Konisation wird im Text wiederum explizit als *Behandlung* bezeichnet, nämlich in diesem Satz:

> *Eine Konisation ist oft auch eine Behandlung.* (ZT: 2)

Obwohl *Behandlung* im Zieltext vorkommt, identifiziert keine der Zielgruppenprobandinnen die Konisation nur als *Behandlung*. Dafür gibt es zwei mögliche Gründe: Erstens werden *Untersuchung* und *Behandlung* im Zieltext nicht explizit nebeneinandergestellt. Zweitens ist *Behandlung* im Zieltext polysem. Einerseits ist es ein peripherer, aber wichtiger Bedeutungsaspekt von *Konisation*, andererseits bezeichnet es auch ausgewählte Schritte nach der Konisation (vgl. Kap. 8.1):

> *Eine Konisation ist oft auch eine / Behandlung. [...] Dann ist die Behandlung / fertig.* (ZT: 2)

> *Der / Arzt entscheidet dann mit Ihnen: Diese / Behandlung brauchen Sie jetzt.* (ZT: 2)

> *Vielleicht muss der Arzt auch / noch andere Behandlungen machen.* (ZT: 2)

Die Textgestaltung vermittelt, dass einige Informationen nebensächlich sind. Die Textinformation „Konisation kann Behandlung sein“ wird beim Lesen nicht wiederholt ins Arbeitsgedächtnis geladen. Die Information findet deshalb keinen Platz in der hierarchischen Ordnung der Propositionen (Kap. 4.4) und fließen so nicht in die Erwartungen an die nachfolgenden Textinformationen ein. Dies führt dazu, dass die Leserin die Information *Behandlung* **nicht behält**. Dies zeigt allerdings auch, dass die Zielgruppenprobandinnen zentrale von peripheren Textinformationen unterscheiden, also dass Selektivität stattfindet (Kap. 4.3). Mehrere Probandinnen waren in der Lage, den Ausgangstext zu lesen und Kerninformationen zu behalten. Es ist also ersichtlich, dass die

Probandinnen Lesekompetenzen in der L2 mitbringen und nur im Vergleich zu Frauen mit Deutsch als L1 schwache Leserinnen sind. Es ist der Ausgangstext, der zu komplex formuliert ist, um verstanden und angewandt zu werden.

8.1.3 Lückenhaftes Textverstehen führt nicht immer zu fehlerhaftem Anwenden

Die Nachsorge und Weiterbehandlung wird über unterschiedliche Informationen hinweg vermittelt, die an verschiedenen Stellen im Text stehen. Die Probandinnen mussten nicht alle Elemente nennen, aber sie mussten nennen, dass der Konisation noch Untersuchungen bzw. Behandlungen folgen.

Probandin	Untersuchung o. Behandlung	Interpretation	Grund
V_AT_1	beides	verstanden	Nachuntersuchung, doppelte Konisation
V_AT_2	beides	verstanden	doppelte Konisation
V_AT_3	Behandlung	nicht interpret.	Frage nicht gestellt
V_AT_4	Untersuchung	verstanden	Befund abwarten, weitere mögliche Behandlungen
V_AT_5	beides	verstanden	Befund abwarten, weitere mögliche Behandlungen
AT_1	Untersuchung	verstanden	weitere mögliche Behandlungen
AT_2	nicht interpret.	nicht interpret.	keine Fragen zum Textinhalt
AT_3	nicht interpret.	verstanden	weitere mögliche Behandlungen Aber: doppelte Konisation nicht verstanden
AT_4	nicht interpret.	nicht interpret.	globales Textthema nicht verstanden
AT_5	beides	verstanden	Kontrollen und Nachuntersuchungen, Befund abwarten

Probandin	Untersuchung o. Behandlung	Interpretation	Grund
AT_6	nicht interpret.	nicht interpret.	Interviewfrage nicht gestellt
AT_7	beides	verstanden	Kontrollen und Nachuntersuchungen
AT_8	Untersuchung	nicht interpret.	Interviewfrage nicht verstanden
AT_9	nicht interpret.	nicht interpret.	Interviewfrage nicht gestellt
V_ZT_1	Behandlung	verstanden	Nachuntersuchungen, Gewebeuntersuchung im Labor
V_ZT_2	beides	verstanden	weitere mögliche Behandlungen
V_ZT_3	beides	verstanden	Gewebeuntersuchung im Labor
V_ZT_4	beides	verstanden	doppelte Konisation
V_ZT_5	Untersuchung	verstanden	Gewebeuntersuchung im Labor, weitere mögliche Behandlungen
V_ZT_6	nicht interpret.	nicht interpret.	Frage nicht beantwortet
V_ZT_7	nicht interpret.	verstanden	doppelte Konisation
V_ZT_8	beides	verstanden	Nachuntersuchungen
V_ZT_9	nicht interpret.	verstanden	Nachuntersuchungen
V_ZT_10	Untersuchung	nicht interpret.	Frage nicht beantwortet
ZT_1	beides	verstanden	Nachuntersuchung
ZT_2	Untersuchung	verstanden	doppelte Konisation, weitere mögliche Behandlungen (hier: Operationen)
ZT_3	Untersuchung	verstanden	Nachuntersuchung, doppelte Konisation
ZT_4	nicht interpret.	verstanden	Nachuntersuchung

Probandin	Unter-suchung o. Behandlung	Interpretation	Grund
ZT_5	beides	verstanden	Befund abwarten, Behandlung planen
ZT_6	beides	verstanden	Befund abwarten, Behandlung planen, doppelte Konisation
ZT_7	Unter-suchung	verstanden	Befund abwarten, Behandlung planen, Weitere mögliche Behandlungen (hier: Operationen)
ZT_8	Unter-suchung	nicht interpret.	antwortet im Gruppeninterview nicht selbst

Tab. 8-1: Übersicht über die Einstufung Untersuchung vs. Behandlung im Vergleich zur Antwort auf die Frage „Ist die Behandlung nach der Konisation vorbei?"

Die Übersicht zeigt, dass alle interpretierbaren Antworten auf „Ist die Behandlung nach der Konisation vorbei?" als **verstanden** eingestuft wurden. Dies ist bemerkenswert, weil die Textinformation auf der vorigen Information „Untersuchung oder Behandlung" (Tab. 8-1, Spalte „Untersuchung o. Behandlung") basieren müsste. Frauen, die die Konisation nur als *Untersuchung* einstuften, antworteten hier auch in Einklang mit dieser Einstufung. Sie sagten, man müsse den Befund abwarten, das Gewebe im Labor untersuchen, die Behandlung planen und man müsse ggf. eine weitere Konisation durchführen.

Auch V_ZT_1 antwortet in Einklang mit ihrer Einstufung *Behandlung*, der noch Nachuntersuchungen folgen und für die die Ergebnisse im Labor untersucht werden. Sie sieht die Eingriffe am Körper als abgeschlossen an (V_ZT_1: 44). V_AT_3 hatte die Konisation als Behandlung eingeordnet. In SAs Erklärung zur Konisation als Untersuchung und Behandlung gibt SA bereits die Antwort darauf, welche Behandlungen noch folgen können – deshalb stellt sie die Anschlussfrage „Ist die Behandlung nach der Konisation vorbei?" nicht. V_ZT_1 sieht die Konisation also als Behandlung an und somit auch den Vorgang als abgeschlossen. V_AT_3 ordnete die Konisation als Behandlung ein. SA erklärte die Textinformation „Konisation als Untersuchung oder Behandlung" und nannte die Anschlussinformationen hierin bereits. Die Antworten beider Probandinnen geben den Anschein, dass die Einstufung der Konisation als Behandlung eine mentale Repräsentation ist, die die schriftliche, räumlich und zeitlich getrennte Kommunikation zum Scheitern bringt. Durch die Einstufung als Behandlung könnten alle Aspekte der Weiterbehandlung aus dem Fokus geraten. Die Einschätzung als Untersuchung allerdings wird im Text immer wieder vorgenommen (vgl. Kap. 8.2) und steigt so in der Informationshierarchie auf. Es kommt also in beiden Texten nur selten zu einem Scheitern der Kommunikation, wenn die Konisation nicht als Untersuchung *und* Behandlung verstanden wird. Nur in der Vergleichsgruppe – in beiden Texten – wurde die Konisation je einmal als Behandlung verstanden und die Kommunikation war (in Punkte dieser Interviewfrage) erfolglos.

8.1.4 Anpassung des Textes an die Zielgruppe verringert Interpretationsspielraum

Die Interpretation der Antworten zum Ausgangstext war insgesamt anspruchsvoll. Im Falle der Fragen 15, 16 und 16a war dies aber auch für den Zieltext der Fall – wobei auch hier die Interpretation der Antworten zum Ausgangstext mehr Zeit erforderte. Das erhärtet den Verdacht aus Kap. 7.2.7, dass der Zieltext besser anwendbar ist, denn er ermöglicht eine einfachere Kommunikation über die Textinhalte. Dies schließt eine einfachere Evaluierbarkeit der Antworten durch SA ein.

Die bei der Entwicklung des Leitfadens angestrebte Antwort „Trägheit durch Medikamente" war in beiden Texten selten die einzige oder die eindeutige Antwort. Die *bottom-up*-Analyse der Interviewantworten zeigte, dass auch andere Antworten das Textverstehen widerspiegelten und deshalb als Zeichen für **Verstehen** definiert werden mussten. In Kap. 5.12.3 ist beschrieben, wie die erste Auswertung der Fragen 15, 16 und 16a nach der Interpretation der Antworten aus dem Zieltexte überarbeitet wurde. Für Ausgangs- und Zieltext wurden die Textstellen B, C und ggf. D genau definiert und in die Interpretation von Verstehen und Nichtverstehen miteinbezogen. In beiden Texten wurde schließlich auch das Nennen von „Anstrengungen vermeiden" (Textstelle B) und „nicht am Straßenverkehr teilnehmen" (Textstelle C) als Hinweis auf **Verstehen** eingestuft. Inkorrekt war die Antwort „Blutungen vermeiden" (Textstelle D), welche nur im Ausgangstext vorkam, obwohl auch im Zieltext Bezug auf Blutungen und z. B. Fieber in den Verhaltenshinweisen genommen wird (im Zieltext wurde das Blutungsrisiko von einer Probandin genannt, hier allerdings dem Vorwissen zugeordnet (ZT_5: 86)). Vermutlich ist dies auf den Teil „Risikoaufklärung" zurückzuführen, welchen alle Probandinnen des Ausgangstextes gelesen hatten und welcher Bezüge auf Blutungen gemacht hat, die in den Verhaltensweisen wiederholt werden. Dies erhöht die wahrgenommene Relevanz der Informationen, denn die Wiederholung sorgt für die Reaktivierung bereits rezipierter Textinformationen, was die Einbindung dieser Information in das Gesamtverstehen des Textes erhöht. Da diese Antwort aber im Text keinen expliziten Bezug zu den thematisierten Verhaltenshinweisen hat, deutet diese Antwort nicht auf das Verstehen der Verhaltenshinweise hin.

Die Probandinnen der Vergleichsgruppe nannten besonders oft, dass die Patientin nicht am Straßenverkehr teilnehmen dürfen. Dies bringen sie i. d. R. mit der Trägheit durch die Einnahme von Beruhigungs-, Schmerz- und Betäubungsmitteln in Verbindung.

Die Probandinnen der Zielgruppe nennen die Teilnahme am Straßenverkehr in geringerem Maße – es ist keine der meistgenannten Kategorien. Zudem bringen sie die Nichtteilnahme am Verkehr nicht mit den Medikamenten in Verbindung. Sie nennen diesen Hinweis ohne Begründung, ggf. dienen als Begründung das 24-stündige Verbot, Auto oder Fahrrad zu fahren oder die gesundheitlichen Folgen wie Blutungen oder Ohnmacht. In Kap. 8.2 werden die Textstellen genauer analysiert, um zu zeigen, dass Gründe dafür in Ausgangs- und Zieltext zu finden sind. Neben den Texteigenschaften ist es möglich, dass das Verstehen der Interviewfragen und das Antworten auf diese Fragen die Antwortmöglichkeiten der Probandinnen begrenzt. Es ist nicht auszuschließen, dass die Probandinnen den Straßenverkehr mit den Medikamenten in Verbindung gebracht hätten, wenn ihre oralen Sprachkompetenzen ausgebildeter gewesen wären.

In Hinblick auf Fragen 15, 16 und 16a fielen die Antworten der vier Probandinnengruppen sehr unterschiedlich aus. Die Zielgruppenprobandinnen des Ausgangstextes hatten Schwierigkeiten mit den Textinformationen und insgesamt mit dem Interview. Vier Probandinnen entnahmen ihre Antworten zumindest teilweise aus Kotextinformationen, die keinen intendierten Bezug zu den Handlungsempfehlungen „nicht allein bleiben" und „nicht aktiv am Straßenverkehr teilnehmen" haben. Nur AT_6 antwortete aus Textstelle A, bezog sich aber auch auf Textstelle D und auf ihr Vorwissen. Drei Probandinnen ziehen ihre Begründung zumindest zum Teil aus Kotextstellen, welche intendierten Bezug zu den Verhaltenshinweisen haben. Zwei Probandinnen bezogen sich zusätzlich zu ihrer korrekten Antwort auf Textstelle D (AT_5 und AT_6) und zwei Probandinnen bezogen lediglich auf Textstelle D oder auf ihr Vorwissen. Also: Auch Probandinnen, die die Textinformation verstanden hatten, zogen irrelevante Textinformationen oder Vorwissen zur Beantwortung der Interviewfragen hinzu. Sowohl in Ausgangs- als auch in Zieltext betreffen je zwei Antworten die Textstelle C, also „nicht am Straßenverkehr teilnehmen". Textstelle B, „Anstrengungen meiden", wird im Ausgangstext nur einmal genannt und im Zieltext zweimal, hier gemeinsam mit der Teilnahme am Straßenverkehr. Zwei Probandinnen antworten vollständig aus dem Vorwissen: AT_1 mit Bezug auf ihre eigenen Erfahrungen als Patientin und AT_4 als medizinische Fachkraft. AT_7 kann die Informationen zwar anwenden, aber ihre theoretischen Entscheidungen nicht begründen. Dies ist vor dem Hintergrund ihres ansonsten guten Textverstehens überraschend.

Textstelle D wurde im Ausgangstext als referenzierte, aber fürs Beantworten der Interviewfrage irrelevante Textstelle identifiziert – im Zieltext (zumindest für die Zielgruppe, s. u.) aber nicht. Die Risikoaufklärung, die Teil des Ausgangstextes ist, könnte das Vorwissen der Frauen zu den möglichen Risiken bestärkt haben. Dies könnte dazu geführt haben, dass die Information „Blutungen" als Grund **akzeptiert** wurde, das Missverstehen zum Vorwissen passte und deshalb der eigentliche Grund für die beiden Verhaltenshinweise **nicht gesucht** wurde. Eine solche Bestärkung des Vorwissens blieb im Zieltext aus und/oder die Trägheit bzw. das Anstrengungen-meiden war eine ausreichend **verständliche** und wichtige Alternative, die das Vorwissen überschrieb bzw. das aus dem Vorwissen ziehen unnötig machte. Es scheint, als bestätige der Ausgangstext an dieser Stelle das Vorwissen, während der Zieltext dazu in der Lage scheint, das Vorwissen zu ergänzen oder durch akkuratere Informationen zu ersetzen.

Probandin	Textstelle A	Textstellen B und C: Kotext mit Bezug	Textstelle D: Kotext ohne Bezug	Vorwissen	Interpretation	anwenden
AT_1	n. a.	n. a.	n. a.	ja	nicht interpretierbar	n. a.
AT_2		ja			verstanden	ja
AT_3			ja	ja	nicht verstanden	ja
AT_4	n. a.	n. a.	n. a.	ja	nicht interpretierbar	n. a.
AT_5		ja	ja		verstanden	ja
AT_6	ja		ja	ja	verstanden	ja
AT_7	nein	nein	nein	n. a.	nicht verstanden	ja
AT_8			ja		nicht verstanden	ja
AT_9		ja			verstanden	ja

Tab. 8-2: Wiederholung von Tab. 7-6 Übersicht: Bezugnahme auf Textstellen/Vorwissen und Verstehen der Verhaltenshinweise (Zielgruppe, Ausgangstext)

Die Zielgruppenprobandinnen des Zieltextes verstanden die Kerninformation aus Textstelle A und zogen nur in zwei Fällen auch aus den relevanten Textstellen B und C. Sie reicherten ihre Antworten aber mit Vorwissen an, z. B. zum Thema Blutungen, oder antworteten in einem Fall ausschließlich aus dem Vorwissen. Die Probandinnen im Zieltext zogen keine irrelevanten Textinformationen heran.

Probandin	Textstelle A	Textstellen B und C: Kotext	Vorwissen	Interpretation	anwenden
ZT_1				nicht interpretierbar	ja
ZT_2				nicht interpretierbar	ja
ZT_3	ja		ja	verstanden	ja
ZT_4	ja		ja	verstanden	ja
ZT_5	ja	ja	ja	verstanden	ja
ZT_6	ja			verstanden	ja
ZT_7		ja	ja	verstanden	ja
ZT_8			ja	nicht verstanden	ja

Tab. 8-3: Wiederholung von Tab. 7-12 Übersicht: Bezugnahme auf Textstellen/Vorwissen und Verstehen der Verhaltenshinweise (Zielgruppe, Zieltext)

Alle richtig antwortenden Probandinnen der Vergleichsgruppe zum Zieltext antworteten aus Textstelle A, eine ergänzte aus Textstellen B bzw. C und vier ergänzten mit Vorwissen – eine Probandin erinnerte sich nicht an die Textinformation und antwortete gänzlich aus dem Vorwissen. Es zeigen sich also Parallelen zwischen den Antworten der Ziel- und Vergleichsgruppe zum Zieltext. Allerdings flossen in der Vergleichsgruppe auch irrelevante Textinformationen in die Antworten ein, die im Ausgangstext der Textstelle D entsprechen (V_ZT_1, V_ZT_4, V_ZT_5)[33]. Die Vergleichsgruppenprobandinnen des Ausgangstextes antworteten hingegen ausnahmslos aus Textstelle A. Ihre Antworten unterscheiden sich im Wortlaut stark voneinander, was nahelegt, dass die Probandinnen den Ausgangstext nicht referenzieren. Die Textinformation könnte stattdessen schon im Vor- bzw. Diskurswissen angelegt gewesen sein. Die Vergleichsgruppenprobandinnen haben fast alle 12 oder 13 Jahre lang die

33 Diese wurden nicht in die Übersichten in Tab. 7-12 und Tab. 7-23 aufgenommen, da sich die Tabellen nach den Ergebnissen der Zielgruppe richtet, in der keine Textstelle D identifiziert wurde.

Schule besucht (eine Ausnahme im Zieltext mit 9 Jahren). Auch in Hinblick auf Ausbildung und Studium sind sich beide Gruppen ähnlich. Eine relevante Unterscheidung könnte das Alter der Vergleichsgruppenprobandinnen sein: Hier waren die Ausgangstext-Probandinnen homogen in den Zwanzigern, während die Zieltext-Probandinnen in den Zwanzigern, Dreißigern und älter waren. Die vorliegende qualitative Studie kann hier nur auf die Möglichkeit hinweisen, dass das Alter der Probandinnen vermutlich das Vorwissen beeinflusst: Mit steigendem Alter steigen auch die Begegnungen mit dem Gesundheitssystem und die Wahrscheinlichkeit, dass die Frauen bereits einen gynäkologischen Eingriff hinter sich hatten. Möglicherweise entsteht im Laufe der Zeit ein diakulturelles Schema (Kap. 4.5) von gynäkologischen Eingriffen, welches bei jungen Frauen noch nicht angelegt ist.

Möglicherweise ist der Altersunterschied ein Grund dafür, dass die Probandinnen der Zieltext-Gruppe Informationen aus dem Kotext und aus dem Vorwissen hinzufügen. Dagegen spricht, dass die Probandinnen, die Textstelle D referenzierten, 25–30 Jahre alt waren. Die Probandinnen, die aus dem Vorwissen antworten, sind 25 und 36. Die Probandin mit neun Jahren Bildung ohne berufliche Ausbildung oder Studium antwortete aus Textstelle A sowie aus dem Vorwissen (inklusive Informationen parallel zu Textstelle D). Aber auch Probandinnen mit hoher Bildung und abgeschlossenem Studium antworteten aus dem Vorwissen und aus Textstellen, die Textstelle D entsprechen. Der Vergleich von Bildungshintergrund und Alter suggeriert also, dass beides keine Gründe für die unterschiedlichen Antwortstrukturen sind.

Eine weitere mögliche Erklärung könnte die Passung des Ausgangstextes auf seine intendierte Zielgruppe sein – hier könnte die Information in Textstelle A so formuliert sein, dass sie das Vorwissen unter den Vergleichsgruppenprobandinnen optimal aktiviert oder bestätigt. Im Zieltext könnte die Textstelle zu simpel formuliert sein, sodass die Vergleichsgruppe die Textinformation anreichern möchte. Für die Zielgruppe ist weder Ausgangs- noch Zieltext optimal abgestimmt, weshalb möglicherweise in beiden Texten Vorwissen hinzugezogen werden muss. Allerdings ist die Information aus Textstelle A aus dem Zieltext für die Zielgruppe besser erkennbar, was einen Vorteil gegenüber dem Ausgangstext zeigt. Selbst wenn der Zieltext also optimiert werden muss, ist er in diesen Textstellen **für die Zielgruppe** besser verständlich als der Ausgangstext. Der Ausgangstext schien das (unpassende) Vorwissen der Probandinnen zu bestärken, während die korrekten Informationen im Zieltext so deutlich zu sein scheinen, dass sie entweder fehlerhaftes Vorwissen überschreiben oder die Suche nach Antworten im Vorwissen nicht nötig ist.

Im Zieltext veranschaulichen die Gespräche über konkrete Verhaltenshinweise zudem die fehlende Passung zwischen Verstehen und Anwenden. Im Falle des Wortes „baden", dessen Bedeutung auf „waschen" und „duschen" erweitert wurde, wird die Anwendung der Textinformationen gehemmt. Nicht nur muss im Interview zunächst monosemiert werden, sondern es kann bei Missverstehen auch keine angemessene Entscheidung getroffen werden – das Anwenden ist also auf den Ebenen *Kommunizieren* und *Entscheidungen treffen* gehemmt. Anders fällt der Effekt bei den Verhaltenshinweisen „nicht allein bleiben" und „nicht am Straßenverkehr teilnehmen" aus. Hier gab es einerseits mehrere Textstellen, die diese Hinweise begründen, und andererseits bereits Vorwissen bei den Probandinnen. So konnten alle Probandinnen die Textinformationen anwenden, aber nicht alle Probandinnen begründeten dies mit der Trägheit durch Medikamente. Fünf Probandinnen ziehen zudem ihr Vorwissen hinzu. Zudem zeigt sich, dass nicht-lebensweltorientierte Erklärungen wie „Holz sägen" und „hämmern" von relevanten Textinformationen ablenken (vgl. Ahrens 2023b).

8.1.5 Vorwissen vs. Textinformationen: das Akzeptieren von Verhaltenshinweisen

Der Textteil 2, die Verhaltenshinweise, wurden zwar besser verstanden und auch als verständlicher eingeschätzt als Textteil 1. Gerade in der Vergleichsgruppe zeigten sich aber Schwierigkeiten mit der Akzeptanz einiger Hinweise. Diese Schwierigkeiten sind weniger auf die genutzten Texteigenschaften (vgl. Kap. 8.2) zurückzuführen als auf das Vorwissen (mitgemeint sind persönliche Erfahrungen) der Probandinnen.

In Ausgangs- und Zieltext wurde nicht immer der Aspekt verstanden, dass der Arzt angerufen (ZT) bzw. informiert (AT) werden soll – mehrere Probandinnen haben die Textstelle mit „zum Arzt gehen" wiedergegeben (V_ZT_1, V_ZT_4, V_AT_5). Einen möglichen Grund dafür nennt V_AT_5:

> *weshalb eigentlich [anrufen] [I: (lacht)] ja manchmal auch vorher anrufen aber ich mein was bringt denn [I: ja] (.) ja hallo mir geht's schlecht ich hab fieber dann sagen sie ja dann kommen se vorbei [I: ist eh so ja] also* (V_AT_5: 45)

Hier wäre es also die Erfahrung, die V_AT_5 selbst mit Ärztinnen gemacht hat, die zur Nichtakzeptanz des Verhaltenshinweises führt (bzw. eines Aspekts des Hinweises). Eine Erklärung für die Unsicherheit, ob die behandelnde oder die Hausärztin informiert werden soll, liefert möglicherweise V_ZT_8:

> *ich glaube den arzt zu informieren der einen operiert oder zu erreichen der einen operiert hat ist schwierig, ich glaub ich würd erstmal zum hausarzt* (V_ZT_8: 38)

Fachärztinnen werden als schwer erreichbar eingeordnet, weshalb die Hausärztin als erste Anlaufstelle für Komplikationen angesehen wird. In der Zielgruppe zeigte sich die Nichtakzeptanz nicht offensichtlich, aber sie könnte das Nichtverstehen von AT_1, AT_6 und AT_7 begründen. Sie hatten geantwortet, die Patientin solle den Notarzt kontaktieren oder ins Krankenhaus. Für den Zieltext lassen sich in der Zielgruppe keine Aussagen machen – es fand kein Hinweis auf Notdienste statt.

Die Schere zwischen Information und Vorwissen kann zu Nichtakzeptanz und so zum Nichtanwenden führen. Möglicherweise lässt sich ein parakultureller Unterschied erkennen, nach dem in Deutschland sozialisierte Frauen dazu tendieren, bei Problemen den Hausarzt zu kontaktieren, während nicht in Deutschland sozialisierte Frauen ggf. eher Notfalldienste in Anspruch nehmen[34]. Diese Tendenz zeigt sich in Studien zur Nutzung des Gesundheitssystems durch Migrantinnen (z. B. Credé et al. 2018, Sauzet et al. 2020). Dies könnte auf Unterschiede in den Scripts zurückzuführen sein, die den Probandinnen bekannt sind (Kap. 4.5), die erfahrungs- und kulturbasiertes

34 Zu möglichen parakulturellen Unterschieden in der Nutzung des Gesundheitssystems zwischen Menschen mit einem türkischen gegenüber einem ex-sowjetischem Migrationshintergrund s. Berens et al. (2022: 72).

Wissen mögliche/nötige Handlungen und Rollen in einer Situation enthalten (Ballstaedt et al. 1981: 28). Diese Unterschiede können auch diakulturell verankert sein, falls die Unterschiede nicht auf Parakulturen, sondern speziell auf migrantische Diakulturen zurückzuführen sind. Falls es speziell Migrantinnen in einem Zielland sind – nicht die Bevölkerung des Landes, aus dem diese Migrantinnen kommen – so handelt es sich u. U. um einen diakulturellen Unterschied zwischen Menschen mit Migrationserfahrung und der autochthonen Bevölkerung. Solch eine Möglichkeit diskutieren z. B. David et al. (1998: 321) für die unterschiedliche Nutzung gynäkologischer Notfallambulanzen durch türkische Migrantinnen und deutsche Frauen in Deutschland. Sie diskutieren die Möglichkeit, die türkischen Frauen könnten Einrichtungen wie Krankenhäuser bereits kennen, weil ihre Angehörigen und Freundinnen diese Dienste auch nutzen. Sie diskutieren aber auch das geringere Alter türkischer Frauen in ihrer Studienpopulation. Dies ist auch in dieser Studie möglich, aber umgekehrt: Die Vergleichsgruppe ist hier im Schnitt jünger als die Zielgruppe. Es ist möglich, dass die jungen Frauen noch nicht so viele Notfallerfahrungen oder insgesamt Erfahrungen mit Operationen haben. Solche Erfahrungen könnten ihr Vorwissen dahingehend beeinflussen, dass sie die Konsultation von Notdiensten überhaupt erst als möglich oder notwendig betrachten. In diesem Falle läge ebenfalls ein diakultureller Unterschied vor, aber in Bezug auf die Altersgruppe und deren Erfahrungswissen.

In der Vergleichsgruppe fiel im Ausgangs- und im Zieltext der Hinweis „keine wichtigen Entscheidungen treffen“ auf. Im Ausgangstext schätzte eine Probandin die Medikamente nicht so stark ein, dass sie das Treffen wichtiger Entscheidungen unmöglich machen könnten. V_AT_5 hingegen ergänzte die Textinformationen mit einem relevanten Beispiel aus dem Vorwissen, wusste also, was eine „wichtige Entscheidung“ sein könnte. V_AT_5 zeigt, dass Vorwissen eine Rolle spielen kann, um sich (in diesem Falle rechtlich fachgeprägte) Termini zu erschließen. „Wichtige Entscheidung“ ist eine feste Wendung aus deutschen Erbwörtern mit fachlicher Prägung, deren Sinn es ist, auf die individuelle Situation ausgelegt werden zu können – also „absichtlich“ uneindeutig. Bei V_AT_4 und V_ZT_1, denen der Hinweis negativ auffiel, ist nicht ersichtlich, ob sie relevantes Vorwissen besaßen, anhand dessen sie sich den Terminus erschließen konnten. Es ist möglich, dass sie den Terminus verstanden hatten und dennoch als unzutreffend (V_AT_4) und lustig (V_ZT_1) erachteten. Naheliegender ist, dass ihnen das Vorwissen fehlte und „wichtige Entscheidungen" deshalb nicht auf Alltagssituationen beziehen konnten. Dies könnte ein Grund dafür sein, dass „keine wichtigen Entscheidungen treffen" auf die Frage „Was darf die Frau nach der OP nicht machen?" von der Zielgruppe so selten genannt wurde (im Ausgangstext einmal, im Zieltext zweimal). Wenn die Wendung wegen ihrer sprachlichen Oberfläche und der fachgeprägten Semantik nicht auf Alltagssituationen bezogen werden kann, kann sie nicht **verstanden** werden. Ohne Verstehen findet kein **Behalten** statt – und so auch kein **Anwenden**.

8.1.6 Zwischenfazit: Text- und gruppenübergreifende Schwierigkeiten

Die Auswertung der qualitativen Interviews zeigt die Bedeutung des Vorwissens für das **Verstehen** beider Texte, aber auch – möglicherweise relevanter – für das **Akzeptieren** der Texte. Im folgenden Teilkapitel erfolgt eine Analyse der in Kap. 7.2 und 7.3 referenzierten Textstellen, um mögliche Schwierigkeiten auf Textoberfläche aufzudecken und zu prüfen, ob die in Kap. 6 dargelegten modifizierten Leichte-Sprache-Regeln Wirkung zeigen.

Die Inhaltsanalyse deutet auf größere Schwierigkeiten, den Ausgangstext zu verstehen hin. Der Zieltext erscheint zwar nicht einwandfrei verständlich und anwendbar, ermöglicht aber eine erfolgreiche Anwendung (im Sinne der „Kommunikation über") der Hauptthemen des Textes. Nebensächliche Informationen wie *Behandlung* bleiben auch im Zieltext begrenzt anwendbar. Im Ausgangstext gab es mehr Antworten, die nicht auswertbar waren als im Zieltext, und mehr Interviewfragen, die nicht gestellt werden konnten. Für AT_2 war dies auf die Interviewsituation zurückzuführen, für AT_1 und AT_4 auf ihre inkorrekt aufgebauten mentalen Repräsentationen von Aspekten des Textes (AT_1) oder des globalen Textthemas (AT_4). Im Ausgangstext wurden auch die Verhaltenshinweise von der Zielgruppe deutlicher nicht verstanden, was sich v.a. im Heranziehen irrelevanter Kotextinformationen zeigt. Ähnliches zeigt bereits Gutermuth (2020: 199), in deren Studie die Reproduktionsleistung (also das Widergeben von Textinformationen) bei Texten in Einfacher und insbes. Leichter Sprache höher waren als in (behördensprachlich geprägter) Standardsprache. Die Vergleichsgruppe zog im Ausgangstext keine irrelevanten Kotextinformationen hinzu, aber im Zieltext schon. Ein möglicher Grund ist die Passung der Texte auf die Vergleichsgruppe – der Ausgangstext ist für sie intendiert, der Zieltext nicht. Für den Zieltext wird eine Missachtung der Maxime der Quantität (Grice 1975: 45) angenommen: Für die Vergleichsgruppenprobandinnen könnte der Zieltext zu wenig Informationen enthalten und dazu führen, dass sie Vorwissen supplementieren. Dies würde zeigen, dass das Lesen zu leichter Texte nicht nur inakzeptabel, sondern auch dem Verstehen abträglich ist. Weitere Studien müssten dies überprüfen.

Die Vergleichsgruppe deckte auf, dass die *Konisation* sowie *Abstrich* und *Gewebeprobe* zu spät erklärt und nicht ausreichend voneinander abgegrenzt wurden (eingehender in Kap. 8.2). Die dadurch entstehenden Schwierigkeiten zeigen sich in allen vier Probandinnengruppen. Die Inhaltsanalyse zeigt auch ein Missverstehen der fachgeprägten Termini *Untersuchung* und *Behandlung* in der Vergleichsgruppe. In der Zielgruppe zeigt sich dies nicht, weil die Termini hier eingangs erklärt wurden oder die Probandinnen von allein nachfragten. Das Missverstehen der Konisation lediglich als Untersuchung zeigt keine Schwierigkeiten für das Verstehen und Anwenden der auf dieser Textinformation aufbauenden weiterführenden Informationen. In der Vergleichsgruppe deuteten sich aber für beide Texte ein mögliches Scheitern der Kommunikation an, wenn die Konisation als *Behandlung* verstanden wurde. Die im Text prominenten Untersuchungsaspekte (vgl. Kap. 8.2) werden in diesem Fall ggf. nicht mehr berücksichtigt. Auch die feste Wendung „wichtige Entscheidung" schien schwer verständlich und führte in der Vergleichsgruppe vereinzelt zu Nichtakzeptanz. Diese fachgeprägte Wendung könnte, anders als *Untersuchung* und *Behandlung* in allen vier Gruppen nicht *missverstanden*, sondern *nicht verstanden* worden sein. Eine größere Studie könnte den Ansatz verfolgen, das Verstehen fachgeprägter Termini, die deutsche Erbwörter sind, zu erforschen. Ziel der Studie wäre es, das Nichtverstehen von Fachsprache und dessen Folgen unter Frauen mit Deutsch als L1 und L2 zu untersuchen.

Zeigen sich für die Vergleichsgruppe die Termini *Untersuchung* und *Behandlung* als missverständlich, so ist es für die Zielgruppe das Verb „baden", welches von zwei Probandinnen semantisch auf „duschen" und „waschen" erweitert wird. Sie bemerken dies und fragen nach – ohne eine solche Nachfrage im Gespräch über den Text könnte diese semantische Erweiterung aber zu unnötigen oder schädlichen Sicherheitsvorkehrungen führen und im schlimmsten Fall zu Komplikationen und/oder einem Vertrauensbruch im Arzt-Patienten-Verhältnis führen.

Am Verhaltenshinweis „keine Tampons benutzen" wird der Effekt der visuellen Gestaltung des Textes auf das Verstehen des Textes und die Textnutzung gezeigt. Für alle Probandinnengruppen zeigte sich auch eine Nichtakzeptanz des Hinweises „sofort den Arzt anrufen". Wich das Vorwissen zu sehr von diesem Hinweis ab, wurde die gesundheitsbezogene Entscheidung auf Basis des Vorwissens getroffen – nicht aufgrund der Textinformationen. Die Vergleichsgruppe hätte z. B. nicht die behandelnde Fachärztin, sondern die Hausärztin informiert und ggf. aufgesucht, ohne vorher anzurufen. Die Zielgruppe neigte eher dazu, Notdienste zu informieren als die behandelnde Fachärztin. Möglicherweise bestehen hier diakulturell erlernte Schemata (Kap. 4.5), die durch die Altersgruppe oder durch die Sozialisation in migrantischen Diakulturen bedingt sind. Möglich ist auch ein parakultureller Unterschied zwischen in Deutschland sozialisierten und nicht in Deutschland sozialisierten Frauen.

8.2 Zusammenhang zwischen den Erkenntnissen und den Texteigenschaften

In Kap. 7.1, 7.2 und 7.3 wurden Textstellen als (nicht)verstanden und nicht(angewandt) identifiziert. In diesem Abschnitt geht es um die Textseite: Welche sprachlichen Eigenschaften der Textstellen können zur guten oder mangelnden Verständlichkeit bzw. Anwendbarkeit geführt haben? Für den Zieltext, also ab Kap. 8.2.6, wird auch die Wirkung der umgesetzten Leichte-Sprache-Regeln diskutiert.

8.2.1 Rahmensetzung für den Ausgangstext

Kap. 8.1 fasste die Ergebnisse der ausgewählten Interviewantworten aus den Kapiteln 7.1, 7.2 und 7.3 zusammen. Die Probandinnen äußerten bereits einige der Gründe für die mangelnde Verständlichkeit und Anwendbarkeit beider Texte. Auch die Textanalysen in Kap. 5 zeigten bereits mögliche Schwierigkeiten auf sprachlicher Oberfläche auf. Im vorliegenden Kapitel wird die Textanalyse auf die in 7.2 und 7.3 thematisierten Textstellen fokussiert. Die Interviewantworten zeigen, welche Aspekte der Textstellen **nicht verständlich** bzw. **nicht anwendbar** sein könnten. Diese Aspekte sollen hier besondere Aufmerksamkeit erfahren. Ziel ist einerseits, Elemente auf der sprachlichen Oberfläche aufzuzeigen, die als Grund für ein Nichtverstehen oder Nichtanwenden angenommen werden können. Andererseits soll der Abschnitt Hinweise darauf finden, dass die in Kap. 6 dargelegten Regeln und Regelmodifizierungen den Zieltext gegenüber dem Ausgangstext verständlicher und anwendbarer gemacht haben. Nicht für jede Regel sind Hinweise zu finden – bspw. werden schriftbasierte Abkürzungen weggelassen und die Negationsmarker wurden auf die in Kap. 6 genannten beschränkt. Dass dies zur Verständlichkeit und Anwendbarkeit beitrug liegt nahe – hat es doch die Gesamtverständlichkeit erhöht – die Antworten aus 7.2 und 7.3 in Beziehung mit den Regel(modifikatione)n aus Kap. 6 lassen aber keine Aussagen darüber zu.

8.2.2 Informationsstruktur und das Verstehen des Textthemas im Ausgangstext

In 7.2.1 und 7.3.1 wurde diskutiert, dass *Konisation* für die Probandinnen nicht leicht von *Gewebeentnahme* abgrenzbar war und von ihnen nicht leicht als Untersuchung und Behandlung charakterisiert werden konnte. Für beides kann die mangelnde Informationsstruktur beider Texte der Grund sein. Diese Informationsstruktur soll im Folgenden diskutiert werden.

Der Ausgangstext wurde für eine bestimmte Kommunikationssituation geschrieben, für deren Analyse eine ideale Kommunikationssituation (nach Habermas' idealer Sprechsituation, Habermas 1984: 177) angenommen wird, die patientenorientiert vollzogen wird (Klemperer 1996: 7f.): Bei einem routinemäßigen Pap-Abstrich wurden veränderte Zellen gefunden. Die Frauenärztin hat darüber mit der Patientin gesprochen und die verschiedenen Behandlungsmöglichkeiten dargelegt. Die Konisation war die beste Möglichkeit und wurde der Patientin bereits erklärt. In einer idealen Kommunikationssituation steht der Patientin beim Lesens also adäquat mit dem Vorwissen **verknüpftes** Fachwissen zur Verfügung. Solches Fachwissen hatten die Probandinnen der vorliegenden Studie nicht.

Unter Annahme der beschriebenen Kommunikationssituation ist es gerechtfertigt, dass die Konisation erst am Ende der ersten Seite (unter „Wie wird der Eingriff durchgeführt?“ bzw. im Bild) erklärt wird. Trotz der Annahme der Kommunikationssituation ist es nicht ideal, die Gewebeentnahme und die Konisation gleichzeitig zu thematisieren. Sie werden im Text unzureichend voneinander abgegrenzt, und explizit nur in diesem Satz:

> *Eine Konisation wird durchgeführt, wenn die Gewebeent- / nahmen kein eindeutiges Ergebnis liefern konnten oder das / Ergebnis der Gewebeuntersuchung zeigt, dass größere Men- / gen an Gewebe entfernt werden müssen.* (Merkle/Schlund 2018: 1)

Diese direkte Gegenüberstellung von *Konisation* und *Gewebeentnahme* ist in einen Konditionalsatz eingebettet (vgl. Bredel/Maaß 2016a: 452ff.), der eine Aufzählung mit „oder“ enthält und von dem wiederum ein weiterer Nebensatz abhängig ist. Bei geringer Automatisierung der Leseprozesse steht ggf. nicht ausreichend Arbeitsgedächtniskapazität zur Verfügung, um diese gemeinsam auftretenden komplexen Elemente adäquat zu verstehen. Die Textstelle enthält außerdem folgende Attribute:

- Adjektivattribut: *kein eindeutiges Ergebnis, größere Men- / gen*
- Genitivattribut: *das / Ergebnis der Gewebeuntersuchung*
- Präpositionalattribut: *Men- / gen an Gewebe*

Diese Attribute verlängern Nominalphrasen. Die Phrase „größere Mengen an Gewebe“ enthält zwei der Attribute auf einmal. Ein weiteres komplexes Merkmal der o. g. Textstelle ist die Formulierung im Vorgangspassiv, ohne den Arzt als Handlungsträger zu benennen. Nicht nur wird *Konisation* also zu spät erklärt, sondern wir auch in einem komplexen Satz mit mehreren Nebensatzebenen, langen Nominalphrasen und handlungsträgerverdeckenden Redemitteln von der Gewebeentnahme abgegrenzt. Für DaZ-Lernerinnen dürfte der o. g. Satz zu komplex sein, um ihn eigenständig **verstehen** und später **anwenden** zu können.

Im übrigen Text stehen die Termini nebeneinander und wirken, wenn das nötige Fach- und Fachsprachenwissen fehlt, an mehreren Stellen austauschbar:

> *Anschließend entnimmt der / Arzt eine oder mehrere kleine Gewebeproben unter mikros- / kopischer Sicht (Kolposkopie). Bei der Konisation wird mit / einer elektrischen Schlinge [...] ein kegelförmiges / Gewebestück (Konus) aus dem Gebärmutterhals herausge- / schnitten (...)* (Merkle/Schlund 2018: 1f.)

Diese scheinbare Austauschbarkeit legt eine Synonymie nahe, was selbst in der beschriebenen Kommunikationssituation zu Unsicherheit führen könnte. Dadurch wird der zentrale Terminus *Konisation* nicht adäquat verstanden, was zur einer **mangelnden Verknüpfbarkeit** von Anschlussinformationen führen kann. Diese wird in den folgenden Abschnitten dargelegt.

8.2.3 Laienverstehen von Fachtermini im Ausgangstext: Untersuchung oder Behandlung?

Die Kapitel 7.2.1 und 7.3.1 zeigten auch, dass die Konisation nicht leicht als Untersuchung *und* Behandlung charakterisiert werden konnte. Hier wird die Informationsstruktur relevant, denn die Konisation wird immer wieder als Untersuchung geframt, aber nur in zwei voneinander isolierten Sätzen als Behandlung. Aus den in Kap. 7.2 und 7.3 diskutierten Textstellen werden folgende Ausschnitte näher analysiert:

> Seite 1:
> *die Konisation [ist] gleichzeitig auch eine Therapiemaßnahme, da dabei das erkrankte Gewebe entfernt wird.* (ebd.: 1)
>
> Seite 3:
> *In vielen Fällen dient eine Konisation nicht nur einer genau- / en Diagnose, sondern auch der gleichzeitigen Behandlung / durch die Entfernung des veränderten Gewebes.* (ebd.: 3)

Der Aspekt der Behandlung passt zum Vorwissen der Vergleichsgruppe: Etwas möglicherweise Bösartiges wird aus dem Körper entfernt. Allerdings wird dieser Aspekt im Text nur zweimal thematisiert und somit nur einmal wieder ins Arbeitsgedächtnis geladen, also reaktiviert. Ohne ausreichendes Fach- und Fachsprachenwissen, also Vorwissen, könnte diese Information zwar **verstehend** gelesen, aber schließlich nicht **behalten** werden. Das Nichtbehalten durch wenige Reaktivierung bzw. die konkurrierende, prominente Informationsreiteration von „Untersuchung" könnte das Nichtanwenden erklären, das sich in der Zielgruppe zeigt.

Auf Seite 3 findet eine direkte Gegenüberstellung zwischen *Untersuchung* und *Behandlung* statt, aber nicht mit dieser Terminologie. Die Ergebnisse der Vergleichsgruppe zeigten, dass die Termini *Untersuchung* und *Behandlung* nicht in ihrer Fachdefinition im Lexikon der Probandinnen angelegt waren. Der semantische Aspekt „Diagnosefindung" gehört im Laienverstehen nicht unbedingt zum Konzept *Untersuchung*. Dies führt dazu, dass das Wort „Diagnose" nicht vom Wort *Untersuchung* aktiviert wird, obwohl es aus fachsprachlicher Sicht zum Wortfeld gehört. So geht der Aspekt der *Untersuchung* im Satz auf Seite 3 ggf. verloren. Dies könnte in der Vergleichsgruppe (V_AT_3, V_ZT_1) eine Rolle in der (seltenen) Einordnung der Konisation als *Behandlung* gespielt haben, welche schließlich zur gescheiterten Kommunikation führt (s. Kap. 8.1).

In der Zielgruppe wurden selten beide Aspekte verstanden, sondern die Konisation wurde eher als Untersuchung eingeordnet – nie nur als Behandlung. Der Satz auf Seite 3 enthält eine Aufzählung (Diagnose und Behandlung) mit 22 Wörtern und zwei Satzteilen (Parataxe). Es gibt zwei Attribute, die die Nominalphrasen verlängern: ein Adjektivattribut in einer Genitivkonstruktion („**genauen** Diagnose") und ein Genitivattribut („des veränderten Gewebes"). Das längste Wort hat 14 Buchstaben („gleichzeitigen") und es gibt eine Konjunktion in zwei Teilen: „nicht nur ... sondern auch", die laut Beispielcurriculum auf Niveau B1 eingeführt wird (Niedersächsisches Kultusministerium 2016: 34). Zudem müssen die Fachtermini „Konisation", „Diagnose", „Behandlung", „Entfernung" und „verändertes Gewebe" (mit Blick auf Seite 1 auch „Therapie") nicht nur bekannt sein, sondern – wie bereits diskutiert – auch ihre fachliche Bedeutung muss im Lexikon angelegt sein. Es handelt sich also um einen komplexen Satz mit Nominalisierungen, Attribuierungen, Genitiven und einer getrennten Konjunktion. Dieser Satz steht auf Seite 3 eines für die Zielgruppe komplexen Textes und enthält eine Information, die im Kotext nicht wiederholt wird. Das Zusammenspiel zweier Beobachtungen führt zur mangelnden **Anwendbarkeit** der Textinformationen, die in geringerem Ausmaße die Vergleichsgruppe betrifft. Eine Beobachtung ist die Charakterisierung der Konisation als Untersuchung, nicht als Behandlung, im Gesamttext. Die zweite Beobachtung ist die Komplexität des diskutierten Satzes auf Seite 3. Für die Zielgruppe ist eine Sprachbarriere anzunehmen, konkrete Hinweise auf eine Fachsprachenbarriere sind nicht zu finden.

8.2.4 Nicht-Verstehen und Nicht-Anwenden durch Fachsprache im Ausgangstext

In den Textabschnitten, die die Nachsorge und Weiterbehandlung nach der Konisation darlegen, verhindern konkret Fachtermini und Mittel, die bei Leserinnen Unsicherheit auslösen, ein Verstehen und Anwenden.

> *Das entfernte Gewebe wird nach dem Eingriff mikroskopisch untersucht. Danach entscheidet sich, ob und welche weiteren Behandlungsmaßnahmen notwendig werden.* (Merkle/Schlund 2018: 3)

> *Abgrenzbare Gewebeveränderungen können meist vollständig entfernt werden. Die Behandlung ist dann beendet. Manchmal ergeben nachfolgende Untersuchungen jedoch, dass die […] Veränderungen nicht vollständig erfasst werden konnten. In diesen Fällen kann […] nach einer Konisation eine erneute Konisation empfohlen werden. Regelmäßige Kontrollen durch Krebsfrüherkennungsabstriche sind weiterhin erforderlich. Bei manchen […] Befunden [ist] ein weiterer Eingriff […] ratsam.* (ebd.: 3)

> *[…] können Zellveränderungen erneut auftreten. Daher sind in regelmäßigen Abständen Kontrollen notwendig.* (ebd.: 3)

Nehmen Sie bitte regelmäßig die ***Nachsorgeuntersuchungen*** *wahr.* (ebd.: 3, Herv. i. O.)

Zum einen wird *Konisation* zu spät erklärt und ist schwer von der Gewebeprobe oder dem Abstrich abzugrenzen. Ein mangelndes Verstehen der Konisation selbst dürfte die Anschlussinformationen „Nachsorge" und „Weiterbehandlung" schwerer **verknüpfbar** machen. Es gibt laut Kap. 8.1 keine Hinweise darauf, dass ein Verstehen als „Untersuchung" nur Weiterbehandlungen nahelegt. Allerdings legt ein Verstehen als „Behandlung" nahe, dass nur noch Nachuntersuchungen folgen.

Die betreffenden Textausschnitte sind insgesamt von Nominalisierungen gekennzeichnet, insbesondere von Fachterminologie. Tab. 8-4 gibt eine Übersicht über Folgendes:

- die in den betreffenden Textstellen enthaltenen Termini
- die Termini darunter, die in der Studie von den Probandinnen der Zielgruppe nicht verstanden wurden
- über die Termini darunter, die Hyperonyme (Oberbegriffe) sind und dazu dienen, nur allgemeine – keine exakten – Aussagen zu machen

Unter den Fachtermini sind acht Wörter, die ganz oder im Teil von Ausgangs- oder Zieltext-Probandinnen nicht verstanden wurden. Dies betrifft v. a. das Fremdwort „Konisation", aber auch den Internationalismus „Zelle[n]" und die deutschen Worte „Gewebe" und „Gebärmutter". Die gelisteten Oberbegrifft werden im Kotext nicht näher definiert, aber erfahren in der Kommunikationssituation eine eindeutigere Bedeutung. Dass durch den Text auf diese Weise keine konkreten Aussagen gemacht werden, kann bei den Leserinnen zu Verunsicherung führen. Dies ist unter den Probandinnen weniger für Fachtermini als für unkonkrete Aussagen zum Zeitrahmen und zur Wahrscheinlichkeit zutreffend (vgl. Kap. 7.1). Beispiele dafür sind folgende:

- Zeit: *nach dem Eingriff, in regelmäßigen Abständen, danach, weiterhin, nachfolgende, regelmäßig*

- Wahrscheinlichkeit[35]: *in diesen Fällen, manchmal, meist, kann, ob und welche, manche*

enthaltene Fachtermini	**davon ersichtlich nicht verstanden (s. Kap. 7.2)**	**Hyperonyme für allgemeine Aussagen**
abgrenzbar		
Befund		Befund
Behandlung	Behandlung	Behandlung
Behandlungsmaßnah-men		Behandlungsmaßnahmen
bösartigen		
Eingriff		Eingriff
Gebärmut- / ter	Gebärmutter (AT_6, ZT_4)	
Gewebe	Gewebe (ZT_5)	
Gewe- / beentnahme	Gewebeunter-suchung (AT_1)	
Gewebeveränderungen		Gewebeveränderungen
Konisation	Konisation (AT_5, AT_8, AT_9, ZT_5, ZT_3, ZT_4, ZT_7)	
Kontrolle		Kontrolle
krankhaft		
Krebsfrüherkennungs-abstrich		
Maßnahme		Maßnahme
mikrosko- / pisch		
Nachsorgeuntersuchun- / gen	Nachsorge-untersuchungen (AT_7)	

35 konkret von AT_5 (Pos. 155) genannt: „selten“ in der Risikoaufklärung, die nicht Teil der vorliegenden Analyse ist

enthaltene Fachtermini	davon ersichtlich nicht verstanden (s. Kap. 7.2)	Hyperonyme für allgemeine Aussagen
Untersuchung	Untersuchung	Untersuchungen
Veränderungen		Veränderungen
Zellveränderungen	Zellen (AT_8, ZT_4)	Zellveränderung

Tab. 8-4: Übersicht über die Fachtermini in den Textausschnitten

Nicht nur auf lexikalischer Ebene, sondern auch auf syntaktischer Ebene sind die Textabschnitte komplex:

- die Abkürzungen „z. B." und „ggf." werden von der Zielgruppe als unverständlich angegeben bzw. Probandinnen sind sich ihrer Bedeutung unsicher (s. Kap. 7.1)
- Nebensatzkonstruktionen
  - *„Danach entscheidet sich, ob und welche / weiteren Behandlungsmaßnahmen notwendig werden."* (ebd.: 3)
  - *„Manchmal ergeben nachfolgende Untersuchungen jedoch, / dass die krankhaften Veränderungen nicht vollständig er- / fasst werden konnten."* (ebd.: 3)
  - *„Auch wenn das veränderte Gewebe vollständig entfernt / wurde, können Zellveränderungen erneut auftreten."* (ebd.: 3) (Konzessivsatz, vgl. Kap. 6)
- Konstruktionen, die den Handlungsträger verdecken (Abb. 8-1)
- Sätze teilen sich kaum gemeinsame Referenten (keine anaphorische Wiederaufnahme von Nominalphrasen), nur Sinnzusammenhänge, für die Vor-, Diskurs- und Fachwissen herangezogen werden muss.

Wie in Abb. 8-1 gezeigt verdecken elf von zwölf handlungsträger-relevante Konstruktionen in den betreffenden Textstellen den Handlungsträger, in einem wird die Leserin direkt angesprochen. In den Textabschnitten wird nur eine Nominalphrase („regelmäßige Kontrollen") wiederaufgenommen – abgesehen davon werden durch Konjunktionen und Adverbien Sinnzusammenhänge zwischen den Sätzen erstellt. Zwischen den Sätzen besteht also ein

Sinnzusammenhang (z. B. „in diesen Fällen brauchen Sie weitere Behandlungen“), aber zwischen der konkrete Gesprächsgegenstand (z. B. die einzelnen Bedingungen für Weiterbehandlungen) wird stets gewechselt. In Kap. 6 wird zusammengefasst, dass die Hauptsatzstruktur der Leichten Sprache einen Zusammenhang auf Textebene erschwert. Dass dies auf begrenztem Raum auch in Standardtexten vorkommt, zeigen die vorliegenden Textabschnitte also. Die Themenwechsel können nämlich nur dann in ihrer Gesamtheit verstanden werden, wenn der satzübergreifende Sinnzusammenhang verstanden wurde. Durch die lexikalische und syntaktische Komplexität muss dazu ggf. Vorwissen (inkl. Diskurs- und Fachwissen) hinzugezogen werden.

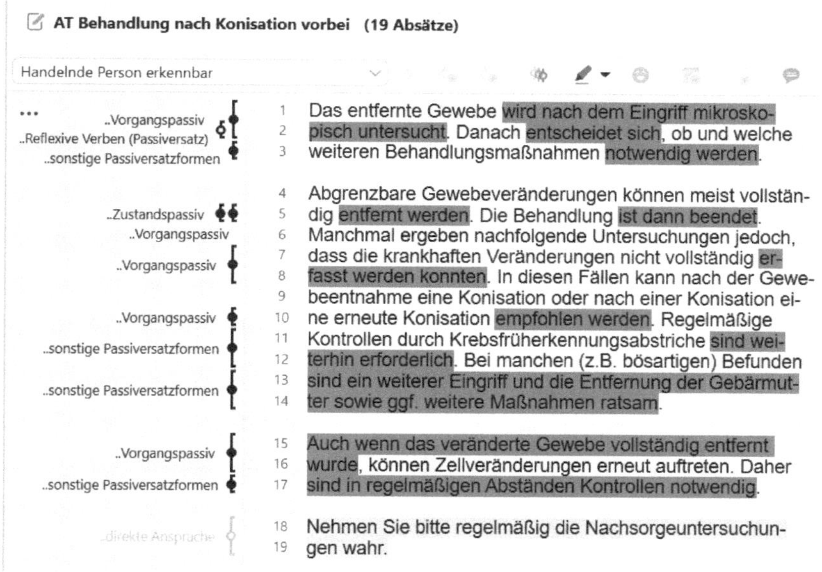

Abb. 8-1: Screenshot des analysierten Textabschnitts in MAXQDA: handlungsträger verdeckende Konstruktionen (schwarz) und Konstruktionen, in denen die handelnde Person erkennbar ist (hellgrau, hier direkte Ansprache)

Nach der sprachlichen Analyse sollen Gründe dafür diskutiert werden, warum gerade die „doppelte Konisation“ in der Ausgangstext-Zielgruppe **nicht angewandt** (und von AT_3 sichtbar **nicht verstanden**) wurde und in der Ausgangstext-Vergleichsgruppe von nur zwei Probandinnen **angewandt** wurde

(Kap. 7.2.3). Häufig genannt wurden Operationen, andere Behandlungen und das Abwarten des Laborbefunds – diese Möglichkeiten werden im Text öfter wiederholt, die beiden letzteren sogar in den hier diskutierten Textabschnitten selbst:

- Operationen:
  - *„Bei manchen […] Befunden [ist] ein weiterer Eingriff […] ratsam.“* (Merkle/Schlund 2018: 3)
  - Zuvor: *„[…] schabt der Arzt meist gleichzeitig mit der Konisation / die Gebärmutterschleimhaut im Bereich des Muttermunds / aus (Kürettage).“* (ebd.: 2, nicht Teil der vorliegenden Studie)
  - Zuvor: *„Gegebenenfalls wird auch eine Gebärmutterspiegelung / (Hysteroskopie) vorgenommen.“* (ebd.: 2, nicht Teil der vorliegenden Studie)
  - Auch weitere Hinweise in der Risikoaufklärung, die nicht Teil der vorliegenden Studie ist
- Andere Behandlungen:
  - *„Danach entscheidet sich, ob und welche weiteren Behandlungsmaßnahmen notwendig werden.“* (ebd.: 3)
  - *„Bei manchen […] Befunden [ist] ein weiterer Eingriff […] ratsam.“* (ebd.: 3)
- Abwarten des Laborbefunds:
  - *„Das entfernte Gewebe wird nach dem Eingriff mikroskopisch untersucht. Danach entscheidet sich, ob und welche weiteren Behandlungsmaßnahmen notwendig werden.“* (ebd.: 3)
  - *„Manchmal ergeben nachfolgende Untersuchungen jedoch, […]“* (ebd.: 3)
  - *„Bei manchen […] Befunden [ist] ein weiterer Eingriff […] ratsam.“* (ebd.: 3)

Mehrere Probandinnen der Zielgruppe haben die Konisation korrekt als Maßnahme zur Krebsfrüherkennung charakterisiert, diese Textinformation also **angewandt** (Tab. 7-8). Es liegt nahe, dass diese drei Möglichkeiten auch im Vorwissen der Probandinnen angelegt sind. Schließlich ist Krebs ist eine

Krankheit, die oft operativ behandelt wird und auf Laborbefunden beruht. Durch Nominalisierungen, unpersönlichen Stil, Abkürzungen, inhaltliche Sprünge und Nebensatzkonstruktionen werden die Textstellen insgesamt eher komplex, zumindest nach den in Kap. 4 und 6 angeführten Überlegungen für DaZ-Lernende. Da die Konisation von vielen Probandinnen nicht verstanden wurde, kann davon ausgegangen werden, dass das Wort *Konisation* und dessen Bedeutung im Lexikon nicht angelegt und somit im Vorwissen nicht existent sind. Eine doppelte Konisation wäre somit eine gänzlich neue, nicht im Vor- und Diskurswissen angelegte Information. Durch das geringe Verstehen von *Konisation* ist anzunehmen, dass sich die **Verknüpfbarkeit** der Anschlussinformation „doppelte Konisation" verringert. Die Komplexität auf sprachlicher Ebene macht ein **Verstehen**, aber auch ein **Behalten** der neuen Anschlussinformation umso schwieriger.

8.2.5 Auswirkungen langer und komplexer Sätze im Ausgangstext

Textteil 2, der die Verhaltenshinweise enthält, wurde insgesamt als besser verständlich bewertet als Textteil 1. Dass sich dies auch in der Textanalyse widerspiegelt, wird in diesem Abschnitt dargelegt. Die Verhaltenshinweise haben direkten Handlungsbezug. Textteil 1 hingegen enthält die Gründe für die Behandlung, die Vorgehensweise für die Behandlung und die Erfolgsaussichten. Textteil 1 beschreibt Informationen, auf die die Patientinnen keinen direkten Einfluss hat. Die Orientierungsfunktion des Textes kann also in den Verhaltenshinweisen deutlicher erfüllt werden. Durch eine aktive und direkte Schreibweise wird die Orientierungsfunktion in Textteil 2 gestärkt und die Syntax gegenüber Textteil 1 vereinfacht. Trotzdem wurde insbes. Textstelle A nicht verstanden. Die in Kap. 7.2.4 und 7.2.9 diskutierte Textstelle A wird hier in einzelne Sätze aufgeteilt (im Folgenden nummeriert) und analysiert, da sie die intendierte Kerninformation enthält, deren Nichtverstehen bzw. Nichtanwenden untersucht werden soll:

Textstelle A:
[1] Beachten Sie bitte, dass Ihr Reaktionsvermögen durch Beru- / higungs-, Schmerz- oder Betäubungsmittel nach einer am- / bulanten Be-

> *handlung vorübergehend beeinträchtigt ist. / [2] Lassen Sie sich deshalb unbedingt von einer erwachsenen / Person abholen und stellen Sie für die ersten 24 Stunden ei- / ne Betreuung zu Hause sicher. [3] Sie dürfen in diesem Zeit- / raum nicht aktiv am Straßenverkehr teilnehmen und keine / gefährlichen Tätigkeiten durchführen. [4] Ferner sollten Sie kei- / ne wichtigen Entscheidungen treffen und keinen Alkohol / trinken.* (ebd.: 3)

In Ziel- und Vergleichsgruppe zeigen sich unterschiedliche Schwierigkeiten. Die Probandinnen der Zielgruppe verstehen (mit einer Ausnahme) Textstelle A nicht (vgl. Tab. 7-6), insbesondere Satz 1 (s. u.), können die Informationen aber dennoch anwenden. Sie greifen auf Vor- und Kotextwissen zu, das nicht immer adäquat auf den Verhaltenshinweis passt, aber zur **Anwendung** führt. Die Probandinnen der Vergleichsgruppe hingegen verstehen Textstelle A und können die Informationen anwenden (vgl. Tab. 7-18), es zeigt sich aber eine Nichtakzeptanz für einzelne Verhaltenshinweise.

Die Sätze in Textstelle A stehen in einem Sinnzusammenhang, der in Satz 1 etabliert wird: Das Regeln der Verhaltenshinweise zur Trägheit durch die Medikamenteneinnahme. Sätze 2–4 enthalten je eine neue Art von Verhaltenshinweisen:

2. Nicht allein sein: abholen und betreuen lassen
3. Gefahren für sich und andere meiden: *nicht aktiv am Straßenverkehr teilnehmen* und *keine gefährlichen Tätigkeiten*
4. Andere: *keine wichtigen Entscheidungen treffen, keinen Alkohol trinken*

Zusammenhängende Hinweise werden in einem Satz genannt, ein Satzwechsel zeigt demnach einen Themenwechsel an. Wird der Sinn, der in Satz 1 etabliert wird, nicht verstanden, so kann zwischen den separaten Sätzen kein Zusammenhang hergestellt werden – wie auch in Kap. 8.2.4 aufgezeigt würde dann kein Zusammenhang auf Textebene entstehen. Die Relevanz einzelner Hinweise wird ohne verstandenen Zusammenhang ggf. verkannt. Auch wenn Satz 1 verstanden wird, können **Anwendung**sprobleme auftreten: Für den Hinweis

„keine wichtigen Entscheidungen treffen" liegen z. B. für die Vergleichsgruppe nicht ausreichend Begründungen vor, oder es ist nicht ausreichend deutlich, was „wichtige Entscheidungen" sind (Kap. 7.3.5).

Auch wenn Textteil 2 als einfacher wahrgenommen wird als Textteil 1 (und es in Sachen Orientierungsfunktion auch ist), ist sie nicht simpel:

- Textstelle A enthält vier Aufzählungen (in den Verhaltenshinweisen gibt es zwei weitere[36])
  [1] *„Beru- / higungs-, Schmerz- oder Betäubungsmittel"* (ebd.: 3)
  [2] *„Lassen Sie sich deshalb unbedingt [...] abholen und stellen Sie [...] ei- / ne Betreuung [...] sicher."* (ebd.: 3)
  [3] *„[...] nicht aktiv am Straßenverkehr teilnehmen und keine / gefährlichen Tätigkeiten durchführen."* (ebd.: 3)
  [4] *„kei- / ne wichtigen Entscheidungen treffen und keinen Alkohol / trinken."* (ebd.: 3)
- Sachverhalte werden koordiniert, also gleichwertig aufgezählt. In Textstelle A werden bis zu drei Sachverhalte koordiniert, in den gesamten Verhaltenshinweisen bis zu vier: *„bei Bauchschmerzen, Fieber (über 38° C), stärkeren Blutungen oder anderen Beschwerden"* (ebd.: 3).
- Textstelle A enthält ein Nebensatzgefüge, Textstelle D enthält ein weiteres:
  Textstelle A:
  [1] *„Beachten Sie bitte, dass [...]"* (ebd.: 3)
  Textstelle D:
  „Bei Bauchschmerzen [...], auch wenn sie erst nach / mehreren Tagen auftreten, informieren Sie [...] / Ihren Arzt." (ebd.: 3) (Einschub eines Konzessivsatzes, Kap. 6.4.3)
- Aufzählung und Nebensatzgefüge kommen in Satz 1 von Textstelle A gleichzeitig vor

36 *„Bei Bauchschmerzen, Fieber (über 38 °C), stärkeren Blu- / tungen oder anderen Beschwerden [...]"* (Textstelle D) *und „[...] Geschlechts- / verkehr sowie auf Vollbäder, den Besuch einer Sauna oder / einen Schwimmbadbesuch"* (Merkle/Schlund 2018: 3).

Satz 1 wird in dieser Aufzählung als komplex charakterisiert: Die Kerninformation „Ihr Reaktionsvermögen ist beeinträchtigt" wird durch die Gründe für die Beeinträchtigung unterbrochen, also die Beruhigungs-, Schmerz- oder Betäubungsmittel. Unterbrochen wird auch durch die Informationen „nach einer ambulanten Behandlung" und „vorübergehend". Die Leserin muss ihre Aufmerksamkeit zehn Wörter lang halten. Die Aufzählung „Beruhigungs-, Schmerz- [oder] Betäubungsmittel" ist zudem eine Einheit, von der nur das letzte Wort unabhängig **verstanden** werden kann. Ist das Arbeitsgedächtnis damit beschäftigt, die nicht automatisierten Lesevorgänge durchzuführen, so kann die Aufmerksamkeit nicht lange genug gehalten werden, um die Kerninformation in Satz 1 zu **verstehen**. Die sprachliche Oberfläche kann also zumindest ein Grund dafür sein, dass die Information „Trägheit durch Medikamente" in Satz 1 **nicht verstanden** wird. Dies ist problematisch, da – wie oben beschrieben – Satz 1 den Sinnzusammenhang in Textstelle A vorgibt. Die syntaktische Komplexität wird als Grund dafür angenommen, dass die Information „Trägheit durch Medikamente" durch die Zielgruppe mit einer Ausnahme **nicht angewandt** werden konnte (Kap. 7.2.4). Ist eine Textinformation zu schwierig, müssen Leserinnen diese mit Kotext- und Vorwissen supplementieren. AT_4, die sich den Text aus ihrem Fachwissen heraus inkorrekt erschlossen hatte, zeigt, dass dies zu Missverstehen und so zur falschen Anwendung der Textinformationen führen kann. Die Rolle des Vorwissens wurde in Kap. 8.1 diskutiert.

Auf Wortebene wird eine Problematik von Internationalismen deutlich. Zwar werden *Operation* und *ambulant* international genutzt, aber nicht in derselben Bedeutung. Romanisch und Englisch wären es eher *surgery* und Formen wie *outpatient*. *Fieber* wird in dieser Bedeutung international genutzt, unterscheidet sich in der Form aber erheblich von Äquivalenten wie *fever*. In der Studie zeigte sich trotz Abweichungen in Bedeutung und Form **kein Nichtverstehen** dieser drei Termini.

Die Fachtermini in den Verhaltensweisen sind überwiegend deutsche Termini. Die Adressatinnen des Ausgangstextes sprechen Deutsch als L1 (vgl. Kap. 5.4). Die Verhaltenshinweise enthalten Rechtssprache, die auch fachgeprägte Termini umfasst, welche v. a. auch in der Alltagssprache vorkommen (vgl. Rink 2020: 112). Mit Hyperonymen wie „Betreuung", „erwachsene Person“, „gefährliche Tätigkeiten“ und „wichtige Entscheidungen“ werden mögliche Szenarien zusammengefasst, die individuell definiert und argumentiert werden können. Diese Termini sind für rechtliche Laiinnen nicht ohne Weiteres verständlich. Dies ist in der vorliegenden Studie für die Termini „gefährliche Tätigkeiten“ (AT_7, auch ZT_4) und für „wichtige Entscheidung“ der Fall (V_AT_4, V_AT_5).

	AT	ZT	V_AT	V_ZT
Anzahl Nennungen	5	3	5	5
Anzahl Probandinnen	9	8	5	10

Tab. 8-5: Nennungen von „keine Tampons benutzen“ im Vergleich zur Anzahl an Probandinnen in den vier Probandinnengruppen

Ein weiterer in Kap. 7.2.4 und 7.3.4 diskutierter Hinweis ist „keine Tampons benutzen“. Dieser fällt v. a. dadurch auf, dass die Tampons in beiden Texten nur einmal erwähnt, im Ausgangstext aber von allen Vergleichsgruppenprobandinnen und von fünf Zielgruppenprobandinnen genannt werden. Im Zieltext wird der Hinweis von der Vergleichsgruppe fünfmal und von der Zielgruppe dreimal genannt. Die qualitativen Interviews lassen sich nicht numerisch auswerten, aber der Unterschied zwischen den Antworten gab dennoch Anlass zur Textanalyse. Im Ausgangstext steht der Hinweis in einem Absatz, der lediglich einen Satz und einen einzigen Verhaltenshinweis enthält:

> *Bitte benutzen Sie nach der Operation bis zur Nachuntersu- / chung keine Tampons.* (Merkle/Schlund 2018: 3)

Der Zieltext hingegen fasst verschiedene Verhaltenshinweise in einem Absatz zusammen, zu denen auch „keine Tampons benutzen“ gehört:

> *Bis zur Nachuntersuchung: Bitte / benutzen Sie keine Tampons. Bitte / haben Sie keinen Sex. Bitte baden Sie / nicht. Besuchen Sie nicht die Sauna und / gehen Sie nicht schwimmen.* (ZT: 3)

Es liegt nahe, dass der Hinweis in einem dafür vorgesehenen Absatz mehr auffällt, besser **behalten** wird und besser **auffindbar** ist. Die Probandinnen, die für die Antwort nachlasen, konnten den Hinweis als Einzelinformation im Ausgangstext leicht finden und nennen, also **anwenden.** Im Zieltext war es keine Einzelinformation und fiel beim Nachlesen ggf. nicht so ins Auge. Die Nennung von „keine Tampons benutzen" hat keine tiefergehenden Implikationen für das Verstehen des Textes oder das Outcome der Studie. Allerdings zeigt es, wie nebensächlichere Informationen durch gestalterische Mittel in den Vordergrund rücken können – und umgekehrt mit welchen Mitteln wichtige Informationen hervorgehoben werden könnten (vgl. Maaß 2020: 129; Rink 2020: 118f.; Alexander 2019; Sieghart 2024).

8.2.6 Rahmensetzung für den Zieltext

Im Zieltext wurden keine schriftbasierten Abkürzungen verwendet, gerade im Anamnesebogen aber Siglenwörter. Ein Grund für das Nichtverstehen und für Unsicherheit wurde dadurch eliminiert. Es wird ein weniger vielfältiger Wortschatz benutzt (s. Kap. 5.8) und kaum handlungsträgerverdeckende Konstruktionen. Während der Fokus in den Kap. 8.2.2 bis 8.2.5 auf der Analyse des Ausgangstextes lag, liegt in den folgenden Kapiteln der Fokus auf den Anstrengungen zur verbesserten Verständlichkeit und Anwendbarkeit, inkl. der Umsetzung der in Kap. 6 diskutierten Regeln und Regelmodifikationen.

8.2.7 Unzureichende Anpassung der Informationsstruktur im Zieltext

Wie in Kap. 5 dargelegt, wurde die Informationsstruktur dadurch angepasst, dass die Pilotversion in drei Broschüren aufgeteilt wurde. Innerhalb dieser Broschüren wurde die Informationsstruktur aus dem Ausgangstext größtenteils beibehalten, aber z. B. aus Gestaltungsgründen angepasst. Das Textthema wurde auf Gewebeentnahme und Konisation fokussiert – die Kürettage kommt im Zieltext nicht vor. Dass die Informationsstruktur beibehalten wurde, wirkt sich negativ auf das Verstehen der Kerntermini *Konisation* und *Gewebe-Entnahme* aus. Auch im Zieltext war die Konisation nicht leicht von der Gewebeentnahme bzw. vom Pap-Abstrich abzugrenzen. Da die Struktur des Ausgangstextes in den Zieltext übernommen wurde, wurde auch im Zieltext die Konisation erst spät als Behandlung charakterisiert und hier auch nur an einer Textstelle, nicht an zweien. Im Gesamttext wird sie analog zum Ausgangstext eher als Untersuchung charakterisiert. Untersuchungsaspekte werden öfter reaktiviert, also ins Arbeitsgedächtnis geladen. Auf lexikalischer Ebene sind das z. B. „(Gewebe-) Probe", „überprüfen", „untersuchen" und auf inhaltlicher Ebene z. B. drei Absätze, die die Gewebeuntersuchung im Labor und deren Folgen thematisieren (ZT: 2), wobei das Wort „Untersuchung" in Bezug auf die Konisation nicht genutzt wird (es steht nur in „Nachuntersuchung").

Am meisten diskutiert wird die in Tab. 8-6 dargestellte Zieltextstelle, welche der in Kap. 8.2.2 diskutierten Textstelle im Ausgangstext entspricht.

AT	ZT
Eine Konisation wird durchgeführt, wenn die Gewebeent- / nahmen kein eindeutiges Ergebnis liefern konnten oder das / Ergebnis der Gewebeuntersuchung zeigt, dass größere Men- / gen an Gewebe entfernt werden müssen (Merkle/Schlund 2018: 1)	*Manchmal reicht eine / Gewebe-Entnahme nicht. Oder die / Gewebe-Entnahme zeigt: Der Arzt muss / größere Stücke von Ihrem / Gebärmuttermund entfernen. Dann / macht der Arzt eine Konisation.* (ZT: 2)

Tab. 8-6: Gegenüberstellung der Textstellen zu „Konisation" vs. „Gewebeentnahme" in Ausgangs- und Zieltext

Die Erklärungen, auch die Erklärungskästen, wären besser bei der ersten Nennung jedes Terminus angebracht gewesen. Dies hätte starke Implikationen für die Textgestaltung (vgl. Kap. 5.7), hätte aber ggf. das Textverstehen gefördert. Unter Annahme einer idealen Kommunikationssituation (Habermas 1984) allerdings wäre *Konisation* bereits vor dem Lesen des Zieltextes bekannt gewesen (s. Kap. 8.2.2). Die Termini Pap-Abstrich, aber insbesondere Gewebeentnahme und Konisation hätten explizit voneinander abgegrenzt werden müssen.

Im Gegensatz zum Ausgangstext werden im Zieltext weniger verschiedene Types genutzt – nicht nur, weil Synonyme vermieden werden, sondern auch, weil eine Informationsauswahl stattfand. Allerdings hätten mehr Internationalismen genutzt werden können, denn der Wortteil „Gewebe" war schwer verständlich. Stattdessen hätte „Biopsie" genutzt werden können, welches in

AT_5s Lexikon definitiv enthalten war (Ahrens 2023b: 71). Es werden Hyperonyme mit geteiltem Lexem verwendet, z. B. „Stücke“ für „Gewebe-Stücke“. Es gibt keine Hinweise darauf, dass diese Hyperonyme das **Verstehen** behindert haben.

Auch im Zieltext werden Wörter deutlich, die bei Leserinnen Unsicherheit hervorrufen können. Dazu gehört z. B. „größer“ (V_ZT_1, s. Kap. 7.1). Wenn es an Fach- bzw. Vorwissen fehlt, was bei medizinischen Laiinnen i. d. R. der Fall ist, können Leserinnen nicht einschätzen, wie groß die Gewebeentnahme bei einer Biopsie oder bei einer Konisation ist. Unsicherheit könnte auch durch Konditionalgefüge hervorgerufen werden. Sie kommunizieren Bedingungen und deren Konsequenzen. Die Wahrscheinlichkeit, dass die Konsequenz eintritt – also der Wahrheitsgehalt der Aussage – schwankt. Da der Gesprächsgegenstand komplex ist, wurde kein Konditionalsatz genutzt, sondern getrennte Hauptsätze verwendet. Die koordinierte Aufzählung wurde ebenfalls mit zwei getrennten Hauptsätzen aufgelöst, von denen der erste Satz das einschränkende Adverb „manchmal“ enthält. Die Hauptsätze mit Bedingungen und die mit Konsequenzen werden mit „dann“ verbunden: „Manchmal reicht eine / Gewebe-Entnahme nicht. Oder die / Gewebe-Entnahme zeigt: [...]“ (ZT: 2) bereits eine Einschränkung vorgenommen wurde. Das Konditionalgefüge scheint – gesichert für zwei Probandinnen – nicht zu Unsicherheit geführt haben. ZT_1 und ZT_5, die den Text insgesamt sehr gut verstanden hatten, führten die Informationen aus dem Gefüge als Grund für eine Konisation an. Bei beiden Probandinnen konnte die Antwort auf diese Textstelle zurückgeführt werden – eine solche Zurückführung ist im Ausgangstext nicht möglich, was die bessere Anwendbarkeit des Zieltextes noch einmal unterstreicht.

Die Gegenüberstellung in Tab. 8-6 zeigt, dass nicht nur die Syntax vereinfacht wurde, sondern auch die Informationsstruktur auf Satzebene angepasst wurde. Das Konditionalgefüge im Zieltext beginnt mit der Bedingung und schließt mit der Konsequenz, während der Konditionalsatz mit der Konsequenz startet und mit den Bedingungen schließt. Der Zieltext folgt also der durch die LS-Regeln vorgeschlagenen chronologischen Reihenfolge von Informationen. Ziel war, dass durch die Erstnennung der Bedingungen die Konisation erklärend eingeführt wird – die Erklärung also vor dem Terminus steht. Dies widerspricht der Erklärung in Lesereihenfolge, was das Verstehen des

Terminus *Konisation* behindert haben könnte. Dass das Umdrehen von Bedingung und Konsequenz im Zieltext das Verstehen von *Konisation* verbessert hätte, ist zu bezweifeln – es fehlt eine explizite Erklärung und Gegenüberstellung von *Konisation* und *Gewebeentnahme*. Die syntaktische Vereinfachung bei komplexem Gesprächsgegenstand scheint das **Verstehen** und **Anwenden** der Textstelle aber gefördert zu haben und war ausreichend, um zumindest für ZT_1 und ZT_5 eine Verunsicherung zu vermeiden.

Die Textstellen enthalten den Negationsmarker „nicht", z. B. in „Manchmal reicht eine / Gewebe-Entnahme nicht." ZT_1 und ZT_5 fassen diese Information mit dem Wortlaut „nicht reicht" zusammen (Kap. 7.2.6). Diese Konstruktion erscheint **verständlich** genug, um **behalten** und **angewandt** zu werden – zumindest auf den Sprachniveaus von ZT_1 (seit Kindesalter) und ZT_5 (B2). Andere Probandinnen auf B2-Niveau und mit Deutsch seit Kindesalter haben den Text allerdings nicht so gründlich verstanden. Das Sprachniveau bzw. Alter des Spracherwerbsbeginns sind also keine entscheidenden Einzelmerkmale.

Während die Syntax im Ausgangstext tendenziell zu komplex ist, führt die Simplizität im Zieltext stelleweise dazu, dass es an Kohärenz fehlt. Dies ist in dem Absatz der Fall, der die Konisation als Behandlung erklärt:

> *Eine Konisation ist oft auch eine / Behandlung. Der Arzt entfernt viele / veränderte Zellen. So können die Zellen / sich nicht vermehren. Wenn der Arzt alle / veränderten Stellen sehen kann, dann / kann er oft alle veränderten Zellen / entfernen. Dann ist die Behandlung / fertig.* (ZT: 2)

In diesen Sätzen wird der Sinnzusammenhang nicht explizit etabliert und die Leserin muss ihn aus dem Vorwissen hinzufügen. Bei L2-Leseanfängerinnen ist dieses Hinzufügen ggf. noch nicht möglich, da die Leseprozesse noch nicht ausreichend automatisiert sind und ihr Fokus deshalb stark auf der Satzoberfläche liegt. Der Absatz enthält einen Konditionalsatz, über den keine Aussagen gemacht werden können. Da der Gesprächsgegenstand vergleichsweise einfach ist, wurde die Nebensatzstruktur gewählt. Beide Faktoren, fehlender expliziter Sinnzusammenhang und Nutzung eines Konditionalsatzes, könnte zum Nichtverstehen der Konisation als Behandlung beigetragen haben. Als wichtiger wird hier die Informationsstruktur des Gesamttextes erachtet, in der die Konisation als Untersuchung charakterisiert wird, und nur im o.g. Absatz als Behandlung (im Ausgangstext an zwei Textstellen). Möglich ist in Ausgangs- und in Zieltext, dass die wenigen Textstellen zur Konisation als Behandlung nicht verstanden wurden und die Information deshalb nicht angewandt werden konnte. Auf lexikalischer Ebene fällt ein Fokus auf die Regel „eine Benennung für einen Sachverhalt". In Kap. 6.3 wurde der Faktor „Polysemie" noch nicht berücksichtigt. Im Zieltext wird *Behandlung* nicht nur für die Konisation als Behandlung, sondern auch für die Weiterbehandlung nach der Konisation benutzt. Dies könnte dazu geführt haben, dass der Absatz zur Behandlung (s.o.) nicht auf die Konisation bezogen wurde, sondern auf die Weiterbehandlungen. Beweise dafür liegen in der vorliegenden Studie nicht vor. Dass V_ZT_1 die Konisation als Behandlung einordnete, könnte an der expliziten Nennung des Wortes *Behandlung* liegen, während *Untersuchung* nicht explizit benannt wird. Dies stünde im individuellen Fall von V_ZT_1 der gesamttextlichen Charakterisierung der Konisation als Untersuchung entgegen. V_ZT_1s Antwort lässt keine Schlüsse zu, da sie ihre Antwort nicht begründete. In jedem Fall wäre eine explizite Gegenüberstellung von *Untersuchung* und *Behandlung* nützlich gewesen, inklusive Erklärung beider Termini – auch für die Vergleichsgruppe.

In Textteil 1 wäre abzuwägen, ob ein Distanzaufbau durch „die Patientin" statt „Sie" gerechtfertigt ist. Unter Toleranz eines *Face Threatening Acts*, nämlich der Überbringung von *bad news* (Brown/Levinson 1987), wird die Leserin in Textteil 1 direkt adressiert:

> *Der / Arzt hat nicht alle veränderten Zellen / entfernt. Dann brauchen Sie nach der / Gewebe-Probe vielleicht eine / Konisation. Oder Sie brauchen nach der / Konisation noch eine zweite Konisation.* (ZT: 2)

Die direkte Ansprache erzeugt Nähe zwischen Leserin und Gesprächsgegenstand, welche textseitig die Emotionsbarriere erhöhen kann. Es ist zu bezweifeln, dass eine Emotionsbarriere in der vorliegenden Studie zum Nichtanwenden der Information „doppelte Konisation" geführt hat, da die Probandinnen keine Patientinnen waren. Stattdessen liegt es näher, dass ihnen durch die fehlende ideale Kommunikationssituation Vorwissen zu *Konisation* fehlt und das Konzept einer doppelten Konisation dementsprechend neu ist (vgl. Kap. 8.2.2). Es ist zu beachten, dass die „ideale Kommunikationssituation" ein nicht existentes Konstrukt ist, das uns lediglich die Möglichkeiten einer erfolgreichen Kommunikation vor Augen führt.

8.2.8 Verbessertes Verstehen durch vereinfachte Syntax im Zieltext

Fast alle Zieltext-Probandinnen haben die Textstellen zu Nachsorge und Weiterbehandlung belegbar verstanden, während es im Ausgangstext nur vier Probandinnen waren. Im Gegensatz zu den Textstellen im Ausgangstext weisen die Stellen im Zieltext eine eher simple Syntax auf. Die Textstellen enthalten voneinander abhängige Sätze. Diese sind, wenn sie einen einfachen Gesprächsgegenstand thematisieren, als Nebensatz formuliert. Bei komplexeren Themen sind sie visuell voneinander getrennt, sodass Anfang und Ende erkennbar sind. So müssen die Leserinnen ihre Aufmerksamkeit nicht über mehrere Wörter oder Satzteile halten.

- Konditionalsatz mit einfachem Gesprächsgegenstand: „*Wenn der Arzt alle / veränderten Stellen sehen kann, dann / kann er oft alle veränderten Zellen / entfernen.*" (ZT: 2)
- Konditionalgefüge mit separaten Hauptsätzen: „*Manchmal erkennt das Labor: Der Arzt / muss viel Gewebe entfernen. Dann muss / der Arzt Sie noch einmal operieren.*" (ZT: 2)
- Hauptsätze in SVO- oder Adverb-VS-Stellung, eine OVS-Stellung (s. Tab. 8-7)
- Satzgefüge mit Doppelpunkt:
  - „*Manchmal erkennt das Labor: Der Arzt / muss viel Gewebe entfernen.*" (ZT: 2)
  - „*Der / Arzt entscheidet dann mit Ihnen: Diese / Behandlung brauchen Sie jetzt.*" (ZT: 2)

Hauptsatz in SVO-Stellung	Hauptsatz in Adv-VS-Stellung	Hauptsatz in OVS-Stellung
Das Labor untersucht / die Gewebe-Probe. (ZT: 2) *Oder Sie brauchen […] eine zweite Konisation.* (ZT: 2) *Der Arzt muss […] Abstriche […] / machen.* (ZT: 2)	*Dann ist die Behandlung / fertig.* (ZT: 2) *Dann muss / der Arzt Sie […] operieren.* (ZT: 2) *Vielleicht muss der Arzt […] Behandlungen machen.* (ZT: 2)	*Diese / Behandlung brauchen Sie jetzt.* (ZT: 2)

Tab. 8-7: Übersicht über die Satzstellungen in den Zieltextstellen zu Nachsorge und Weiterbehandlung

Die Satzzusammenhänge scheinen durch Konjunktionen, Adverbien und Doppelpunkte so deutlich zu sein, dass die Sätze ineinander integriert werden können – es wird also ein Zusammenhang auf Textebene erreicht. Die Syntax des Zieltextes ist simpler als die des Ausgangstextes und scheint besser verständlich. Es liegt nahe, dass die einfache Syntax Arbeitsgedächtniskapazität frei lässt und so Diskurs-, Fach- und Vorwissen in den Leseprozess einbezogen werden können. So können die Kompetenzen der Leserinnen, die bereits Leseprozesse automatisiert haben, ausgenutzt werden. Allerdings besteht die Gefahr, dass bestehendes Vorwissen die Textinformationen überschreibt.

Direkte Redemittel wurden genutzt, in einem Fall unter Einbezug einer indirekten Handlungsaufforderung:

> *Der Arzt muss immer noch regelmäßig / Abstriche an Ihrem Gebärmuttermund / machen. Denn: Veränderte Zellen / können wiederkommen.* (ZT: 2)

Hier bestand die Annahme, dass die Begründung „Veränderte Zellen / können wiederkommen" in Kombination mit dem Vorwissen der Leserinnen ausreicht, um die indirekte Handlungsaufforderung zu verstehen. Die Annahme wurde dadurch bestätigt, dass die „Nachuntersuchung" oft genannt wurde. Von der Vergleichsgruppe wurde angemerkt, dass nicht zwischen „regelmäßigen Abstrichen" und „Nachuntersuchungen" unterschieden werden konnte, was verunsichert. Eine direkte Handlungsaufforderung wie „gehen Sie zu Ihren Routineuntersuchungen“ hätte ggf. Sicherheit vermittelt.

8.2.9 Einzelne Elemente mit positiver Auswirkung auf die Verhaltenshinweise im Zieltext

Die Ausgangstext-Probandinnen zogen Vorwissen und für die Interviewfrage irrelevante Textstellen zur Antwort hinzu und verwiesen selten auf Textstelle A. In der Zielgruppe verwiesen die Zieltext-Probandinnen überwiegend auf Vorwissen und auf die Textstelle A.

AT	ZT
[1] Beachten Sie bitte, dass Ihr Reaktionsvermögen durch Beru- / higungs-, Schmerz- oder Betäubungsmittel nach einer am- / bulanten Behandlung vorübergehend beeinträchtigt ist. / [2] Lassen Sie sich deshalb unbedingt von einer erwachsenen / Person abholen und stellen Sie für die ersten 24 Stunden ei- / ne Betreuung zu Hause sicher. (Merkle/ Schlund 2018: 3)	*[1] Tag der Operation und am nächsten / Tag: [2] Sie haben Beruhigungsmittel, / Schmerzmittel oder Betäubungsmittel/ bekommen. [3] Diese Mittel machen Sie / müde. [4] Sie können nicht so gut reagieren. / [5] Deshalb: [6] Lassen Sie sich von einer / erwachsenen Person abholen. [7] Eine / andere Person muss zuhause auf Sie / aufpassen. [8] Bitte bleiben Sie 24 Stunden / lang nicht alleine zuhause.* (ZT: 3)

Tab. 8-8: Gegenüberstellung der Textstellen A (Trägheit durch Medikamente) in Ausgangs- und Zieltext

Folgende Informationen standen im Ausgangstext in Sinnzusammenhang mit der Information „Trägheit durch Medikamente“. Im Zieltext wurden sie aus diesem Sinnzusammenhang entfernt:

- nicht am Straßenverkehr teilnehmen
- keine gefährlichen Tätigkeiten durchführen
- keine wichtigen Entscheidungen treffen
- keinen Alkohol trinken

Die Informationen werden stattdessen in anderen Absätzen behandelt. Auch andere Informationen wurden nicht in die Textstelle A im Zieltext übernommen: „nach einer ambulanten Behandlung", „vorübergehend" und „unbedingt". Es fand also eine Informationsreduktion statt, die sich u. U. negativ bei ZT_8 äußert. Sie geht von einem stationären Aufenthalt aus, in dem bei Komplikationen Pflegerinnen zur Verfügung stehen (Kap. 7.2.10).

Im Zieltext wird auf das Gefüge „Reaktionsvermögen beeinträchtigen" verzichtet. Das Gefüge könnte mit dem Adjektiv „träge" ersetzt werden, welches aber nicht Teil der Goethe-Zertifikate ist. Stattdessen wurde das global frequentere Wort „müde" aus dem Goethe-Zertifikat B1 genutzt, das im Satz 4 mit „Sie können nicht so gut reagieren" ergänzt wird. „Müde" teilt sich semantische Eigenschaften mit „träge", ist kurz und ist nicht auf den Gebrauch in bestimmten Diskursgruppen beschränkt.

Der Sinnzusammenhang, der die Hinweise miteinander verbindet, wird über die Sätze 1–4 hinweg dargelegt. Durch das vorangestellte „deshalb" (Satzteil 5) wird eine Schlussfolgerung aus den Sätzen 1–4 eingeleitet. Die folgenden Sätze 6–8 sollen als Aufzählung verstanden werden. Der Sinnzusammenhang wird mit dem Absatzumbruch beendet. Die Informationen zum Straßenverkehr, gefährlichen Tätigkeiten, wichtigen Entscheidungen und Alkohol stehen im Zieltext nicht mehr in Sinnzusammenhang mit den Medikamenten.

Tag der Operation und am nächsten Tag: Sie haben Beruhigungsmittel, Schmerzmittel oder Betäubungsmittel bekommen. Diese Mittel machen Sie müde. Sie können nicht so gut reagieren. Deshalb: Lassen Sie sich von einer erwachsenen Person abholen. Eine andere Person muss zuhause auf Sie aufpassen. Bitte bleiben Sie 24 Stunden lang nicht alleine zuhause.

Für 24 Stunden nach der Operation dürfen Sie nicht am Straßenverkehr teilnehmen. Fahren Sie nicht mit dem Fahrrad. Fahren Sie nicht mit dem Auto. Gehen Sie nur mit einer anderen erwachsenen Person spazieren.

Abb. 8-2: Absatzumbruch, der den Sinnzusammenhang zwischen „Trägheit durch Medikamente" und „nicht am Straßenverkehr teilnehmen" bricht (ZT: 3)

Die Sätze 1–4 scheinen ein besseres Verstehen zu gewährleisten als Satz 1 im Ausgangstext. Die kurzen Sätze in SVO- bzw. Imperativstellung sorgen für eine verständliche Satzstruktur, in die auch eine Aufzählung dreier Elemente (Satz 2) aufgenommen werden kann. Die direkten Redemittel, die den Handlungsspielraum der Adressatin begrenzen (z. B. Sätze 7 und 8), wurden in keiner der Probandinnengruppen negativ bewertet. Verhaltenshinweise mit Bezug zu Rechtsaspekten, also „Straßenverkehr“ und „gefährliche Tätigkeiten“, werden sogar durch „nicht dürfen“ verboten (s. Abb. 8-2). Für die Teilnahme am Straßenverkehr muss eine Patientin (wieder) fahrtüchtig sein, für die Durchführung „gefährlicher Tätigkeiten“ gelten Regelungen für die spezifische Tätigkeit – „gefährliche Tätigkeiten“ ist schließlich ein Sammelbegriff. Die Verbote im Zieltext sind also vereinfacht dargestellt.

Hinweise mit gesundheitlichem Bezug stehen im Imperativ, ggf. mit „bitte“. Rechtliche Hinweise sind also unhöflicher formuliert als gesundheitliche Hinweise. Diese Höflichkeitsabstufungen wurde weder in Ziel- noch in Vergleichsgruppe negativ bewertet.

Wie in Kap. 6.5.5 beschrieben, wurden v. a. im Zusammenhang der Beruhigungs- und anderer Mittel Demonstrativpronomen genutzt. Es gibt keine Hinweise darauf, dass die Wiederaufnahme durch Demonstrativpronomen nicht verstanden wurde. Durch die Kotextpassung in den Beispielen 1 und 2 ist der Topikwechsel durch das Demonstrativpronomen auch nicht überraschend, sondern durch den Kotext eingeführt.

Beispiel 1:
[2] Sie haben Beruhigungsmittel, / Schmerzmittel oder Betäubungsmittel / bekommen.
[3] Diese Mittel machen Sie / müde. (ZT: 3)

Geübte Leserinnen können eine Weiterführung von Satz 2 antizipieren, insbesondere wenn sie Sätze 1–4 als zusammenhängend verstehen. Es ist nicht überraschend, dass das lange Objekt „Beruhigungsmittel, / Schmerzmittel oder Betäubungsmittel“ in Satz 2, nicht das kurze Subjekt „Sie“, Fokus von Satz 3 ist.

Beispiel 2:
Deshalb gibt Ihr Arzt Ihnen [Betäubungsmittel; vielleicht Beruhigungsmittel; vielleicht Schmerzmittel]. Das sind Medikamente. Diese Medikamente betäuben Sie. (ZT: 3)

Beispiel 2 steht im Text dreimal, die eckigen Klammern zeigen die Variation. Diese drei Sätze stehen in einem Erklärungskasten, der räumlich rechts neben Sätzen 1–8 angebracht ist (vgl. Abb. 8-3). Die drei Sätze stehen durch ihren Kotext bzw. durch die Überschrift bereits in einem Medikament-orientierten Kontext:

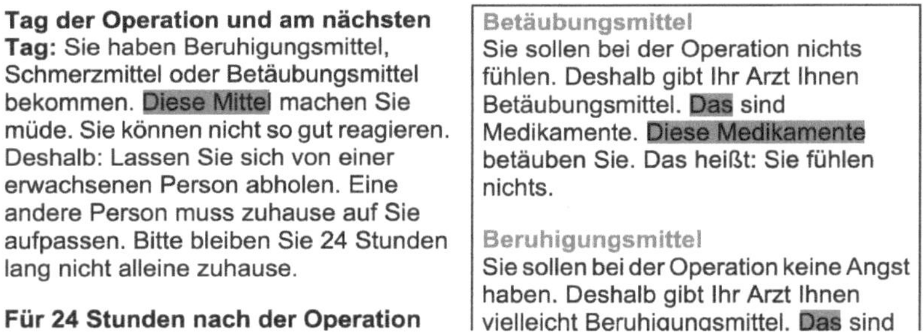
Tag der Operation und am nächsten Tag: Sie haben Beruhigungsmittel, Schmerzmittel oder Betäubungsmittel bekommen. Diese Mittel machen Sie müde. Sie können nicht so gut reagieren. Deshalb: Lassen Sie sich von einer erwachsenen Person abholen. Eine andere Person muss zuhause auf Sie aufpassen. Bitte bleiben Sie 24 Stunden lang nicht alleine zuhause.

Für 24 Stunden nach der Operation

Betäubungsmittel
Sie sollen bei der Operation nichts fühlen. Deshalb gibt Ihr Arzt Ihnen Betäubungsmittel. Das sind Medikamente. Diese Medikamente betäuben Sie. Das heißt: Sie fühlen nichts.

Beruhigungsmittel
Sie sollen bei der Operation keine Angst haben. Deshalb gibt Ihr Arzt Ihnen vielleicht Beruhigungsmittel. Das sind

Abb. 8-3: Ausschnitt von Seite 3 des Zieltextes: Anordnung des Erklärungskastens rechts neben der Erwähnung von „Beruhigungsmittel, Schmerzmittel oder Betäubungsmittel". Markiert sind Rückverweise, die hier alle Demonstrativpronomen enthalten.

Ob die Probandinnen der Zielgruppe den Erklärungskasten und damit Beispiel 2 gut verstanden haben, kann nicht beurteilt werden. Allerdings wurden die Erklärungskästen gelobt und keine der Zielgruppenprobandinnen bemängelte ihre Verständlichkeit. ZT_3 (Pos. 141) lobte sogar die syntaktische Struktur:

ah es gefällt mir besonders ich möchte betonen (.) ja zum beispiel erste (--) ähm (.) betaubungsmittel (.) ja eigentlich ich weiß nicht was bedeutet (.) ich / ich wusste nicht was bedeutet das aber sie haben erste mal ein nomen (.) äh schreiben (.) danach ein verb (-) am ende das heißt ja das gefällt mir (ZT_3: 141)

Insbesondere bezieht sie sich wahrscheinlich auf die letzten beiden Sätze „Diese Medikamente betäuben Sie. Das heißt: Sie fühlen nichts." (ZT: 3). Sie lobt damit die Art und Weise, Erklärungen in Leserichtung einzufügen, sowie die verwendete Syntax.

Das Hyperonym mit geteiltem Lexem „Mittel" sowie das Hyperonym „Medikament", ein frequenter Internationalismus, scheinen das Verstehen nicht zu behindern. Es ist anzunehmen, dass die Verwendung dieser Hyperonyme dem Verstehen zuträglich war: „Mittel" verkürzt die Sätze und verhindert, dass die Aufzählung „Beruhigungsmittel, Schmerzmittel oder Betäubungsmittel" mehrmals gelesen werden muss. Da es sich bei den Zielgruppenprobandinnen um DaZ-Lernerinnen handelt, ist anzunehmen, dass ihre Leseprozesse im Deutschen noch nicht automatisiert ablaufen. Deshalb kann nicht erwartet werden, dass sie Wörter automatisch erkennen. Die Aufzählung „Beruhigungsmittel, Schmerzmittel oder Betäubungsmittel" müssten sie wiederholt lesen, was das Arbeitsgedächtnis belasten würde. „Medikamente" erklärt die drei Termini anhand eines bekannten Terminus und ist als erklärende anaphorische Wiederaufnahmestrategie zu betrachten.

Auf lexikalischer Ebene zeigt das Missverstehen des Verbs „baden", dass Verben nicht immer ohne Weiteres vorzuziehen sind. Es ist wahrscheinlich, dass das Nomen „Vollbad" im Ausgangstext als unbekannt auffällt und nachgeschlagen wird. Das Verb „baden" hingegen wird von mehreren Probandinnen missverstanden und nicht nachgeschlagen.

9 Fazit und Limitationen

Dieses letzte Kapitel ist in fünf Unterpunkte aufgeteilt. In 9.1 werden die in Kap. 8 diskutierten Ergebnisse entlang der Treppe zur Barrierefreien Kommunikation und der daran angeordneten Kommunikationsbarrieren dargelegt. Kap. 9.2 beantwortet die Forschungsfragen, einerseits aus Sicht der theoretischen Überlegungen im ersten Teil der Arbeit, andererseits aus Perspektive der Ergebnisse aus der Studie, die in Kap. 7 und 8 dargelegt wurden. Kap. 9.3 widmet sich den Nebenerträgen der Arbeit, also solchen Ergebnissen, die nicht primär Teil der Zielsetzung war. Kap. 9.4 zeigt die Limitationen der vorliegenden Arbeit auf und wird gefolgt von Kap. 9.5, das eine Gesamtschau auf die Arbeit enthält. In Kap. 9.5 wird noch einmal auf die interdisziplinäre Ausrichtung der Arbeit eingegangen und aus dieser Sicht werden die Ergebnisse final kontextualisiert.

9.1 Implikationen der Erkenntnisse für die Barrierefreiheit

Kap. 3.1 hat die Treppe zur Barrierefreien Kommunikation und die vier Gesundheitskompetenzdimensionen *finden*, *verstehen*, *bewerten* und *anwenden* dargestellt. Um einen Text anwenden zu können, müssen folgende „Stufen" genommen werden: *auffinden*, *wahrnehmen*, *verstehen*, *verknüpfen* und *akzeptieren*. Textseitig muss ein Text also *auffindbar*, *wahrnehmbar*, *verständlich*, *verknüpfungsfähig* und *akzeptabel* zu sein, um handlungsorientierend bzw. *anwendbar* zu sein. Die vorliegende Arbeit untersuchte das *Verstehen* und *Anwenden* ausgewählter Textinformationen durch Probandinnen, um Schlüsse auf die *Verständlichkeit* und *Anwendbarkeit* von Ausgangs- und Zieltext zu ziehen. Daneben ergab die Arbeit aber auch Erkenntnisse für die übrigen Stufen der Treppe zur Barrierefreien Kommunikation. Die Erkenntnisse werden hier in der Abfolge der Stufen dargelegt.

9.1.1 Auffinden

Der Ausgangstext wird durch die Ärztin ausgesucht, gekauft und an Patientinnen ausgehändigt (Kap. 5). Der Zieltext hingegen hatte Forschungszwecke und wurde durch die Forscherin an Studienteilnehmerinnen ausgehändigt (Kap. 5). Beide Texte sind also nicht durch die Patientin bzw. Probandin individuell auffindbar, sondern werden durch „Gatekeeper" ausgehändigt.

Nicht so sehr beim *Auffinden* der Treppe zur Barrierefreien Kommunikation (hier aber auf Stufe *Akzeptanz*), aber beim *access* nach Sørensen et al. ist die Akzeptanz des Senders (genannt *trustworthiness*) relevant. Lang (2021: 134) nennt dies die senderbezogene Motivationsbarriere. Bei *trustworthiness* müssen auch die vorhergegangene Erfahrungen mit deutschen Texten und mit Texten derselben Textsorte berücksichtigt werden, nämlich die textseitige Motivationsbarriere (ebd.: 134). Die textseitige Motivationsbarriere kann zutreffen, wenn die eigene Einschätzung des Sprachniveaus zu gering ist für die geschätzte der Komplexität des deutschsprachigen Textes (Kap. 2). Dann werden Texte ggf. nicht gelesen (vgl. Akhavan/Karlsen 2013).

In dieser Arbeit beziehen sich die Erkenntnisse zum *Auffinden* auf einzelne Textinformationen. Sie stehen in Beziehung zum *Wahrnehmen*, (Wieder-) Finden und Erwarten von Informationen im Ausgangs- und Zieltext. Der Zieltext ist hier besser geeignet, den visuell-räumlichen Skizzenblock (Kap. 4.4) zu unterstützen und somit das Arbeitsgedächtnis zu entlasten. Im Ausgangstext hingegen existieren weniger visuelle Anhaltspunkte, die eine schnelle Orientierung im Text erleichtern würden. So ist das Nachlesen und das Auffinden einzelner Informationen eingeschränkt.

Textinformationen übersehen

Bestimmte Textinformationen wurden insbes. durch die Zielgruppenprobandinnen übersehen (vgl. Kap. 7.2.4). „Übersehen" lässt sich als Teil von *wahrnehmen/Wahrnehmbarkeit* konzeptualisieren. Es ist nicht die individuelle Leserin, die eine Textinformation übersieht, sondern (auch) die Textgestaltung, die eine Information weniger wahrnehmbar macht. Dies fließt in die Textgestaltung mit ein, z. B. bei der Auswahl der Negationsmarker, welche gut wahrnehmbar gestaltet sein sollen (Kap. 6.4.5).

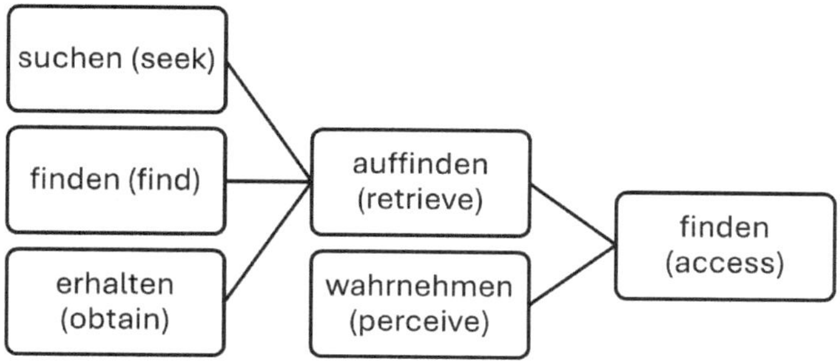

Abb. 9-1: Wiederholung von Abb. 3-1 Elemente der Gesundheitskompetenzdimension finden (vgl. Ahrens et al. 2022: 19)

Textinformationen nicht wiederfinden

Das *Suchen* (*seek*) ist Teil von *access* nach Sørensen et al. und wird in dieser Arbeit der Stufe retrieve (auffinden) auf der Treppe zur Barrierefreien Kommunikation zugeordnet. Als Ergebnis des *Suchens* ist idealerweise das *Erhalten* (*obtain*) von Informationen. *Suchen* und *Erhalten* hängen wieder eng mit *Wahrnehmen* zusammen. Um Informationen im Zieltext auffindbar zu machen, wurden z.B. Fettungen (für Zeitangaben in den Verhaltenshinweisen) oder Erklärungskästen mit farbigen Überschriften verwendet (Kap. 5.7). Eine weitere Strategie wurde oben gezeigt: Der Verhaltenshinweis „keine Tampons benutzen" stand im Ausgangstext in einem eigenen Absatz, im Zieltext aber nicht. Im Ausgangstext wurde der Hinweis von der Zielgruppe häufiger genannt als im Zieltext (Kap. 8.2.5). In Ahrens/Maaß (2024) wird auch die Worttrennung am Zeilenende diskutiert, wegen derer das Wort „Zu- / ckerkrankheit" im Fragebogen nicht *wahrgenommen* und daher nicht *gefunden* wurde, was den Fragebogen weniger *anwendbar* macht.

Die von Sørensen et al. aufgelisteten Elemente von access eignen sich gut, um die *Auffindbarkeit* einzelner Textinformationen aufzuschlüsseln. Die Gesundheitskompetenz-dimensionen von Sørensen et al. (2012) eignen sich also auch auf Mikroebene für die linguistische Analyse von Gesundheitsinformationen.

9.1.2 Wahrnehmen

Wahrnehmen (*perceive*) ist ein Element des **Verstehens**, und zwar in der vorliegenden Studie die visuelle Wahrnehmung des schriftlichen Textes und der parasprachlichen Zeiten (z. B. Bilder, Typografie und Layout) (s. Kap. 4.2). Im vorliegenden Projekt werden einzelne Elemente der Wahrnehmbarkeit relevant. Ein Kriterium, welches das Verstehen und Handeln im Standardtext behindert (s. Kap. 7), ist die sinnentstellende Worttrennung am Zeilenende wie in „Zu- / ckerkrankheit", welches aufgrund der Trennung am Zeilenende beim Scannen des Textes nicht *wahrgenommen* und *aufgefunden* wird (Ahrens/ Maaß 2024). Im Zieltext gibt (bis auf einen Fehler, Kap. 5.7) keine Worttrennung am Zeilenende (vgl. König 2004: 76).

Das Layout des Zieltextes wurde gegenüber dem Ausgangstext verbessert, was sprachliche und parasprachliche Zeichen besser wahrnehmbar und dadurch besser auffindbar macht. Erklärungen zu zentralen Termini wurden durch eine Umrandung hervorgehoben (Erklärungskästen), außerdem wurde deren Überschrift durch blaue Schriftfarbe hervorgehoben. Durch diese Markierungen werden Erklärungen für zentrale Termini als solche *wahrnehmbar* und dadurch wiederum besser (wieder-)*auffindbar*.

Um die Wahrnehmbarkeit einzelner Buchstaben zu erhöhen, wurde die Schriftgröße gegenüber dem Zieltext wesentlich vergrößert. Der Zieltext enthält wenig Weißraum, durch die größere Schriftform sieht er gegenüber dem Ausgangstext dennoch entlastet aus (Kap. 5.7). Das zweispaltige Layout imitiert den Ausgangstext und sollte so ursprünglich die Akzeptabilität des Textes für Leserinnen und Gatekeeper erhöhen. Das zweispaltige Layout und der Flattersatz unterstützen aber auch den Einstieg in die jeweilige nächste Zeile, was Regressionen vermeidet (Tinker 1963: 86, Kap. 4.2). Um das Arbeitsgedächtnis beim Zeilen-wechsel zu schonen, wurde außerdem das Trennen semantischer Einheiten am Zeilenende vermieden.

Es wurden also keine Wörter und nach Möglichkeit keine semantischen Einheiten am Zeilenende getrennt. So werden Bedeutungseinheiten besser als solche *wahrnehmbar* und das *Verstehen* des Satzes wird erleichtert. Ein weiterer Versuch, die Wahrnehmbarkeit von Bedeutungseinheiten zu erhöhen bzw. das Arbeitsgedächtnis nicht zu strapazieren war das Anordnen von Bildern im Lesefluss und von Erklärungskästen an jedem Textteil, den sie erklären. Beides fällt nicht mit der ersten Erwähnung eines Terminus zusammen, sodass bspw. *Konisation* bereits auf Seite 1 erwähnt wurde, aber erst auf Seite 2 im Text, im Erklärungskasten und durch Unterstützung eines Piktogramms erklärt wurde. Dies ist zu spät, weshalb die Probandinnen bereits auf Seite 1 recherchieren, was den Lesefluss unterbricht, oder weshalb der Terminus *Konisation* **nicht verstanden** bleibt (Kap. 8.1.1). Das noch eine Erklärung folgen wird, war bei Erstnennung nicht **wahrnehmbar**.

Obwohl die Anordnung der Bilder und Erklärungskästen nicht optimal war, so lässt die erhöhte Anwendbarkeit des Zieltextes die Annahme zu, dass das Layout des Zieltextes gegenüber dem Ausgangstext optimiert war. Es ist davon auszugehen, dass durch die größere Schriftform, die zweispaltige Aufteilung, den Flattersatz, die Bilder, das Piktogramm, die Erklärungskästen und die farbigen Überschriften ausreichend visuelle „Ankerpunkte" vorhanden waren. So konnten Leserinnen sich daran erinnern, wo sie bestimmte Textinformationen **auffinden** können, auch wenn sie diese Informationen nicht *behalten* hatten.

9.1.3 Verstehen

Im Zentrum der vorliegenden Arbeit stand die Untersuchung des Verstehens und Anwendens durch die Probandinnen, um Rückschlüsse auf die Verständlichkeit und Anwendbarkeit der Texte zu ziehen. Verstanden ist ein Text, wenn die leserseitig aufgebaute mentale Repräsentation der Textpropositionen konsistent und kohärent ist (vgl. Schnotz 1994: 35) und der Textbedeutung entspricht (vgl. Schiefele 1996: 91).

Voraussetzungen für das *Verstehen* sind eine ausreichende *Verständlichkeit* des Textes (Kap. 4.2), ein ausreichend automatisierter Lesevorgang auf Leserinnenseite (Kap. 4.3), eine ausreichende Belastbarkeit des Arbeitsgedächtnisses (Kap. 4.4) sowie ein Verstehen der Wissensvoraussetzungen, darunter auch das Wissen um kulturell bedingte Handlungen in und Abläufe von Kommunikationssituationen (Kap. 4.5). Wie ein Blick auf die Fachbarriere zeigt, müssen nicht nur gesamtgesellschaftliche, also parakulturelle Schemata beachtet werden, sondern im Zuge der Experte-Laie-Kommunikation auch diakulturelle Schemata. Dazu gehört z. B. Wissen über die Funktion von Ausgangs- und Zieltext, also z. B. das Verstehen, dass der Text nicht nur die Patientin informiert, sondern u. a. auch die Ärztin rechtlich absichert (Kap. 5.3).

In dieser Arbeit wurde aus methodischen Gründen zwischen *Verstehen* und *Nichtverstehen* unterschieden, was in einer evaluativen inhaltlich-strukturierenden Inhaltsanalyse bewertet wurde. *Missverstehen* wurde als *Nichtverstehen* kategorisiert, wird aber an verschiedenen Stellen gesondert diskutiert. *Missverstehen* ist schädlicher als *Nichtverstehen*, weil die Leserin es nicht selbst bemerkt. So kann sie keine Reinstanzierungssuchen durchführen, also im Text nicht erneut lesen, und keine Fragen stellen. Stattdessen baut sie nachfolgende Informationen an fehlerhaftes Vorwissen an.

	verstanden (ZG)	**nicht verstanden (ZG)**	**n. a. (ZG)**	**verstanden (VG)**	**nicht verstanden (VG)**	**n. a. (VG)**
globales Textthema (Kap. 7.2.1, 7.3.1)	6	2	1	5	0	0
Untersuchung oder Behandlung (Kap. 7.2.2, 7.3.2)	2	3	4	3	2	0
Nachsorge und Weiterbehandlung (Kap. 7.2.3, 7.3.3)	4	0	5	4	0	1
24h nicht allein bleiben (Kap. 7.2.4, 7.3.4)	4	3	2	5	0	0
Arzt informieren (Kap. 7.2.5, 7.3.5)	3	3	3	5	0	0

Tab. 9-1: Übersicht über verstanden, nicht verstanden und nicht interpretierbar im Ausgangstext nach Zielgruppe (ZG) (n=9) und Vergleichsgruppe (VG) (n=5)

	verstanden (ZG)	nicht verstanden (ZG)	n. a. (ZG)	verstanden (VG)	nicht verstanden (VG)	n. a. (VG)
globales Textthema (Kap. 7.2.6, 7.3.6)	6	0	2	10	0	0
Untersuchung oder Behandlung (Kap. 7.2.7, 7.3.7)	3	4	1	4	3	3
Nachsorge und Weiterbehandlung (Kap. 7.2.8, 7.3.8)	7	0	1	8	0	2
24h nicht allein bleiben (Kap. 7.2.9, 7.3.9)	5	1	2	9	0	1
Arzt informieren (7.2.10, 7.3.10)	5	2	1	9	0	1

Tab. 9-2: Übersicht über verstanden, nicht verstanden und nicht interpretierbar im Ausgangstext nach Zielgruppe (ZG) (n=8) und Vergleichsgruppe (VG) (n=10)

Tab. 9-1 gibt einen Überblick über die Anzahlen an Probandinnen in Ziel- und Vergleichsgruppe, die die ausgewählten Textabschnitte im Ausgangstext verstanden hatten. Hier sind auch die Gruppengröße angegeben und die Kapitel, in denen die Informationen ausführlich zu finden sind, denn die Tabelle gibt nur einen numerischen Überblick, in dem die qualitativen Aspekte der Auswertung nicht enthalten sind. Tab. 9-2 tut dasselbe für den Zieltext. Die tabellarische Darstellung zeigt, dass die Vergleichsgruppe lediglich Verstehensschwierigkeiten bei einer Textstelle hatten: Konisation als *Untersuchung* oder *Behandlung*. Hier lagen auch – numerisch betrachtet – die Schwierigkeiten der Zielgruppe beim Zieltext. Die Konisation kann sowohl Untersuchung als auch Behandlung sein". Dabei war der Aspekt *Behandlung* eine periphere Textinformation, während der Aspekt *Untersuchung* eine zentrale Textinformation war. Wurde die Konisation nicht als beides verstanden, so wurde die Konisation von allen Gruppen eher als Untersuchung eingeordnet. Die Zielgruppe hatte eher die peripheren Informationen nicht *verstanden* oder *behalten*, während die Vergleichsgruppe eher fehlerhaftes Vorwissen über die Konzepte *Untersuchung* und *Behandlung* hatten (Kap. 9.1.4). Textteil 1, der diese Informationen enthielt, wurde von den Zielgruppenprobandinnen als schwerer verständlich wahrgenommen als Textteil 2, der die Verhaltenshinweise enthält.

Auffällig war in Kap. 5.6 zur Vorstudie, dass hier bereits Textstellen nicht verstanden wurden, welche sich schließlich auch in Kap. 7 als nicht verständlich herausstellten. Das sind folgende Textstellen (s. Kap. 5.11):

- Grund für die Konisation
- Verwechslung HPV-Untersuchung
- Verwechslung von Konisation und Pap-Abstrich
- Übertragung von „Blutungen" auf unverwandte Textinformationen

In der Vorstudie schien hingegen verständlich zu sein, dass eine Konisation sowohl Untersuchung als auch Behandlung sein kann – eine Textstelle, die in der Interviewstudie in Ziel- und Vergleichsgruppe auffällig war. Es zeigen sich in dieser Arbeit also Gemeinsamkeiten zwischen Leserinnen verschiedener Sprachen. Die spanischsprachigen Deutsch-als-Fremdsprache-Studentinnen, die den Pilottext lasen, und die Probandinnen der Interviewstudie, die Arabisch, Türkisch und andere L1 sprachen, hatten also ähnliche Schwierigkeiten. Außerdem zeigen sich Gemeinsamkeiten mit Frauen mit Deutsch als L1, auch wenn diese auf andere Gründe zurückzuführen sind.

Nach den Eigeneinschätzungen im HLS-MIG (Kap. 3.2) ist das Verstehen von Fachärztinnen schwierig. In einem fachärztlichen Kommunikationskontext stehen auch Ausgangs- und Zieltext. Schwer verständlich seien insbes. von der Ärztin verwendete Fachtermini (Berens et al. 2022: 65; Schaeffer et al. 2021: 83). Hier hat Kap. 7 gezeigt, dass für Ziel- und Vergleichsgruppe unterschiedliche Herangehensweisen nötig sind. Während Frauen mit Deutsch als L1 eher von deutschen Erbwörtern mit akzeptablen Erklärungen profitieren – also von solchen, bei denen in angemessener Form fachsprachlich korrektes Wissen angelegt wird, das eventuelles inadäquates standardsprachliches Vorwissen überschreibt, z. B. zu *Behandlung* und *Untersuchung*.

Frauen mit Deutsch als L2 hatten in der Studie eher Vorteile von Internationalismen. Letztere müssen...

- interlingual semantisch konsistent sein, dürfen sich zwischen Sprachen als nicht in ihrer Bedeutung unterscheiden (Kap. 6.3.1, Kap. 8.2.5). In Kap. 8.2.5 wird z.B. das Beispiel *Operation* vs. *operation* (Englisch) gegeben, das im Deutschen medizinisch und im Englischen militärisch verwendet wird.
- erkennbar sein, z.B. unterscheiden sich *Konus* vs. *cone* (Englisch) (Ahrens 2023b: 73) und ggf. auch *Zelle* vs. *cell* (Englisch) vs. *cellule* (Französisch) zu stark voneinander.
- ausreichend frequent sein (Kap. 7.1). Sie dürfen z.B. nicht zu fachlich sein, wie es *Konus* (ebd.: 73) und *Konisation* sind.

Treffen diese Kriterien nicht zu, müssen die Internationalismen auch angemessen erklärt werden. Es ist auch anzumerken, dass nicht jedes Fremdwort ein Internationalismus ist.

Der Zieltext ist gegenüber dem Ausgangstext für die Zielgruppe verständlichkeitsoptimiert, aber nicht optimal verständlich. Internationalismen, insbes. *Biopsie* statt *Gewebeentnahme*, hätten die Verständlichkeit für die Zielgruppe gefördert. Allerdings enthielt der Zieltext keine schriftbasierten Abkürzungen, die im Ausgangstext nicht nur unverständlich waren, sondern im Einzelfall sogar als medizinische Fachtermini verstanden wurden. Die Satzstrukturen sind im Zieltext wesentlich kürzer und die Informationen weniger eng angeordnet, z.B. durch das Vermeiden von Nebensätzen und Attributen. So wird das Arbeitsgedächtnis entlastet, was wiederum das Verstehen, Behalten und später das Anwenden fördert.

Die Wortwahl im Ausgangstext wurde als „schwer", „neu", die im Zieltext hingegen als „verständlich" und „leicht" bezeichnet. Für den Ausgangstext wünschten sich Probandinnen der Zielgruppe mehr Erklärungen. Kap. 5 zeigt, dass sich die lexikalische Vielfalt im Zieltext geringer ist als im Ausgangstext – zum einen durch weniger Arten von Synonymen, zum anderen durch die Fokussierung auf die Abschnitte „Gründe für den Eingriff", „Verhaltenshinweise" und „Abfrage der Lebensführung". In beiden Texten kommen ca. 60 %

aller Types einmalig vor – im Zieltext geringfügig weniger als im Ausgangstext (s. Kap. 5.2 und 5.8). Es ist zu bezweifeln, dass die Wörter im Zieltext tatsächlich leichter und verständlicher waren als im Ausgangstext – genau wie zu bezweifeln ist, dass der Ausgangstext die gewünschten zusätzlichen Erklärungen bräuchte. Eher ist die Gesamtkomplexität des Ausgangstextes als Problem anzusehen, die im Zieltext wesentlich verringert wurde. Dies unterstützt eine Schlussfolgerung aus Gutermuth (2020: 199f.). Sie begründet die besseren Reproduktionsergebnisse im untersuchten Einfache- bzw. Leichte-Sprache-Text gegenüber dem untersuchten standardsprachlichen Text mit der reduzierten Komplexität. Sie vermutet, dass die Komplexitätsreduktion in Einfacher und Leichter Sprache „kapazitätsentlastend" wirkt und somit „höherrangige Verarbeitungsprozesse besser bedient werden können" (ebd.: 199). Dies wiederum ermöglicht erst ein sinnentnehmendes Lesen, was wiederum das *Behalten* und *Anwenden* (bei Gutermuth „reproduzieren") von mehr Informationen ermöglicht (ebd.: 199).

Verstehensschwierigkeiten zeigten sich also nicht nur für die Zielgruppe, die den Ausgangstext gelesen hatte. Sie zeigten sich vereinzelt auch für die Vergleichsgruppe, weil dieses inadäquates Fachsprachwissen aufwies, das weder im Ausgangs- noch im Zieltext adressiert wurde. Die Zielgruppe hatte auch Schwierigkeiten mit dem Zieltext, der somit verständlicher war als der Ausgangstext, aber nicht optimal verständlich.

9.1.4 Verknüpfen

Das **Verknüpfen** von Textinformationen mit dem Vorwissen ist ein Element des Gesamtverstehensprozesses (Kap. 4.2). Verknüpfungsfähige Textinformationen können adäquat mit dem Vorwissen **verknüpft**, also **behalten** werden. Es kommt – nicht selten – vor, dass das Vorwissen inkorrekt ist und/oder nicht zu den Textinformationen passt. In diesem Fall muss ein Text adäquat darauf reagieren. Die Ergebnisse der Interviewstudie legen nahe, dass...

- ... ein angemessen verständlicher und verknüpfbarer Text Teile des Vorwissens überschreiben kann.
- ... ein angemessen verständlicher und verknüpfbarer Text inadäquates Vorwissen nicht bestärkt.

- … es in ein angemessen verständlichen und verknüpfbaren Text nicht nötig ist, inadäquates Vorwissen zu aktivieren, weil keine Verstehenslücken geschlossen werden müssen.

Der Zieltext scheint für die Zielgruppe dazu in höherem Maße in der Lage zu sein als der Ausgangstext (s. u.). Für die Vergleichsgruppe hingegen enthielt er vereinzelt zu wenige Informationen (Kap. 8.1.6) bzw. zu viele Erklärungen (Kap. 9.1.5). Dies führt wiederum dazu, dass Vorwissen hinzugezogen wird.

Sprachliches Vorwissen

In der Vorstudie wurde das Wort *Tamponade* mit dem später im Text vorkommenden Wort *Tampon* gleichgesetzt. Im Ausgangstext war *Tampon* zudem noch visuell hervorgehoben, indem es in einem eigenen Absatz stand, und so besonders gut auffindbar ist (Kap. 9.1.1).

Probandinnen in der Vergleichsgruppe waren die Fachbedeutungen von *Untersuchung* und *Behandlung* nicht ausreichend bekannt, um die Textinformationen adäquat zum (sprachlichen) Vorwissen zu verbinden. In Kap. 7.3.7 wurden unterschiedliche Arten, *Untersuchung* und *Behandlung* zu verstehen, dargelegt:

- Das Wort *Probe* bzw. *Gewebe-Probe* schließt eine Behandlung aus
- *Behandlung* ist ein Eingriff/eine OP und *Untersuchung* ist nicht invasiv
- Eines ist eine Routinebehandlung, das andere ein größerer Eingriff mit Narkose

Auch in korrekten Antworten, die die Konisation sowohl als *Untersuchung* als auch als *Behandlung* einordnen, ist Verwirrung über die Konzepte erkennbar. Durch das alltagssprachliche Verstehen der Konzepte werden die Wortfelder nicht wie antizipiert aktiviert (Kap. 6.5.3). So können die Wörter nicht anhand von Synonymen oder Wörtern wie „Diagnose", die sich Bedeutungselemente mit *Untersuchung* teilen, verstanden werden. Das Wort „Diagnose" gehört aus fachsprachlicher Sicht zum Wortfeld von *Untersuchung*, aber nicht unbedingt aus alltagssprachlicher Sicht. „Diagnosefindung" gehört damit nicht zum Laienverstehen von *Untersuchung*, wird also von *Untersuchung* auch nicht aktiviert (Kap. 6.3.1, Kap. 8.2.3). Die Leserinnen brauchen Fach- sowie Fachsprachenkenntnisse, an die die Fachtermini und deren Wortfelder in Ausgangs- und Zieltext anknüpfen können. Die Fachdefinition von *Untersuchung* müsste angelegt sein, damit „Diagnosestellung“ als Ziel der *Untersuchung* verstanden wird.

Ähnliches trifft auf die Unterscheidung von *Gewebeentnahme* und *Konisation* zu, deren Fachdefinitionen in Ausgangs- und Zieltext nicht ausreichend voneinander abgegrenzt werden. Beide erscheinen für Laiinnen als Synonyme (Kap. 8.2.2), was dazu führen kann, dass Anschlussinformationen wie *Nachsorge*, *Weiterbehandlung* und „doppelte Konisation“ (Kap. 8.2.4) nicht adäquat an das bisher aufgebaute Textverstehen angeknüpft werden können.

Am Beispiel von AT_5 zeigt sich ein weiterer möglicher Grund für das Nichtverstehen bzw. das Nichtbehalten von *Gewebeentnahme* (vgl. Ahrens 2023b: 71). Sie spricht im Interviews von *Biopsie* statt von *Gewebeentnahme*. Letzteren hat sie nach dem Lesen nicht behalten, also nicht ins mentale Lexikon aufgenommen – schließlich existierte hier *Biopsie* bereits. Ein neuer, deutscher Terminus, für den es im Lexikon der Zielgruppen bereits ein Äquivalent gibt, ist also schwer zu behalten.

Hierarchieordnung von Propositionen

Im Text wiederholte Informationen werden öfter zurück ins Arbeitsgedächtnis geladen. So steigen die Propositionen in der Hierarchie auf und werden als wichtiger wahrgenommen als Informationen, die weniger oft genannt werden. Andere Informationen werden diesen als wichtigen Propositionen untergeordnet, also vor dem Hintergrund der Proposition verstanden.

In Kap. 8.1.4 wird angenommen, dass der zu komplexe Ausgangstext das unpassende Vorwissen der Zielgruppenprobandinnen bestätigt. Hier wird die Textinformation diskutiert, dass die Patientin 24 Stunden lang nicht alleine bleiben soll und eine Begleitung nach Hause braucht. Der Grund dafür sind die verabreichten Medikamente, die das Reaktionsvermögen einschränken (sog. Textstelle A). Relevant waren auch die Textstelle B („nicht anstrengen“) und Textstelle C („nicht am Straßenverkehr teilnehmen“). Stattdessen bzw. in Ergänzung zu dieser Textstellen nannten mehrere Zielgruppenprobandinnen im Ausgangstext „Blutungen" als Grund (sog. Textstelle D). Dies geschah auch in der Vergleichsgruppe sowie in der Vorstudie (Kap. 5.6). Textstelle D war für die Information „nicht alleine bleiben" laut Textinformationen irrelevant, ihr wird von den Probandinnen also zu viel Bedeutung beigemessen. Die Information, dass (Nach-)Blutungen auftreten können, wird im Ausgangstext wiederholt genannt. Dies räumt der Information einen höheren Platz in der Hierarchie der Propositionen ein (Kap. 4.3). Textstelle A war im Ausgangstext nicht verständlich, weshalb es gerade für die Zielgruppenprobandinnen nötig machte, andere Textinformationen hinzuzuziehen, die ihrem Vorwissen oder der Propositionshierarchie nach wahrscheinlich wirkten. Es musste also nach Antworten gesucht werden, weil Textstelle A nicht zugänglich genug war. So werden die Informationen falsch verknüpft und es wird erschwert, weitere Anschlussinformationen anzuknüpfen. Während die Zielgruppe ausgesprochene Probleme mit Textstelle A im Ausgangstext aufwies, hatte die Vergleichsgruppe im Ausgangstext damit keine Schwierigkeiten. Für sie könnte Textstelle A optimal formuliert sein, sodass sie vorhandenes Vorwissen aktiviert bzw. bestätigt (Kap. 8.1.4).

Weiter oben wurde diskutiert, dass die Termini *Untersuchung* bzw. *Behandlung* der Vergleichsgruppe nicht ausreichend bekannt sind. Der Zielgruppe wurden sie im Interview erklärt, weshalb ein Missverstehen das Anwenden nicht behinderte. In Kap. 8.2.3 wurden die betreffenden Textstellen sprachlich analysiert. Die Untersuchung ist in beiden Texten eine zentrale Information, weil die Konisation immer wieder als Untersuchung charakterisiert wird. Nur an zwei Stellen wird sie als Behandlung charakterisiert, weshalb diese Information nur zweimal ins Arbeitsgedächtnis geladen wird, wodurch sie in der Hierarchie der Propositionen niedriger steht. Bei geringer Arbeitsgedächtniskapazität muss ein Fokus auf die wichtigen Informationen gelegt werden und die unwichtigen Informationen (die in der Hierarchie niedrig stehen) werden nicht behalten, also nicht mit dem Vorwissen verknüpft (Kap. 8.1.2). In Kap. 8.1.3 wird aufgezeigt, dass das Verstehen der Konisation als reine Behandlung bei zwei Probandinnen ein Scheitern der Kommunikation nach sich zog. Dieses Missverstehen begründete, dass die Anschlussinformationen *Nachuntersuchungen* und *Weiterbehandlungen* nicht daran angeknüpft werden konnten. Dieser Grund für das Scheitern der Kommunikation bestand in der

Zielgruppe nicht. Das Verstehen der Konisation als reine Untersuchung ist auch ein Missverstehen, verhindert das Verknüpfen der weiteren Textinformationen *Nachuntersuchungen* und *Weiterbehandlungen* aber nicht. Ein adäquates Verstehen wäre, dass die Konisation eine Untersuchung ist und auch eine Behandlung sein kann. Beide Informationen sind wichtig zu verstehen, aber *Untersuchung* ist die zentralere Information. Die Textinformation zur *Behandlung* müsste in angemessener Weise hervorgehoben werden, z. B. durch eine Gegenüberstellung von *Untersuchung* und *Behandlung* (Kap. 8.2.3) oder auch durch visuelle Hervorhebungen (Kap. 9.1.1).

Auffällige Informationen

Informationen, die dem Vorwissen entsprechen oder widersprechen, können auch auffallen, wurden aber bereits oben diskutiert. Hier sollen Textinformationen diskutiert werden, die besonders auffielen, deshalb in besonderem Maße aktiviert blieben, und später nicht akzeptiert wurden.

Im Zieltext fielen sowohl in Ziel- als auch in Vergleichsgruppe die Verhaltenshinweise „keine gefährlichen Tätigkeiten, z. B. Holz sägen und hämmern" und „keine wichtigen Entscheidungen treffen" besonders auf. Holz sägen und hämmern fiel auf, weil sie nicht zum Textthema passen und deshalb lustig wirken (Kap. 7.3.10, 8.1.5) und weil sie Implikationen über Geschlechterrollen tragen. Mehrere Probandinnen nahmen „Holz sägen" und „hämmern" als Tätigkeiten wahr, die für Frauen eher unüblich sind (ebd.). „Wichtige Entscheidungen" hingegen fiel auf, weil die Bedeutung hinter diesem Sammelbegriff nicht bekannt war – der Terminus also nicht mit Vorwissen verknüpft werden konnte (Kap. 7.3.5, 8.1.5). Eindrücklich sind die Aussagen von V_AT_4 und V_AT_5. V_AT_4 (Pos. 66) weist den Hinweis mit den Worten „wie krass kann die Narkose denn sein" ab, während V_AT_5 (Pos. 33) die Relevanz des Hinweises erkennt und dieses Beispiel gibt: „Trennungen zum Beispiel". Zum einen muss also die Wirkung von Narkosen auf die Entscheidungskraft eingeschätzt werden. Zum anderen müssen adäquate Beispiele für „wichtige Entscheidungen" gefunden werden. Fehlt die Einschätzung oder ein Beispiel, so kann der Hinweis nicht mit dem Vorwissen verknüpft werden.

In dieser Arbeit wurde eine ideale Kommunikationssituation angenommen (Habermas 1984: 177), welche so in der Realität nicht existiert. Gerade in der zeitlich begrenzten interlingualen und interkulturellen Kommunikation im Arzt-Patienten-Gespräch, aber auch in Hinsicht auf die Diakulturbarriere zwischen Fachpersonen und Laiinnen, kann *nicht* vorausgesetzt werden, dass bei der Patientin adäquates Vorwissen aus den vorhergegangenen Gesprächen zum Eingriff besteht. Existiert nur inadäquates Vorwissen, ist es z. B. lückenhaft oder weicht von den tatsächlich kommunizierten Informationen ab, so besteht kein angemessenes Fach- und Fachsprachenwissen, an das die Patientin beim Lesen der Aufklärung anknüpfen könnte. So sind – selbst eingebettet in die reale Kommunikationssituation – zentrale Termini wie *Konisation* ggf. nicht bekannt und müssten im Text erklärt werden.

9.1.5 Akzeptieren

Im Zentrum der Leichten Sprache Plus stehen neben Überlegungen zur Verständlichkeit auch Überlegungen zur Akzeptabilität von verständlichkeitsoptimierten Texten (s. Maaß 2020). Solche Überlegungen flossen deshalb an mehreren Stellen in die Diskussion der Leichte-Sprache-Regeln ein. Parakulturell unterschiedliche Textsortenerwartungen, ein Aspekt der Kulturbarriere (vgl. Schubert 2016; Rink 2020), kann u. a. das Akzeptieren von Texten einschränken (Kap. 4.5).

Die **Akzeptabilität** eines Textes – und das **Akzeptieren** durch die Leserin – wird beeinflusst durch die Akzeptanz des Senders, Vorerfahrungen mit Texten desselben Senders und durch das Verstehen des Textes (vgl. Lang 2021: 117). Dies deckt sich mit dem Verständnis von Akzeptanz im Diskurs um die Gesundheitskompetenz, wie durch das Konzept *trustworthiness* in Sørensen et al. (2012: 9) widergespiegelt. Ist ein Sender nicht *trustworthy*, also wird der Sender nicht akzeptiert, so kann die Rezeption von vornherein verweigert werden (Lang 2021: 116). Dies könnte insofern ein Problem für die Übersetzung in Leichte Sprache Plus darstellen, als dass die Autorin i. d. R. keine ausgewiesene Fachexpertin ist (anders z. B. als im Ausgangstext, der von Professorinnen geschrieben wurde (s. Kap. 5.4)). Für die vorliegende Arbeit bedeutender ist die Akzeptanz von Texten nach dem *Verstehen*, *Verknüpfen* und *Bewerten* der Textinformationen (Kap. 3.1). Kulturell bedingt kann das geschriebene Wort als unterschiedlich „bindend" wahrgenommen werden (Kap. 4.5) und deshalb nicht als individuell von der Leserin zu beurteilen (vgl. Grabe 2009: 138). Diese

Tendenz ließ sich in der vorliegenden Studie nicht beobachten, sollte aber in der interkulturellen Gesundheitskommunikation beachtet werden. Neben der textuellen Akzeptabilität ist auch auf die visuelle Akzeptabilität zu achten, wobei Kap. 6.6 v. a. Bilder thematisiert hatte und Kap. 6.7 Typografie und Layout.

Neben diesen Überlegungen zur Akzeptanz durch die Patientin muss auch die Akzeptanz durch und Akzeptabilität für die Gatekeeper, insbes. die Ärztinnen, beachtet werden. König (2021) stellt in einer Interviewstudie fest, dass das Beibehalten der grundsätzlichen Struktur des Ausgangstextes die Akzeptabilität von Leichte-Sprache-Plus-Texten für Ärztinnen erhöhen. Dies entspricht aber nicht der Patientenorientierung, da bei gleichbleibender Struktur ein 11-seitiger Text entstand (s. Kap. 5.5). Eine Aufteilung wie in der vorliegenden Studie in drei verschiedene Broschüren schränkt also die Akzeptabilität und die Anwendbarkeit für Ärztinnen ein.

Der Zieltext wurde insgesamt weniger höflich formuliert als der Ausgangstext, was aber weder der Ziel- noch der Vergleichsgruppe negativ aufzufallen schien. Die Vergleichsgruppe äußerte eine **Nichtakzeptanz** verschiedener Formulierungen. So werden z. B. die Beispiele „Holz sägen“ und „hämmern“ von einer Probandin als amüsant wahrgenommen (Kap. 7.3.10), während die angewandten Fragestrukturen, die Nebensätze ersetzen, von einer anderen als „süß“ bezeichnet werden (Kap. 7.1). In der Zielgruppe kann man bei wenigen Formulierungen eine Nichtakzeptanz beobachten. Die Annahme aus Kap. 6.4.4, dass DaZ-Lernerinnen Abweichungen von zielsprachlichen Normen eher akzeptieren als L1-Sprecherinnen, hat sich im Rahmen der Studie also bestätigt.

Verschiedene Erklärungen (z. B. für *Gewebe*) wirken auf Vergleichsgruppenprobandinnen unnötig, also **nicht akzeptabel** (vgl. Ahrens/Maaß 2024). Dies wurde im Studiendesign beachtet, weshalb die Termini *Behandlung* und *Untersuchung* im Interviewverlauf nicht erklärt wurden (Kap. 8.1.2). Diese beiden Termini waren im Lexikon der jeweiligen Vergleichsgruppenprobandinnen allerdings nicht korrekt angelegt (s. o.). Dies macht es nötig, Strategien für das akzeptable Erklären von Termini zu finden, von denen die Leserinnen glauben, sie würden sie verstehen – also vorhandenes inadäquates Vorwissen zu ersetzen bzw. zu korrigieren.

Neben der Akzeptabilität der Leichten Sprache Plus, die sich auch in der vorliegenden Studie für sekundäre Adressatinnen (hier Frauen mit Deutsch als L1) als eingeschränkt herausstellte, war die Akzeptabilität von Textinformationen relevant. Auch dies zeigte sich insbesondere, aber nicht ausschließlich, für die Vergleichsgruppe. Wichtig ist, dass die Textinformationen zum Vorwissen der Probandinnen passen (Kap. 7.3.5 und Kap. 7.3.10). Diese Textinformationen wurden mit dem Vorwissen **verknüpft** und in der Folge **akzeptiert**, was dazu führt, dass keine weitere Information (die ggf. irrelevant sind, Kap. 9.1.4) gesucht (also auch nicht **aufgefunden**) werden.

Aus terminologischen Gründen wurde auch der Hinweis „keine wichtigen Entscheidungen treffen" **nicht akzeptiert** (Kap. 7.3.5, 7.3.10). Die Nichtakzeptanz ist also sowohl in Ziel- als auch in Vergleichsgruppe auf die Fachsprachenbarriere zurückzuführen (Kap. 8.1.5). „Wichtige Entscheidungen" ist ein Hyperonym, das genutzt wird, um keine konkreten Aussagen machen zu müssen. Als Laiin ist es aber schwer nachvollziehbar, welche Arten von Entscheidung durch eine Sedierung unmöglich werden (zur näheren Diskussion s. Kap. 9.1.4).

Der Verhaltenshinweis „bei Fieber, Bauchschmerzen und stärkeren Blutungen die behandelnde Ärztin anrufen/informieren" wurde in Ausgangs- und Zieltext von Probandinnen beider Gruppen **nicht akzeptiert**. Hier waren es die individuellen Erfahrungen mit dem Gesundheitssystem und die – möglicherweise para- oder diakulturell bedingten – Erwartungen an das Gesundheitssystem, die den Textinformationen widersprachen. Aufgrund der Diskrepanz zwischen Textinformationen und eigener Erfahrung bzw. Erwartung wurde der Verhaltenshinweis von mehreren Probandinnen nicht akzeptiert und nicht adäquat angewandt (Kap. 7.2.5, 7.2.10, 7.3.5, 7.3.10).

Im Zieltext wurden für die fachsprachliche Verbindung „gefährliche Tätigkeiten" die Beispiele „kein Holz sägen" und „hämmern" genannt. Diese fielen den Probandinnen aus mehreren Gründen auf. Einerseits, wie in Ahrens (2023b) dargelegt, tragen „Holz sägen" und „hämmern" geschlechterspezifische Konnotationen, werden nach diesen bewertet und deshalb ggf. als „fremd" (ZT_5: 106) wahrgenommen. Eine Probandin der Vergleichsgruppe bezeichnet sie als „lustig" (Kap. 7.3.10). Dadurch, dass die Aspekte vor dem Hintergrund der Geschlechterrollen diskutiert werden bzw. als amüsant auffallen, kommt Ahrens (2023b: 73) zu dem Schluss, dass die Beispiele deshalb besser im Gedächtnis bleiben und vom Textthema ablenken. Die Beispiele sollen den Leserinnen helfen, die Wortverbindung „gefährliche Tätigkeit“ mit dem Vorwissen zu verbinden, indem die Beispiele durch eigene Beispiele ergänzt werden. Stattdessen lenken die Beispiele ab und werden **nicht akzeptiert**.

9.1.6 Anwenden / handeln

Der Schritt *handeln* bzw. *Handlungsorientierung* wurde in der vorliegenden Arbeit auf den Aspekt **anwenden** begrenzt, welcher im Diskurs um Gesundheitskompetenz gängig ist. Er ist – in dieser Arbeit definiert nach Sørensen et al. (2012: 9) – beschränkt auf das Kommunizieren über Gesundheitsinformationen und das (gesundheitsförderliche) Treffen von Entscheidungen auf Basis dieser Gesundheitsinformationen. Die Ergebnisse zeigen, dass Leserinnen auch ohne (sicheres) Verstehen die Textinformationen adäquat anwenden können (z. B. Kap. 7.2.3, 7.2.4, Tab. 7-6). Dazu können Vorwissen und Kotextinformationen dienen (s. Kap. 7.2.4, 7.2.9, 7.3.4, 7.3.9).

Der Zieltext stellte sich für die Zielgruppe in mehreren Punkten als besser **verständlich**, aber v. a. besser **anwendbar** heraus als der Ausgangstext, wenn auch nicht optimal. Dies wurde insbesondere deutlich, weil die Interviewantworten der Zielgruppe zum Zieltext einfacher auszuwerten war als die für den Ausgangstext (Kap. 7.2.7). Im Ausgangstext mussten mehr Antworten als *nicht interpretierbar* markiert werden, konnten also nicht als (nicht)verstanden oder (nicht)angewandt evaluiert werden. Eine Kommunikation über den Zieltext konnte also leichter erfolgen als über den Ausgangstext – er konnte also besser **angewandt** werden (Kap. 3.1).

In Kap. 8.2 werden die sprachlichen Eigenschaften der in Kapitel 7 diskutierten Textstellen analysiert. Im Ausgangstext kommen komplexe sprachliche Phänomene geballt auf – bspw. das gleichzeitige Vorkommen von Nebensätzen, Aufzählungen, mehreren Attributen, langen und abstrakten Nomen und Passiv (das den Handlungsträger verdeckt) in Kap. 8.2.2. Kap. 8.2.7 zeigt, wie dieselbe Information im Zieltext umgesetzt wurde. Die Information wird in mehreren Hauptsätzen im Aktiv kommuniziert, es werden kurze Attribute verwendet, aber die Nomen bleiben lang und abstrakt. Sowohl in Ausgangs- als auch in Zieltext ist die sprachliche Oberfläche aber nicht ausreichend, denn die mangelhafte Informationsstruktur des Ausgangstextes wurde in den Zieltext übernommen. Die Bedeutung der komplexen Satzstrukturen im Ausgangstext zeigen sich insbesondere für AT_4, die umfassendes medizinisches Fachwissen besaß. Die sprachliche Oberfläche des Ausgangstextes ist komplex, weshalb AT_4 die Verstehenslücken aus dem Vorwissen gefüllt hatte. So entstand die mentale Repräsentation eines Textes über das Thema HPV bzw. Geschlechtserkrankungen, deren Diagnostik und Behandlung (s. Kap. 7.2.1). Aufgrund dieses Verstehens wendet sie die Textinformationen an.

Der Zieltext war zudem visuell optimiert und bot mehr visuelle „Ankerpunkte" als der Ausgangstext, was in Kap. 9.1.1 zusammengefasst wurde. Die bessere **Auffindbarkeit** von Informationen entlastet das Arbeitsgedächtnis während des Interviews, indem nicht alle Informationen erinnert werden müssen, sondern erneut gesucht – und gefunden – werden können. Diese bessere **Auffindbarkeit** einzelner Informationen verbessert die **Anwendbarkeit** von Informationen.

Möglicherweise zeigt sich ein parakultureller Unterschied beim **Anwenden** der **nichtakzeptierten** Information „bei Fieber, Bauchschmerzen und stärkeren Blutungen die behandelnde Ärztin anrufen/informieren" (s. Kap. 7.2.5, 7.2.10, 7.3.5, 7.3.10). Zielgruppenprobandinnen hätten hier eher Notdienste kontaktiert, während die Vergleichsgruppenprobandinnen eher die Hausärztin kontaktiert hätten (s. Kap. 8.1.5). Dies ist möglicherweise mit der Tendenz von Migrantinnen, eher Notdienste zu nutzen, zu erklären oder mit der abweichenden Altersstruktur in beiden Probandinnengruppen. Hier sind die Zielgruppenprobandinnen insgesamt älter und haben evtl. schon öfter Notsituationen erlebt, während die jüngeren Vergleichsgruppenprobandinnen ggf. eher theoretische Annahmen über das Gesundheitssystem haben, nach denen Hausärztinnen erreichbarer sind als Fachärztinnen.

Im Bereich der Kommunikation mit DaZ-Lernerinnen ist wichtig zu beachten, dass das **Anwenden** von Gesundheitsinformationen auch durch die Lernervarietät beeinträchtigt werden kann. Kann die Lernerin sich nicht adäquat ausdrücken (z. B. ZT_6 in Kap. 7.2.7), auch z. B. weil die fachsprachlichen deutschen Wörter nicht zum aktiven Vokabular gehören, oder kann die Ärztin die Lernervarietät nicht adäquat verstehen, so kann eine angemessene Kommunikation über Gesundheitsinformationen bzw. das Äußern/Verstehen von Entscheidungen nicht stattfinden. Hieran ist also bewiesen, dass verständlichkeitsoptimierte, deutschsprachige Texte keine Dolmetscherinnen ersetzen können.

Unerwartet war die Anwendungsschwierigkeit mit dem Verb „baden", welches auch auf „waschen" und „duschen" ausgeweitet wurde (Kap. 7.2.9, 8.1.4). Dies lässt sich auf Missverstehen zurückführen, denn mit dem Kompositum „Vollbad" im Ausgangstext gab es keine Schwierigkeiten. Letzteres war vermutlich als fremd erkennbar und wurde nachgeschlagen. Wie in Kap. 9.1.4 und 9.1.5 beschrieben und begründet, könnten Probandinnen der Vergleichsgruppe die fachsprachlichen Termini *Untersuchung* und *Behandlung* nicht angemessen anwenden. Während die Zielgruppe den Aspekt *Behandlung* durch Informationsstruktur und komplexe Syntax eher nicht versteht, reicht die Sprachkompetenz und somit die Arbeitsgedächtniskapazität der Vergleichsgruppe aus, um die nebensächliche Informationen zu verstehen und zu behalten.

Das Bild, das veränderte Zellen zeigt (Abb. 5-6), wurde von Probandinnen in Ziel- und Vergleichsgruppe zum Erklären des Konzepts „veränderte Zellen" genutzt (Kap. 7.1). Auch das übrige Layout des Zieltextes war dazu geeignet, die Textinformationen leicht anzuwenden. Ein **Behalten** der relevanten Informationen war somit nicht immer nötig – es reichte das Erinnern, dass die relevanten Informationen im Text sind (und in der Nähe welcher visuellen Marker sie sich befinden), sodass die Informationen wieder gesucht und **aufgefunden** werden können. Kap. 8.2 (zusammenfassend auch Kap. 9.4.2) zeigt auf, welche der verwendeten Leichte-Sprache-Regeln den Zieltext anwendbarer gemacht haben als den Ausgangstext.

- Insbesondere die Textinformation, dass die Behandlung nach der Konisation noch nicht final vorbei ist, zeigte den Unterschied in der Anwendbarkeit zwischen Ausgangs- und Zieltext für die Zielgruppe. Während viele Antworten der Zielgruppe zum Ausgangstext nicht interpretierbar waren (die interpretierbaren Antworten aber korrekt) (Tab. 7-3), waren fast alle Antworten zum Zieltext auswertbar (Tab. 7-9). In der Vergleichsgruppe des Ausgangs- und Zieltextes

waren die Antworten überwiegend interpretierbar und korrekt (Tab. 7-15, Tab. 7-20).
- In Textteil 2 zeigte sich außerdem: Ist der Text zu schwierig, so werden (auch inadäquates) Vorwissen und (irrelevante) Kotextstellen zum Anwenden der Informationen hinzugezogen (Kap. 7.2.4, Kap. 7.2.9). Ist der Text zu leicht, so werden ebenfalls (auch inadäquates) Vorwissen und (irrelevante) Kotextstellen zum Anwenden der Informationen hinzugezogen (Kap. 7.3.9).

9.1.7 Zusammenfassung

Die Zusammenfassung der Ergebnisse aus der Arbeit zeigt, dass die Stufen der Treppe zur Barrierefreien Kommunikation nur analytisch voneinander trennbar sind. Die Ergebnisse in den obenstehenden sechs Unterkapiteln sind eng miteinander verbunden und zeigen die Überschneidungen der kognitiven Vorgänge.

Während das **Verstehen** von Ausgangs- und Zieltext selbst evaluiert wurde (Kap. 9.1.3) und in einer Tabelle zusammengefasst werden konnte, setzte sich das Anwenden aus den vorherigen fünf Vorgängen zusammen. Nicht überraschend ist die positive Wirkung der sprachlichen Oberfläche im Zieltext, die den Text besser **verständlich** macht als den Ausgangstext. In beiden Texten wurden aber sehr ähnliche Textstellen nicht verstanden. Bedeutender als die **Verständlichkeit** erscheint die bessere **Anwendbarkeit** des Zieltextes, die offenbar insbesondere durch die verbesserte **Auffindbarkeit** und **Wahrnehmbarkeit** einzelner Textinformationen erreicht wurde. So wurde ein gründliches **Verstehen** und **Verknüpfen** weniger relevant, stattdessen war ein *Suchen* und *Finden* von Textinformationen möglich.

Vorwissen spielt eine weitere Rolle im **Anwenden** von Informationen. Es war auf Ebene von **Verknüpfen** beobachtbar, aber insbesondere auf der Ebene von **Akzeptieren.** Gerade Verhaltenshinweise wurden verstanden und mit existentem Vorwissen verknüpft. Dieses widersprach den Textinformationen gelegentlich, weshalb ein Befolgen der Hinweise abgelehnt wurde – die Informationen wurden gezielt nicht **angewandt**.

Sprachliches Vorwissen wird auf Ebene der Sprachbarriere für die Zielgruppe beobachtbar, denn hier stören die deutschen Termini. Diese könnten besser durch Internationalismen ersetzt werden. Für die Vergleichsgruppe ist eine Fachsprachbarriere beobachtbar gewesen, die adäquate Erklärungen für Termini fordert, von denen die Vergleichsgruppe denkt, sie hätte sie verstanden. In der Studie wurde die Kulturbarriere im **Anwenden** von Textinformationen ersichtlich. Die unterschiedliche Verwendung des Gesundheitssystems (Notärzte vs. Hausärzte statt dem Facharzt kontaktieren) könnte para- oder diakulturelle Gründe haben.

Die vorliegende Arbeit verfolgte einen übereinzelsprachlichen Ansatz, weshalb die genannten Regelmodifikationen nicht nur für eine Sprachgruppe gelten. Die Ergebnisse der Interviewstudie zeigten sich sogar in der Vorstudie, die mit Deutsch-als-Fremdsprache-Lernerinnen durchgeführt wurde – und zum Teil sogar bei den Frauen mit Deutsch als Erstsprache. Daran zeigt sich eine gewisse Universalität hinsichtlich einer verständlichen Textproduktion. Andererseits zeigen sich Unterschiede, z. B. in der Verständlichkeit von Internationalismen oder deutschen Termini. Dieser Unterschied besteht zwischen Frauen mit Deutsch als Erst- und solchen mit Deutsch als Zweisprache. Aber auch unter den Frauen mit Deutsch als Zweitsprache zeigen sich unterschiedliche Präferenzen von Internationalismen bzw. deutschen Termini. Texte in Leichter Sprache Plus sollten ggf. nicht nach Sprachgruppen unterschiedlich gestaltet werden, sondern nach Grat der Akkulturation, Interessen und Vorwissensstand. Der eher explorative Ansatz der Arbeit war nur auf solche Regeln fokussiert, die sich in Kap. 8.2 als besonders relevant herausstellten. Für andere Regeln der Leichten Sprache können die Ergebnisse anders ausfallen.

Um die Sprachbarriere in der Gesundheitskommunikation zu überwinden, gibt es mehrere Ansätze. Ein Ansatz ist, nutzerseitig das Sprachniveau von DaZ-Lernerinnen anzuheben. An der vorliegenden Studie nahmen hochgebildete, in anderen Sprachen gut literalisierte Probandinnen teil, die Deutsch zumeist auf B1- oder B2-Niveau sprachen. Diese Probandinnen hatten – mit einer Ausnahme (s. u.) – große Schwierigkeiten mit dem Ausgangstext, aber auch Schwierigkeiten mit dem Zieltext. Die Arbeit zeigt einen Bedarf an textseitigen Lösungen, die mit dem vorhandenen Sprachniveau zugänglich sind. Da die Patientenaufklärung in eine breitere Kommunikationssituation eingebettet ist, in der Patientinnen (die Lernervarietäten sprechen, Kap. 4.1) mit Ärztinnen (die die Zielsprache sprechen) kommunizieren, zeigt sich zudem der weiterhin bestehende Bedarf an Dolmetschleistungen. Für Zielgruppen, die Deutsch noch nicht auf A2-Niveau sprechen, müssen ggf. interlinguale Übersetzungen angeboten werden. Für deutsche Texte könnte der Wortschatz zu gering sein. Aber gerade die Motivation, Deutsch zu lesen, könnte nicht ausreichend sein.

9.2 Beantwortung der Forschungsfragen

Die in Kap. 7 analysierten Daten sind dazu geeignet, die gestellten Forschungsfragen zu beantworten:

1. Wie verständlich ist die Patientenaufklärung beim Frauenarzt für Frauen mit Deutsch als Zweitsprache?
2. Welche Verständlichkeitsprobleme und welche Probleme in der Handlungsorientierung weisen der Standard- und der Leichte-Sprache-Plus-Text auf, die Frauen mit Deutsch als Zweitsprache am Verstehen und Handeln hindern?
3. Welche Auswirkungen haben die daraus für die Nutzerinnen resultierenden Probleme auf die Handlungsanleitung der Texte?

Frage 1

Die Vergleichsgruppenprobandinnen waren in den meisten Fällen hochmotivierte Studienteilnehmerinnen, die in vielen Fällen mit der Teilnahme ihre Deutschkenntnisse verbessern wollten. Ihre Leseprozesse waren noch nicht automatisiert, aber es zeigte sich bereits eine Selektivität, da zentrale Informationen behalten wurden, dezentrale aber i. d. R. nicht (s. o. zu Untersuchung und Behandlung). Alle Probandinnen zogen Vorwissen hinzu, machten Inferenzen, nutzten kontextuelle Informationen und monosemierten (z. B. „baden") – wenn auch z. T. inkorrekt. Sie waren i. d. R. hochgebildet und sprachen meist Deutsch auf B1-/B2-Niveau. Es handelte sich bei den Probandinnen also nicht um schwache Leserinnen *per se* – im Vergleich zu Leserinnen mit Deutsch als L1 desselben Bildungsniveaus müssen sie aber als schwache L2-Leserinnen eingestuft werden. Der Ausgangstext war trotz fortgeschrittener Lesekompetenz zu komplex, und auch der Zieltext war nicht optimal verständlich.

Den Metaaussagen der Probandinnen in Kap. 7.1 zufolge ist die Lexik in der Patientenaufklärung (Ausgangstext) zu komplex bzw. zu „neu" und es fehlen Erklärungen. Der Text wird als fachlich beschrieben. Die Aussagen der Vergleichsgruppe zeigen zudem eine unzureichende Informationsstruktur, welche auch in den Zieltext übertragen wurde. Forschungsfrage 1 ist somit beantwortet: Die Patientenaufklärung (der Ausgangstext) ist für DaZ-Lernerinnen i.d. R. **nicht verständlich** (Ausnahme: AT_5). Auf Grundlage der Evaluation der Antworten in *verstanden*, *nicht verstanden* und *nicht interpretierbar* ist erkennbar, dass die analysierte Patientenaufklärung auch **nicht anwendbar** ist. Viele der Antworten konnten nicht ausgewertet werden, Interviewfragen konnten gar nicht erst gestellt werden und es entstanden mentale Repräsentationen, die nicht zu den Textinformationen passen (Nichtverstehen) und sich nicht korrigieren ließen (Kap. 8.1.1). Dies lässt sich in einem Fall mit der Interviewführung begründen (AT_2, Kap. 7.2.1), in den restlichen Fällen liegt es nahe, dass die sprachliche Oberfläche des Textes zu komplex ist und dass das Layout keine visuellen Anhaltspunkte zur schnellen Orientierung im Text bietet (also den visuell-räumlichen Skizzenblock (Kap. 4.4) nicht unterstützen). Für die Zielgruppe ist eine Verständlichkeitsoptimierung nötig.

Frage 2

In Kap. 8.2 wurden die betreffenden Textstellen sprachlich analysiert, um komplexe Elemente zu finden, die ein Nichtverstehen begründen bzw. um angemessene Elemente zu finden, die ein Verstehen fördern. Die Verständlichkeitsprobleme im Ausgangstext sind demnach:

- eine mangelhafte Informationsstruktur
- eine zu hohe Anzahl komplexer sprachlicher Elemente, die zusammen auftreten
- eine mangelnde Patientenorientierung in der Textsorte „Patientenaufklärung"
- ein Layout mit zu wenigen visuellen „Ankerpunkten"

Die Schwierigkeiten, den Text zu verstehen, liegen bei Ziel- und Vergleichsgruppe auf unterschiedlichen Ebenen. Während es in der Zielgruppe die

Sprach-, Fachsprach-, Fach- und (Dia-)Kulturbarriere (im Bereich Textsorte) sind, sind es in der Vergleichsgruppe die Fachsprachbarriere und (Dia-)Kulturbarriere (im Bereich Textsorte). Für die Vergleichsgruppe werden besonders viele Überlegungen zur Passung von Leserinnen und Text angebracht. Dass der Ausgangstext nicht auf die Zielgruppe passt, wurde bereits in Kap. 5 deutlich – er ist zu komplex. Der Ausgangstext ist aber auf die Vergleichsgruppe ausgelegt. Es wird in dieser Arbeit angenommen, dass die Vergleichsgruppenprobandinnen des Ausgangstext deshalb besonders einheitlich korrekt antworten konnten. Slogans wie „Leichte Sprache verstehen alle besser" (Bundesministerium für Arbeit und Soziales 2014: 15) erscheinen nach der Analyse der Vergleichsgruppenprobandinnen-Aussagen inkorrekt. Die Ergebnisse zeigen erneut, dass Texte für bestimmte Zielgruppen (hier für die Vergleichsgruppe) komplexer gestaltet werden müssen, damit Texte anregend werden und die Lesemotivation steigern (vgl. Groeben 1976: 135). So antworten die Vergleichsgruppenprobandinnen des Zieltextes mit irrelevanten Kotextverweisen, während die Zielgruppenprobandinnen des Zieltextes und die Vergleichsgruppenprobandinnen des Ausgangstextes dies nicht tun. In Kap. 8.1.6 wird als Grund eine Verletzung der Griceschen Maxime der Quantität genannt. Reichen die simpel formulierten Informationen im Zieltext der Vergleichsgruppe nicht aus, fühlen sich Leserinnen ggf. dazu gezwungen, Informationen durch Kotext- und Vorwissen zu ergänzen und aufzuwerten. Eine solche durch die negative Einschätzung von Sender und Textinformationen beeinflusst das **Bewerten** der Informationen, und die Anreicherung durch irrelevante Informationen führt zu inadäquatem **Bewerten, Verknüpfen** und **Akzeptieren** (s. Kap. 3) der Hinweise, was zu inadäquatem **Anwenden** führen kann. Dies hat Implikationen für den Anwendungsbereich von Leichte- und Einfache-Sprache-Texten, denn sie könnten nicht gleichermaßen an alle „Leseniveaus" ausgegeben werden. Der Aspekt der Lesemotivation, der Verletzung von Maximen und dem damit einhergehenden schlechteren Anwenden von Textinformationen flankieren die Überlegungen zum Stigmatisierungspotenzial der Leichten Sprache von Maaß (2020).

Die Inhaltsanalyse der Zielgruppenantworten zeigt folgendes Problem: Dezentrale Informationen werden bei geringer Arbeitsgedächtniskapazität nicht behalten, weil sie nicht oft genug ins Arbeitsgedächtnis zurückgeladen und mit anderen Propositionen verknüpft werden. Ist der Text sprachlich zu komplex (wie die vorliegende Arbeit zeigt kann das auch in Leichter Sprache Plus der Fall sein) ist das Arbeitsgedächtnis durch sprachliche Elemente ausgelastet und es können nur zentrale Informationen behalten werden, die im Text ständig wiederholt werden. Dem ist entgegenzukommen, indem wichtige Informationen, die aber nicht im Gesamttext wiederholt werden, visuell herausgestellt werden – wie der Hinweis auf Tampons im Ausgangstext. So ist die Information leicht **auffindbar** und das **Behalten** wird weniger relevant.

Die vorliegende Arbeit hat mit der Patientenaufklärung einen Text untersucht, der in eine Kommunikationssituation eingebettet ist, welche für die Analyse beachtet wurde. Ausgangs- und Zieltext sind nicht als alleinstehende Texte zu sehen, die die Leserin gänzlich eigenständig verstehen muss. Durch Arzt-Patienten-Gespräche vor und nach dem Lesen werden Leserinnen auf den Text vorbereitet bzw. das Lesen wird nachbereitet. Der Text muss aber verständlich genug sein, um ein Gespräch darauf aufzubauen – er muss also **anwendbar** sein. Dies ist durch den Zieltext erfüllt, aber nicht durch den Ausgangstext.

Frage 3

Verstehensschwierigkeiten führen zu Akzeptanzproblemen. Zur Akzeptanz gehört auch das Bewerten, Filtern und Interpretieren von Informationen (Kap. 3.1). Kap. 3.2 (Tab. 3-1) zeigt, dass insbesondere das Beurteilen, also das Bewerten, von Gesundheitsinformationen als schwierig wahrgenommen wird. Verstehen findet vor dem Bewerten von Informationen statt (und in Wechselwirkung mit dem Bewerten und Akzeptieren des Senders). Das Verstehen wiederum kann von der Leserin nicht selbst adäquat eingeschätzt werden, wie u. a. die Existenz von *Missverstehen* beweist. Wie in der linguistischen Forschung bereits bekannt und wieder in dieser Arbeit gezeigt, kann ein Text ohne adäquates **Verstehen** nicht adäquat bewertet werden. *Bewerten* ist ein Aspekt von **Akzeptieren**.

Die visuelle Gestaltung hat einen erheblichen Einfluss auf die Anwendbarkeit von Texten. Das Fehlen von visuellen Ankerpunkten im Ausgangstext führt (unter anderen, o. g. Gründen) zur mangelhaften Wiederauffindbarkeit von Textinformationen. Wurde der Text nicht gut verstanden oder wurden die

Informationen nicht gut behalten, ist ein erneutes Lesen erheblich erschwert. Dies ist im Zieltext anders: Visuelle Ankerpunkte ermöglichen es, Informationen wiederzufinden, erneut zu lesen und auf Textstellen oder Bilder zu deuten, um die eigene Sprachproduktion zu unterstützen.

Sind die Stufen auffinden, wahrnehmen, verstehen, verknüpfen und akzeptieren, die untereinander eng verbunden sind, nicht erfüllt, so ist ein Text nicht anwendbar. Obwohl der Text möglicherweise verstanden wurde, kann eine Kommunikation darüber nicht stattfinden. Das Aufklärungsgespräch wäre in diesem Fall gefährdet. Eine Ärztin hätte ähnliche Schwierigkeiten wie SA in der vorliegenden Arbeit, das Verstehen von Textstellen zu bewerten. So könnte in der Folge nicht sichergestellt werden, ob ein Einverständnis in den Eingriff besteht. Die Kommunikation über einen nicht anwendbaren Text scheitert.

9.3 Limitationen der Arbeit

Zuletzt werden in diesem Kapitel die Limitationen der Arbeit diskutiert. Die Limitationen werden nach Methodik (Kap. 9.3.1) diskutiert, bevor in Kap. 9.3.2 die Limitationen in der Interviewauswertung diskutiert werden. Kap. 9.3.3 fokussiert die Limitationen hinsichtlich der Auswertung metasprachlicher Aussagen der Probandinnen.

9.3.1 Methodische Limitationen

Die Methodik ist dazu geeignet, (nicht)verständliche und (nicht)anwendbare zentrale Textinformationen zu identifizieren. Sie ist auch dazu geeignet, wichtige Verstehens- und Anwendungsschwierigkeiten wie eine mangelnde Informationsstruktur und unpassendes Vorwissen zu identifizieren. Anders als bei der Verstehensabfrage per Fragebogen kann die Probandinnenperspektive einbezogen werden. So kann gut abgeschätzt werden, wann eine Frage auf Basis von Textinformationen beantwortet wurde, und wann z. B. aus dem Vorwissen heraus geantwortet wurde. Um dezentrale Informationen zu untersuchen oder um einzelne sprachliche Phänomene zu analysieren, muss eine andere Methodik verwendet werden. Zu den einzelnen Leichte-Sprache-Plus-Regeln lassen sich Tendenzen aufzeigen, aber sie lassen sich im Einzelnen nicht verifizieren oder falsifizieren. Hierzu wäre eine gezielte Untersuchung einzelner Sätze nötig, statt der hier vorgenommenen Untersuchung eines Gesamttextes. So konnten z. B. die Wirkung von Nebensatzstrukturen (insbes. Konzessiv-, aber auch Konditionalsatz, Kap. 6) und deren Auflösungen nicht adäquat untersucht werden.

Die qualitative Inhaltsanalyse zeigt die Schwächen des Studiendesigns auf, z. B. dass sich die Zielgruppenprobandinnen nicht frei ausdrücken konnten, sondern auf ihre Lernervarietäten beschränkt waren. SA sprach die Zielsprache Deutsch, und es ist trotz aller vorgenommenen Vorkehrungen nicht auszuschließen, dass sie Antworten missverstand.

Die Probandinnen sind zumeist hochgebildet und in mehreren Sprachen literalisiert. Die Ergebnisse lassen sich nicht ohne Weiteres auf geringer literalisierte Frauen beziehen, oder auf Frauen mit einem geringeren Bildungsstand.

9.3.2 Limitationen des Interview-Leitfadens

Im Sample zeigt sich das Ungleichgewicht zwischen Vergleichsgruppenprobandinnen in Ausgangs- und Zieltext – hier konnten nur fünf Probandinnen für den Ausgangstext ausgewertet werden, während es für den Zieltext zehn waren. Ein größeres Ausgangstext-Sample hätte die Ergebnisse möglicherweise beeinflusst. Es ist aber bemerkenswert, wie einheitlich die analysierten Ausgangstext-Antworten in der Vergleichsgruppe waren.

Nicht alle Interviewfragen generierten Antworten, die die Forschungsfragen beantworteten. Solche Interviewfragen wurden nicht in die Inhaltsanalyse miteinbezogen. Die Frage „Darf die Patientin von einem 12-Jährigen abgeholt werden?“ wurde bspw. aus der Analyse entfernt. Fast alle antwortenden Probandinnen (sowohl in Ziel- als auch in Vergleichsgruppe) beantworteten die Frage korrekt. Dies traf allerdings auch auf die Probandinnen zu, die ansonsten kaum eine Frage korrekt beantwortet hatten (AT_1, AT_8, ZT_7) sowie auch AT_2, die fast keine inhaltlichen Fragen beantworten konnte und AT_4, die das Textthema gänzlich missverstanden hatte. Diese fast durchweg korrekte Beantwortung der Frage auch bei Probandinnen, die selten korrekt antworten, deutet darauf, dass die Probandinnen unabhängig von den Textinformationen geantwortet haben – also aus dem Vorwissen. Zudem deuten die gegebenen Begründungen auf Vorwissen hin. Der Text spezifiziert nicht, *warum* ein Erwachsener die Patientin abholen muss. Die Probandinnen scheinen unterschiedliche, textunabhängige Gründe dafür zu kennen:

- Mündigkeit bzw. Reife[37]
- Rechtliche Gründe (V_ZT_1: 162, V_AT_5: 38)
- Kind darf nicht fahren (V_AT_1: 50, V_AT_2: 68) bzw. die Begleitung muss fahren können (V_AT_3: 43, V_ZT_5: 147).
- Körperliche Kraft (V_AT_2: 68, V_ZT_6: 149)

Vier Probandinnen[38] antworteten nur, dass der 12-Jährige ein Kind ist bzw. dass die Begleitperson erwachsen oder über 18 sein muss. Ein weiterer Grund für das Ausschließen der Frage ist, dass sie nicht einheitlich gestellt wurde. So wurde nicht immer nach einem 12-jährigen Sohn gefragt, sondern auch nur nach „Minderjährigen“ oder nach 16-Jährigen. V_ZT_1 (Pos. 162) wurde nach einem Minderjährigen gefragt, bezieht sich in ihrer Antwort auf 16-Jährige und bewertete es als möglich, dass ein minderjähriger Sohn die Patientin abholt. Sie hätte die Situation bei einem 12-Jährigen ggf. anders bewertet. Dass die Interviewfragen also an den Gesprächsverlauf angepasst wurden, ist ein probandinnenorientiertes Vorgehen und soll Verstehen herstellen. Es wurde in dieser Frage aber nicht ausreichend beachtet, den Gegenstand der Fragen nicht zu verändern. Im o.g. Fall waren die Antworten nicht vergleichbar – und die Antworten gaben keine Auskunft über Textverstehen und -anwenden.

Andere Fragen konzentrierten sich auf dezentrale Textinformationen, z.B. die Frage „Was sind veränderte Zellen?“. Diese Frage zeigte zwar Nichtverstehen, welches aber eher darauf zurückzuführen ist, dass die Information beim Lesen nicht wiederholt ins Arbeitsgedächtnis gerufen wurde. Anders als die Gegenüberstellung der zentralen Information „Konisation ist eine Untersuchung“ mit der dezentralen Information „Konisation ist auch eine Behandlung“, hatte die Analyse der Textstelle zu veränderten Zellen keinen Mehrwert

37 V_ZT_4: 36, V_ZT_5: 147, V_ZT_7: 42, V_ZT_8: 42, V_ZT_9: 54, V_AT_2: 68, V_AT_3: 43, AT_1: 212, AT_4: 74, AT_6: 126, AT_8: 103, ZT_1: 200, ZT_3: 119, ZT_2: 108–212, ZT_5: 92, 96)

38 AT_2: 241, AT_3: 164, AT_7: 206, V_AT_4_1: 76

gehabt. In den sprachlichen Mitteln ließen sich keine Verstehensschwierigkeiten identifizieren, und es ließ sich kein Vorwissen der Probandinnen identifizieren. Das im Interview gezeigte Nichtverstehen wäre also nicht auf die Textoberfläche zurückzuführen und könnte somit die Forschungsfrage nicht beantworten.

9.3.3 Limitationen der Interviews

Zuletzt wird deutlich, dass insbes. die Zielgruppenprobandinnen keine verlässlichen metasprachlichen Aussagen machen. Die Zielgruppenprobandinnen identifizierten schwere oder neue Lexik sowie fehlende Erklärungen als Schwierigkeiten des Ausgangstextes. Im Fragebogen fiel die Lexik, fehlende Erklärungen und auch fehlende Bilder in Ausgangs- und Zieltext auf. Die mangelhafte Informationsstruktur beider Texte wurde nur von der Vergleichsgruppe genannt. Möglicherweise bezogen die Zielgruppenprobandinnen ihr Nichtverstehen eher auf die Abweichung zwischen ihrer Lernervarietät und der Zielsprache statt auf den jeweiligen Text (vgl. Kap. 8.1), wie auch dieses Zitat nahelegt:

> *text ist (.) ähm gut (.) hat gute struktur, (.) aber für mich (.) es war ein bisschen schwer (-) ähm (.) deshalb mein deutsch ist nicht gut. (.) aber für normale person, es ist / ähm es ist gut (.) struktur* (AT_7: 216)

AT_7 legt für den Ausgangstext explizit nahe, dass sie die Schwierigkeiten, die sie mit dem Text hatte, bei ihrer Sprachkompetenz sieht. Sie sagt, der Text ist gut, habe eine gute Struktur, aber war ein bisschen schwer, weil ihr Deutsch nicht gut ist. Für Personen, deren Deutsch gut ist, sei die Textstruktur gut.

Dies hat Implikationen für die Zielgruppenprüfung. Ahrens/Fioravanti (2022) schlagen vor, dass eine Zielgruppenprüfung durch eine Textproduktion oder -überarbeitung durch Expert:innen der Zielgruppe – also Dolmetscherinnen, Übersetzerinnen oder kulturelle Mediatorinnen – geleistet werden könnte. Mit ihrem sprachlichen Fachwissen können sie genauere metasprachliche Aussagen treffen und zuverlässiger als Laiinnen Verständlichkeitsschwierigkeiten identifizieren.

9.4 Implikationen für die interdisziplinäre Forschung und Praxis

In diesem finalen Unterkapitel werden die Implikationen der Studie für die Gesundheitskompetenz zusammengefasst (Kap. 9.4.1), die Modifikationen der Leichte-Sprache-Regeln erneut aufgezählt (Kap. 9.4.2) und die aus der Arbeit entstandenen Desiderata aufgeführt (Kap. 9.4.3).

9.4.1 Bedeutung der Erkenntnisse für „Gesundheitskompetenz"

Über die Beantwortung der Forschungsfrage hinaus lässt die vorliegende qualitative Studie die Annahme zu, dass Texte in Leichter Sprache Plus die Gesundheitskompetenz von Migrantinnen mit eigener Migrationserfahrung von institutioneller Seite aus fördern können. Selbst wenn der Zieltext nicht optimal verständlich und nicht optimal auf die Zielgruppenprobandinnen abgestimmt ist, so überwindet er die Sprach- und Fachsprachbarriere an mehreren Stellen und ist für sie **anwendbarer** als der Ausgangstext, welcher derzeit in Praxen genutzt wird. Die Zielgruppenprobandinnen mussten auch für den Zieltext einen erheblichen Verstehensaufwand betreiben. Auch der Zieltext musste mehrmals gelesen werden, Wörter wurden nachgeschlagen und der Interviewerin wurden Fragen gestellt. Der Wirkungsbereich von Leichte- und Einfache-Sprache-Texten ist also begrenzt auf Settings, in denen Zeit und Motivation vorhanden ist, um einen Text mehrfach zu lesen. Interlinguale Übersetzungen und Verdolmetschungen behalten demnach ihre Relevanz. In Kap. 3 wurde zusammengefasst, dass Menschen mit eigener Migrationserfahrung i. d. R. Informationen in der L1 bevorzugen (in einer Abfrage unter den Probandinnen zeigte sich ein ausgeglichenes Bild[39]).

39 Interlingual: AT_3: 240, AT_4: 125, ZT_3: 155, ZT_5: 132; intralingual: AT_5: 161, AT_7: 270, AT_9: 144, ZT_6: 100, ZT_8: 216

9.4.2 Zusammenfassung der modifizierten Leichte-Sprache-Regeln

Die in Kap. 6 dargelegten und modifizierten Regeln der Leichten Sprache für eine Form der Leichten Sprache Plus scheinen dazu geeignet, einen Großteil der Verständlichkeitsprobleme des Ausgangstextes zu lösen. Die vorliegende Studie deutet auf folgende Tendenzen, wenn ein Informationstext für DaZ-Lernende verständlichkeitsoptimiert werden soll:

- Adäquate, frequente Internationalismen können deutsche Erbwörter ersetzen, z. B. *Biopsie* statt *Gewebeentnahme.*
- Der SVO-Satzbau kann variiert werden, solange der Satzbau simpel bleibt.
- Nebensätze mit einfachem Gesprächsgegenstand, einfachem Satzbau und bekannten Konjunktionen scheinen das Verstehen nicht zu behindern.
- Direkte Redemittel schienen die Akzeptabilität des Zieltextes in Ziel- und Vergleichsgruppe nicht einzuschränken, obwohl sie der negativen Höflichkeit widersprechen.
- Die Informationsstruktur sollte angepasst werden, damit ein patientenorientierter Text entsteht.
- Eine Informationsauswahl ist hilfreich. Es erscheint hilfreich gewesen zu sein, die Risikoaufklärung vom Zieltext zu trennen, damit die Blutungen nicht überbewertet werden. Da LS+-Texte keine Fachinformationen an Fachleute kommunizieren, können bestimmte Details weggelassen werden. Details, die weggelassen werden können, sind solche, die die Zielgruppe ohne Fachwissen nicht **verstehen** oder **bewerten** kann.
- Hyperonyme, wie in Kap. 6.5.3 beschrieben, stören das Verstehen offenbar nicht. Wichtig ist aber zu analysieren, ob das Wortfeld von Laiinnen dasselbe ist wie das von Fachexpertinnen. Während die Hyperonyme mit geteiltem Lexem kein Problem darstellten (*Stück* statt *Gewebe-Stück*) schient „Diagnose“ (zumindest in der Vergleichsgruppe) eher nicht zum Wortfeld von *Untersuchung* zu gehören. Eine Paraphrase mit „dient der Diagnose“ deutet für Laiinnen also ggf.

nicht auf eine Untersuchung hin. Einschlägige Untersuchungen müssen dies verifizieren.

- Wenn Demonstrativpronomen in einem eindeutigen Kontext auftreten, können sie verwendet werden (Kap. 8.2.9).
- Das Zieltextlayout mit großer Schrift, farbigen Überschriften, Bildern und Erklärungskästen scheint visuelle „Ankerpunkte" zu geben, die den Text gegenüber dem Ausgangstext **anwendbarer** machen.
- Explizite Erklärungen von fachspezifischen *und* fachgeprägten Fachtermini sind notwendig. Termini, die sich viele Bedeutungsmerkmale teilen (z. B. *Konisation* und *Gewebeentnahme*) sollten zusätzlich zur Erklärung gegenübergestellt werden. Dazu ist eine Textform denkbar, aber auch visuelle Formate wie die Darstellung von Gemeinsamkeiten und Unterschieden in einer Tabelle oder einem Schaubild.

Die in Kap. 6 beurteilten Regeln schienen den Zieltext in der **Verständlichkeit**, aber vor allem in der **Anwendbarkeit** zu optimieren. Trotz dieser Chancen lösen die analysierten Regeln nicht alle Verständlichkeitsprobleme. Auch der Zieltext weist eine zu geringe Patientenorientierung auf, eine mangelhafte Informationsstruktur und komplexe Termini (letztere wurden aus methodischen Gründen gewählt und belegen die Vorteile von Internationalismen).

Auf lexikalischer Ebene zeigen sich zwei Problematiken. Zum einen sind deutsche Termini für Frauen mit Deutsch als L2 weniger verständlich als Internationalismen. Aber auch für Frauen mit Deutsch als L1 lösen deutsche Termini die Fachsprachenbarriere nicht auf. Dies zeigt sich anhand der missverstandenen Termini *Behandlung* und *Untersuchung*, und hat Implikationen für einfaches Austauschen eines Terms durch seinen Internationalismus, z. B. *Gebärmutterspiegelung* statt *Hysteroskopie*. Dieser Austausch erbringt ggf. nicht den gewünschten Effekt, weil Laiinnen auch das Fachwissen zum Verstehen des deutschen Terminus fehlt. Den DaZ-Lernerinnen können (in einem gewissen Rahmen und ggf. inklusive einer Erklärung) Internationalismen angeboten werden, während es für Leserinnen mit Deutsch als L1 eher **akzeptable** Erklärungsstrategien braucht.

Die Studie zeigt auch, dass eine Modifikation und Anreicherung der Leichte-Sprache-Regeln für eine Form der Leichten Sprache Plus für Frauen mit

Deutsch als Zweitsprache (als breite Bevölkerungsgruppe) sinnvoll ist. Obwohl der Zieltext nicht optimal verständlich war, so lassen sich die Verstehensschwierigkeiten auf die Textstruktur und die deutsche Lexik zurückführen, welche aus forschungsmethodischen Gründen nicht angepasst wurden. Die Einfache statt der Leichten Sprache für Frauen mit Deutsch als Zweitsprache zu nutzen verringert das Stigmatisierungsrisiko für diese Zielgruppe (Becker 2019; Maaß 2020).

9.4.3 Desiderata

Die Arbeit verfolgte einen explorativen Ansatz, in dem aufgrund von Forschungsliteratur Annahmen über die sprachlichen Bedarfe der Zielgruppe angenommen wurden. Diese Annahmen wurden datengeleitet überprüft, indem die selten verstandenen Textstellen sprachlich analysiert wurden. So wurden Rückschlüsse auf relevante Leichte-Sprache-Regeln und deren Modifikation gezogen. Die Überprüfung fand anhand einer Gruppe meist hochgebildeter, multilingualer Frauen statt, die in anderen Sprachen gut literalisiert sind.

Die Studie kann nicht mit Sicherheit beantworten, welche der Regeln tatsächlich ausschlaggebend für ein (Nicht)Verstehen bzw. (Nicht)Anwenden waren – und in welchem Maße. Eine weitere Überprüfung der modifizierten Leichte-Sprache-Regeln anhand herkömmlicher Instrumente der Verstehensforschung wird wertvolle Erkenntnisse liefern. Insbesondere sollte das Verstehen, Nichtverstehen und Missverstehen von Modalverben in ihren verschiedenen semantischen und funktionalen Bedeutungen sollte 1) für die Gesundheitskommunikation und 2) für die Zielgruppe der DaZ-Lernerinnen in Rezeptionsstudien erforscht werden. Auch die Überprüfung von existenten Leichte- und Einfache-Sprache-Texten für Menschen mit Deutsch als Zweitsprache (oder auch breiter „Menschen mit Migrationshintergrund") und deren Ähnlichkeit zum sog. *foreigner talk* und/oder auch zum Einfluss dieser Texte auf die Sprech- und Schreibproduktion von Lernerinnen (z. B. Csehó 2009) wäre relevant. So könnten derzeitige Bedenken über die Auswirkungen der sprachlich reduzierten Texte auf die Lern-Outcomes evaluiert werden.

Für standardsprachliche und Einfache-Sprache-Texte der fachexternen Gesundheitskommunikation mit Erstsprachlerinnen sollten Strategien für das akzeptable Erklären von Termini gefunden werden, die die Zielgruppe als *verstanden* wahrnehmen. Dies war der Fall für *Untersuchung*, *Behandlung*, aber auch *Gewebe*. Es wäre sinnvoll, dass Laienverstehen solch fachlicher Termini zu erheben. Danach kann die Akzeptabilität verschiedener Erklärungsstrategien erforscht werden, sodass für sprachlich kompetente Zielgruppen Erklärungsstrategien gefunden werden können.

Literaturverzeichnis

Achterfeld, Claudia (2014): Zu den Anforderungen an die Selbstbestimmungsaufklärung des Patienten und ihren Nachweis (Koloskopie). *Medizinrecht* 32(5) [DOI 10.1007/s00350-014-3701-8].

Agnetta, Marco (2021): Kompensation und Redundanz: Zwei Prinzipien der Text-Bild-Beziehung in leicht verständlichen Kommunikaten. *trans-kom* 14(2), 257–277.

Ahrens, Sarah (2020): Easy Language and Administrative Texts: Second Language Learners as a Target Group. Hansen-Schirra, Silvia & Maaß, Christiane (Hrsg.): *Easy language research: text and user perspectives.* Berlin: Frank & Timme, 67–97.

Ahrens, Sarah (2022): Easy Language translations for second language learners – Worthwhile concept or didactic mistake? In: Estévez Grossi, Marta & Castillo Bernal, Pilar (Hrsg.): *Translation, Mediation and Accessibility for Linguistic Minorities.* Berlin: Frank & Timme, 175–189.

Ahrens, Sarah (2023a): Adaptation of Easy Language Rules to the Needs of Readers with German as L2. In: Hartmann, Stefan; Willich, Alexander & Ziem, Alexander (Hrsg.): *16th International Cognitive Linguistics Conference: ICLC16.* Düsseldorf, 220.

Ahrens, Sarah (2023b): Einfache Fremdwörter und komplexe Erklärungen: Zur Lexik in Gesundheitstexten in Standardsprache und Einfacher Sprache für Zielgruppen mit Deutsch als Zweitsprache. *Panace@* 24(57), 68–75.

Ahrens, Sarah; Fioravanti, Chiara (2022): Cultural implications in Easy Language texts for migrants Theoretical considerations and insights from practice in Germany and in Italy: Theoretical considerations and insights from practice in Germany and in Italy. *trans-kom* 15(2), 270–292.

Ahrens, Sarah; Maaß, Christiane (2024): Der Einfluss von Vorwissen und sprachlichen Texteigenschaften auf die Anwendung des Fragebogens in einer gynäkologischen Patientenaufklärung: eine leitfadengestützte Interviewstudie. *Prävention und Gesundheitsförderung* 19, 504–511.

Ahrens, Sarah; Schulz, Rebecca; Kröger, Janina; Hernández Garrido, Sergio; Keller, Loraine; Rink, Isabel (2022): Accessible Communication and Health Literacy. In: Ahrens, Sarah; Schulz, Rebecca; Kröger, Janina; Hernández Garrido, Sergio; Keller, Loraine & Rink, Isabel (Hrsg.): *Accessibility – Health Literacy – Health Information: Interdisciplinary Approaches to an Emerging Field of Communication.* Berlin: Frank & Timme, 9–26.

Aikins, Muna A./Bremberger, Teresa/Aikins, Joshua K./Gyamerah, Daniel/Yildirim-Caliman, Deniz (2021): *Afrozensus 2020: Perspektiven, Anti-Schwarze Rassismuserfahrungen und Engagement Schwarzer, afrikanischer und afrodiasporischer Menschen in Deutschland.* Berlin.

Akhavan, Sharareh; Karlsen, Saffron (2013): Practitioner and client explanations for disparities in health care use between migrant and non-migrant groups in Sweden: a qualitative study. *Journal of immigrant and minority health* 15(1) [DOI 10.1007/s10903-012-9581-y].

Alexander, Kerstin (Hrsg.) (2019): *Mit Typografie und Bild barrierefrei kommunizieren: Forschungsstand und Studien.* Berlin: Frank & Timme.

Alexander, Kerstin; Peschke, Gina (2019): Open-Source-Schriften im Qualitätsvergleich. Ein Usability-Test zur Erkennbarkeit und Leserlichkeit ausgewählter Schriftarten. In: Alexander, Kerstin (Hrsg.): *Mit Typografie und Bild barrierefrei kommunizieren: Forschungsstand und Studien.* Berlin: Frank & Timme, 191–222.

Artelt, Cordula/McElvany, Nele/Christmann, Ursula/Richter, Tobias/Groeben, Norbert/Köster, Juliane/Schneider, Wolfgang/Stanat, Petra/Ostermeier, Christian/Schiefele, Ulrich/Valtin, Renate/Ring, Klaus/Saalbach, Henrik (2007): *Förderung von Lesekompetenz: Expertise.* Bonn/ Berlin: Bundesministerium für Bildung und Forschung.

AWMF OnlineArbeitsgemeinschaft der Wissenschaftlichen Medizinischen Fachgesellschaften e.V. (AWMF) (2023): *Von der Planung bis zur Publikation. AWMF-Regelwerk Leitlinien* [Online: https://www.awmf.org/regelwerk/, 13.03.2024].

Baars, J.E.; van Dulmen, A. M.; Velthuizen, M. E.; van Riel, E.; Ausems, M.G.E.M. (2017): Breast cancer genetic counseling among Dutch patients from Turkish and Moroccan descent: participation determinants and perspectives of patients and healthcare professionals. *Journal of Community Genetics* 8(2) [DOI 10.1007/s12687-016-0290-4].

Bachmann, Viktoria; Völkner, Michael; Bösnerr, Stefan; Donner-Banzhoff, Norbert (2014): The experiences of Russian-speaking migrants in primary care consultations. *Deutsches Ärzteblatt international* 111 (51–52) [DOI 10.3238/arztebl.2014.0871].

Baddeley, Alan D. (2001): Is Working Memory Still Working? *American Psychologist* 56(11) [DOI 10.1037//0003-066X.56.11.864].

Ballstaedt, Steffen-Peter (2011): Interkulturelle technische Kommunikation mit Bildern. In: Sachs-Hombach, Klaus (Hrsg.): *„Bilder – Sehen – Denken“: Zum Verhältnis von begrifflich-philosophischen und empirisch-psychologischen Ansätzen in der bildwissenschaftlichen Forschung.* Köln: von Halem, 428–441.

Ballstaedt, Steffen-Peter (2012): *Visualisieren: Bilder in wissenschaftlichen Texten* (1. Aufl.). Stuttgart/ Konstanz: UTB GmbH; UVK.

Ballstaedt, Steffen-Peter (2016): Sprache im multikodalen Kontext als Parameter der Bildung. In: Kilian, Jörg; Brouër, Birgit & Lüttenberg, Dina (Hrsg.): *Handbuch Sprache in der Bildung.* Berlin/Boston: De Gruyter, 141–159.

Ballstaedt, Steffen-Peter/Mandl, Heinz/Schnotz, Wolfgang/Tergan, Sigmar-Olaf (1981): *Texte verstehen, Texte gestalten.* München/Wien/Baltimore: Urban & Schwarzenberg.

Bauer, Ullrich (2019): The social embeddedness of health literacy. In: Sørensen, Kristine; Pinheiro, Paulo; Levin-Zamir, Diane; Bauer, Ullrich & Okan, Orkan (Hrsg.): *International Handbook of Health Literacy.* Bristol/Chicago: Policy Press, 573–586.

Baumann, Eva; Hurrelmann, Klaus (2014): Gesundheitskommunikation: Eine Einführung. In: Baumann, Eva & Hurrelmann, Klaus (Hrsg.): *Handbuch Gesundheitskommunikation* (1. Aufl.). s. l.: Verlag Hans Huber, 8–17.

BDÜ – Bundesverband der Dolmetscher und Übersetzer e. V. (2021): *Zur im Koalitionsvertrag vereinbarten Aufnahme der Sprachmittlung im Gesundheitswesen ins Sozialgesetzbuch V: POSITIONSPAPIER.* [Online: https://bdue.de/fileadmin/files/PDF/Positionspapiere/BDUe_PP_DolmUebers_Gesundheitswesen_SGB_V_2021.pdf, 06.01.2022].

Becker, Lidia (2019): 'Immigrants' as recipients of Easy-to-Read in Spain. *Journal of Multilingual and Multicultural Development* 41(1) [DOI 10.1080/01434632.2019.1621874].

Berens, Eva-Maria/Klinger, Julia/Mensing, Monika/Carol, Sarah/Schaeffer, Doris (2022): *Gesundheitskompetenz von Menschen mit Migrationshintergrund in Deutschland: Ergebnisse des HLS-MIG.* Bielefeld: Universität, Interdisziplinäres Zentrum für Gesundheitskompetenzforschung.

Bitzer, Eva M.; Sørensen, Kristine (2018): Gesundheitskompetenz – Health Literacy. *Gesundheitswesen (Bundesverband der Ärzte des Öffentlichen Gesundheitsdienstes (Germany))* 80(08/09) [DOI 10.1055/a-0664-0395].

Bock, Bettina M. & Pappert, Sandra (Hrsg.) (2023): *Leichte Sprache, einfache Sprache, verständliche Sprache.* Tübingen: Narr Francke Attempto.

Bredel, Ursula; Lang, Katrin; Maaß, Christiane (2016): Zur empirischen Überprüfbarkeit von Leichte-Sprache-Regeln am Beispiel der Negation. In: Mälzer, Nathalie (Hrsg.): *Barrierefreie Kommunikation – Perspektiven aus Theorie und Praxis.* Berlin: Frank & Timme, 95–115.

Bredel, Ursula/Maaß, Christiane (2016a): *Leichte Sprache: Theoretische Grundlagen, Orientierung für die Praxis.* Berlin: Dudenverlag.

Bredel, Ursula/Maaß, Christiane (2016b): *Ratgeber Leichte Sprache: Die wichtigsten Regeln und Empfehlungen für die Praxis.* Berlin: Dudenverlag.

Brown, Penelope/Levinson, Stephen C. (1987): *Politeness: Some universals in language usage.* Cambridge: Univ. Press.

Bryant, Doreen; Noschka, Nadine (2015): Personal- und Demonstrativpronomen im Sprachverstehensprozess. In: Klages, Hana & Pagonis, Giulio (Hrsg.): *Linguistisch fundierte Sprachförderung und Sprachdidaktik: Grundlagen, Konzepte, Desiderate.* Berlin/Boston: De Gruyter, 17–46.

Bundesamt für Migration und Flüchtlinge (o. J.): *Rechte und Pflichten* [Online: https://www.bamf.de/DE/Themen/Integration/ZugewanderteTeilnehmende/Integrationskurse/RechtePflichten/rechtepflichten-node.html, 27.02.2024].

Bundesamt für Migration und Flüchtlinge (2023): *Ausländische Staatsangehörige* [Online: https://www.bamf.de/DE/Themen/Integration/TraegerLehrFachkraefte/TraegerIntegrationskurse/Organisatorisches/TeilnahmeKosten/Auslaender/auslaender.html?nn=282656, 22.03.2024].

Bundesministerium der Justiz (2023): *Aufenthaltsgesetz (Gesetz über den Aufenthalt, die Erwerbstätigkeit und die Integration von Ausländern im Bundesgebiet): AufenthG.* [Online: https://www.gesetze-im-internet.de/aufenthg_2004/BJNR195010004.html#BJNR195010004BJNG000101310, 16.06.2024].

Bundesministerium für Arbeit und Soziales (2014): *Leichte Sprache – Ein Ratgeber.* Bonn: Bundesministerium für Arbeit und Soziales.

Buscha, Joachim (1984): Zur Semantik der Modalverben. *Deutsch als Fremdsprache* 21(4), 212–217.

Bußmann, Hadumod (Hrsg.) (2008): *Lexikon der Sprachwissenschaft* (4. Aufl.). Stuttgart: Alfred Kröner Verlag.

Clahsen, Harald; Felser, Claudia (2006): Grammatical processing in language learners. *Applied Psycholinguistics* 27(1) [DOI 10.1017/S0142716406060024].

Conway, A. R.; Engle, R. W. (1994): Working memory and retrieval: a resource-dependent inhibition model. *Journal of experimental psychology. General* 123(4) [DOI 10.1037/0096-3445.123.4.354].

Craig, Peter; Dieppe, Paul; Macintyre, Sally; Michie, Susan; Nazareth, Irwin; Petticrew, Mark (2008): Developing and evaluating complex interventions: the new Medical Research Council guidance. *BMJ (Clinical research ed.)* 337 [DOI 10.1136/bmj.a1655].

Credé, Sarah H.; Such, Elizabeth; Mason, Suzanne (2018): International migrants' use of emergency departments in Europe compared with non-migrants' use: a systematic review. *European journal of public health* 28(1) [DOI 10.1093/eurpub/ckx057].

Csehó, Tamás (2009): Zum Einfluss des Foreigner Talk auf die Entstehung des Migrantendeutsch. *Germanistische Studien* VII, 153–168.

Cunnings, Ian (2017): Parsing and Working Memory in Bilingual Sentence Processing. *Bilingualism: Language and Cognition* 20(4) [DOI 10.1017/S1366728916000675].

Czinglar, Christine (2013): *Grammatikerwerb vor und nach der Pubertät: Eine Fallstudie zur Verbstellung im Deutschen als Zweitsprache.* Berlin, Boston: De Gruyter.

David, M.; Pette, G.; Kentenich, H. (1998): Unterschiedliche Inanspruchnahme einer gynäkologischen Notfallambulanz durch deutsche Patientinnen und Migrantinnen. *Geburtshilfe und Frauenheilkunde* 58(06) [DOI 10.1055/s-2007-1022466].

Demografieportal des Bundes und der LänderBundesinstitut für Bevölkerungsforschung (o. J.): *Bevölkerung mit Migrationshintergrund 2021* [Online: https://www.demografie-portal.de/DE/Fakten/bevoelkerung-migrations hintergrund.html, 21.08.2023].

Destatis – Statistisches Bundesamt (2022): *Pressemitteilung Nr. 162 vom 12. April 2022.* Gut jede vierte Person in Deutschland hatte 2021 einen Migrationshintergrund [Online: https://www.destatis.de/DE/Presse/Pressemitteilungen/2022/04/PD22_162_125.html, 21.08.2023].

Destatis (2023a): *Bevölkerung und Erwerbstätigkeit: Bevölkerung mit Migrationshintergrund – Ergebnisse des Mikrozensus 2021.* Endergebnisse. Fachserie 1, Reihe 2.2.

Destatis – Statistisches Bundesamt (2023b): *Pressemitteilung Nr. 080 vom 2. März 2023.* 17,3 % der Bevölkerung in Deutschland sind seit 1950 eingewandert [Online: https://www.destatis.de/DE/Presse/Pressemitteilungen/2023/03/PD23_080_12.html].

Diependaele, Kevin; Duñabeitia, Jon A.; Morris, Joanna; Keuleers, Emmanuel (2011): Fast morphological effects in first and second language word recognition. *Journal of Memory and Language* 64(4) [DOI 10.1016/j.jml.2011.01.003].

Dietrich, Rainer; Grommes, Patrick (1998): „nicht". Reflexe seiner Bedeutung und Syntax im Zweitspracherwerb. In: Wegener, Heide (Hrsg.): *Eine zweite Sprache lernen: Empirische Untersuchungen zum Zweitspracherwerb.* Tübingen: Narr, 173–203.

Ehlers, Swantje (2006): Entwicklung von Lesekompetenz in der Fremdsprache. *Babylonia* 3–4, 31–38.

Elderkin-Thompson, V.; Silver, R. C.; Waitzkin, H. (2001): When nurses double as interpreters: a study of Spanish-speaking patients in a US primary care setting. *Social Science & Medicine* 52(9) [DOI 10.1016/s0277-9536(00)00234-3].

Estévez Grossi, Marta (2017): Community Interpreting research without direct empirical access: a methodological proposal. *Revista Canaria de Estudios Ingleses. Special Issue on Practices in Intercultural Mediation: Public Service Interpreting in Perspective* 75, 155–172.

Felser, Claudia (2018): Verarbeitung von Pronomen bei erwachsenen L2-Lernern. In: Schimke, Sarah & Hopp, Holger (Hrsg.): *Sprachverarbeitung im Zweitspracherwerb.* Berlin, Boston: De Gruyter, 195–220.

Fischer, Sylvia (2011): *Verständlichkeit von Bedienungsanleitungen: dysfunktionale Rezeption von Instruktionen.* Dissertationsschrift, Johannes Gutenberg-Universität Mainz.

French, Leif M. (2006): *Phonological working memory and second language acquisition: A developmental study of francophone children learning English in Quebec.* Lewiston, N.Y: Edwin Mellen Press.

Geldermann, Anna; Falge, Christiane; Betscher, Silke; Jünger, Saskia; Bertram, Caren; Woopen, Christiane (2023): Diversitäts- und kultursensible Gesundheitsinformationen für mehr digitale Gesundheitskompetenz: Eine kollaborative Community-Forschung zu Barrieren und Bedarfen. *Prävention und Gesundheitsförderung* 19 [DOI 10.1007/s11553-023-01012-z].

Goethe Institut (2004): *Goethe-Zertifikat A1. Start Deutsch 1. Wortliste* [Online: https://www.goethe.de/pro/relaunch/prf/de/A1_SD1_Wortliste_02.pdf, 03.01.2024].

Goethe Institut (2016a): *Goethe-Zertifikat A2. Deutschprüfung für Jugendliche und Erwachsene. Wortliste.* [Online: https://www.goethe.de/pro/relaunch/prf/de/Goethe-Zertifikat_A2_Wortliste.pdf, 03.01.2024].

Goethe Institut (2016b): *Goethe-Zertifikat B1. Deutschprüfung für Jugendliche und Erwachsene. Wortliste.* [Online: https://www.goethe.de/pro/relaunch/prf/de/Goethe-Zertifikat_B1_Wortliste.pdf, 03.01.2024].

Grabe, William (2009): *Reading in a second language: Moving from theory to practice.* Cambridge: Cambridge University Press.

Grice, Herbert P. (1975): Logic and Conversation. In: Cole, Peter & Morgan, Jerry L. (Hrsg.): *Syntax and Semantics 3: Speech acts.* New York: Academic Press, 41–58.

Grießhaber, Wilhelm (2016): *Spracherwerbsprozesse in Erst- & Zweitsprache: Eine Einführung* (3. Aufl.). Duisburg: Universitätverlag Rhein-Ruhr.

Groeben, Norbert (1976): Verstehen, Behalten, Interesse. Übereinstimmende Antworten und kontroverse Fragen zur Beziehung von Textstruktur, Textverständnis und Lerneffekt. *Unterrichtswissenschaft.* [DOI 10.23668/psycharchives.10917].

Groeben, Norbert (1982): *Leserpsychologie: Textverständnis – Textverständlichkeit.* Münster: Aschendorff.

Gunkel, Lutz (2017): B1.2 Artikel und Demonstrativa. In: Gunkel, Lutz; Murelli, Adriano; Schlotthauer, Susan; Wiese, Bernd; Zifonun, Gisela; Günther, Christine & Hoberg, Ursula (Hrsg.): *Grammatik des Deutschen im europäischen Vergleich: Das Nominal.* Berlin, Boston: De Gruyter, 254–341.

Gutermuth, Silke (2020): *Leichte Sprache für alle?: Eine zielgruppenorientierte Rezeptionsstudie zu Leichter und Einfacher Sprache.* Berlin: Frank & Timme.

Habermas, Jürgen (1984): *Vorstudien und Ergänzungen zur Theorie des kommunikativen Handelns* (1. Aufl.). Frankfurt am Main: Suhrkamp.

Hansen-Schirra, Silvia; Maaß, Christiane (2020): Easy Language, Plain Language, Easy Language Plus: Perspectives on Comprehensibility and Stigmatisation. In: Hansen-Schirra, Silvia & Maaß, Christiane (Hrsg.): *Easy language research: text and user perspectives.* Berlin: Frank & Timme, 17–38.

Harr, Anne-Katharina/Liedke, Martina/Riehl, Claudia M. (2018): *Deutsch als Zweitsprache: Migration – Spracherwerb – Unterricht.* Stuttgart: J. B. Metzler.

Heberer, J.; Hüttl, P. (2010): Patientenaufklärung/präoperative Aufklärung. *Der Chirurg; Zeitschrift für alle Gebiete der operativen Medizin* 81(2) [DOI 10.1007/s00104-009-1848-z].

Heine, Antje (2017): Deutsch als Fremd- und Zweitsprache – eine besondere Form Leichter Sprache?: Überlegungen aus der Perspektive des Faches DaF/DaZ. In: Fix, Ulla; Lange, Daisy & Bock, Bettina M. (Hrsg.): *„Leichte Sprache" im Spiegel theoretischer und angewandter Forschung.* Berlin: Frank & Timme, 401–414.

Heyer, Vera; Clahsen, Harald (2015): Late bilinguals see a scan in scanner AND in scandal: dissecting formal overlap from morphological priming in the processing of derived words. *Bilingualism: Language and Cognition* 18(2) [DOI 10.1017/S1366728914000662].

Hinrichs, Erhard W.; Kübler, Sandra (2005): Treebank Profiling of Spoken and Written German: (Preprint). In: *Proceedings of the Fourth Workshop on Treebanks and Linguistic Theories*, 1–12.

Hoffmann, Lothar (1976): *Kommunikationsmittel Fachsprache.* Berlin: De Gruyter.

Hoffmann, Lothar (1984): Fachwortschatz – Grundwortschatz – Minimum. *Deutsch als Fremdsprache* 21(4), 224–228.

Ionin, Tania; Choi, Sea H.; Liu, Qiufen (2022): What transfers (or doesn't) in the second language acquisition of English articles by learners from article-less native languages? *Linguistic Approaches to Bilingualism* 12(2) [DOI 10.1075/lab.19057.ion].

Islertas, Zeynep (2020): Gesundheitskompetenz und Kultur – Wie ist der Zusammenhang zwischen diesen Konstrukten zu beschreiben? In: Rathmann, Katharina; Dadaczynski, Kevin; Okan, Orkan & Messer, Melanie (Hrsg.): *Gesundheitskompetenz*. Berlin, Heidelberg: Springer, 1–8.

Jacob, Gunnar (2018): Morphologische Verarbeitung bei L2-Lernern. In: Schimke, Sarah & Hopp, Holger (Hrsg.): *Sprachverarbeitung im Zweitspracherwerb*. Berlin, Boston: De Gruyter, 93–116.

Jäggi, Tiziana; Sato, Sayaka; Gillioz, Christelle; Gygax, Pascal M. (2020): An Interdisciplinary Approach to Understanding the Psychological Impact of Different Grammaticalizations of the Future. *Journal of cognition* 3(1) [DOI 10.5334/joc.100].

Jäggi, Tiziana; Sato, Sayaka; Gygax, Pascal M. (2023): Skin cancer risk assessment and the grammaticalization of the future: The role of epistemic modality when temporally framing health information. *Language and Health* 1(1) [DOI 10.1016/j.laheal.2023.07.001].

Just, M. A.; Carpenter, P. A. (1992): A capacity theory of comprehension: individual differences in working memory. *Psychological Review* 99(1) [DOI 10.1037/0033-295X.99.1.122].

Kalinowski, Judith (2020): *Leichte Sprache für Personen mit Deutsch als Fremdsprache. Eine empirische Studie zur Kompositatrennung und Pronomenverwendung*. Masterarbeit, Georg-August-Universität Göttingen.

Kalinowski, Judith (2023): ‚Leichte Sprache' in German as a foreign language: an empirical study about compound separation and pronoun use. *Linguistische Berichte* 277, 63–90. [DOI 10.46771/9783967693959_3].

Kalverkämper, Hartwig (1998): 2. Rahmenbedingungen für die Fachkommunikation. In: Hoffmann, Lothar; Kalverkämper, Hartwig & Wiegand, Herbert E. (Hrsg.): *Fachsprachen: Ein internationales Handbuch zur Fachsprachenforschung und Terminologiewissenschaft*. Berlin: De Gruyter, 24–47.

Kalverkämper, Hartwig (1999): 3. Fachsprache und Fachsprachenforschung. In: Hoffmann, Lothar; Kalverkämper, Hartwig & Wiegand, Herbert E. (Hrsg.): *Fachsprachen: Ein internationales Handbuch zur Fachsprachenforschung und Terminologiewissenschaft* (1. Aufl.). Berlin: Mouton de Gruyter, 48–59.

Keller, Loraine (2020): People with Cognitive Disabilities and their Difficulties with Specialised Interactive Texts. In: Hansen-Schirra, Silvia & Maaß, Christiane (Hrsg.): *Easy language research: text and user perspectives.* Berlin: Frank & Timme, 57–66.

Kelmendi, Blerina; Riehl, Claudia M. (2023): Language mixing within an Albanian-German bilingual family network. In: Hartmann, Stefan; Willich, Alexander & Ziem, Alexander (Hrsg.): *16th International Cognitive Linguistics Conference: ICLC16.* Düsseldorf, 199.

Kemp, Robert F.; Bredel, Ursula; Reich, Hans H. (2008): Morphologisch-syntaktische Basisqualifikation. In: Ehlich, Konrad; Bredel, Ursula & Reich, Hans H. (Hrsg.): *Referenzrahmen zur altersspezifischen Sprachaneignung.* Bonn, Berlin: Bundesministerium für Bildung und Forschung (BMBF), 63–82.

Kempe, Vera; MacWhinney, Brian (1996): The crosslinguistic assessment of foreign language vocabulary learning. *Applied Psycholinguistics* 17(2), 149–183.

Kercher, Jan (2013): *Verstehen und Verständlichkeit von Politikersprache: Verbale Bedeutungsvermittlung zwischen Politikern und Bürgern.* Wiesbaden: Springer VS.

Kilian, Jörg (2017): „Leichte Sprache“, Bildungssprache und Wortschatz: Zur sprach- und fachdidaktischen Wertigkeit der Regelkonzepte für „leichte Wörter“. In: Fix, Ulla; Lange, Daisy & Bock, Bettina M. (Hrsg.): *„Leichte Sprache“ im Spiegel theoretischer und angewandter Forschung.* Berlin: Frank & Timme, 189–209.

Kintsch, Walter; van Dijk, Teun A. (1978): Toward a model of text comprehension and production. *Psychological Review* 85(5) [DOI 10.1037/0033-295X.85.5.363].

Klartext-Initiative (o. J.): *Hohenheimer Verständlichkeitsindex (HIX)* [Online: https://klartext.uni-hohenheim.de/hix, 30.01.2023].

Klein, Wolfgang (2007): Mechanismen des Erst- und Zweitspracherwerbs: Mechanisms of First and Second Language Acquisition. *Sprache • Stimme • Gehör* 31 [DOI 10.1055/S-2007-9858].

Klein, Wolfgang; Dietrich, Rainer; Noyau, Colette (1993): 3 The acquisition of temporality. In: Perdue, Clive (Hrsg.): *Adult language acquisition: Crosslinguistic perspectives* (1. Aufl.). Cambridge: Cambridge Univ. Press, 73–118.

Klein, Wolfgang; Dimroth, Christine (2003): Der ungesteuerte Zweitspracherwerb Erwachsener: Ein Überblick über den Forschungsstand. In: Maas, Utz & Mehlem, Ulrich (Hrsg.): *Qualitätsanforderungen für die Sprachförderung im Rahmen der Integration von Zuwanderern: Themenheft.* Bad Iburg, 127–161.

Klein, Wolfgang/Perdue, Clive (1992): *Utterance structure: Developing grammars again.* Amsterdam: J. Benjamins.

Kleinman, Arthur (1977): Culture, and illness: a question of models. *Culture, medicine and psychiatry* 1(3) [DOI 10.1007/bf00114790].

Klemperer, David (1996): Qualität in der Medizin. Der patientenzentrierte Qualitätsbegriff und seine Implikationen. *Dr. med. Mabuse* Januar/Februar.

Klieme, Eckhard/Eichler, Wolfgang/Helmke, Andreas/Lehmann, Rainer H./Nold, Günter/Rolff, Hans-Günther/Schröder, Konrad/Thomé, Günther/Willenberg, Heiner (2006): *Unterricht und Kompetenzerwerb in Deutsch und Englisch: Zentrale Befunde der Studie Deutsch Englisch Schülerleistungen International (DESI).* Frankfurt am Main: Deutsches Institut für Internationale Pädagogische Forschung.

König, Anne R. (2004): *Lesbarkeit als Leitprinzip der Buchtypographie: Eine Untersuchung zum Forschungsstand und zur historischen Entwicklung des Konzeptes „Lesbarkeit".* Erlangen: Univ. Erlangen-Nürnberg Buchwiss.

König, Lena-Sophie (2021): *Gesundheitstexte in Einfacher Sprache – Zur Akzeptanz von verständlichkeitsoptimierten Patientenaufklärungsbögen.* Hildesheim, unv.

Köning, Dirk (2023): Warum ein Terminus immer irgendwie eindeutig sein muss: Das Eineindeutigkeitspostulat in verschiedenen Schulen der Terminologielehre. *trans-kom* 16(1), 96–111.

Konopka, Marek (2018): *Verbalkomplex.* Grammatisches Informationssystem (IDS Grammis). [Online: https://grammis.ids-mannheim.de/systematische-grammatik/1522, 05.01.2024].

Kostelnick, Charles (2017): Social and cultural aspects of visual conventions in information design. In: Black, Alison; Luna, Paul; Lund, Ole & Walker, Sue (Hrsg.): *Information design: Research and practice.* Abingdon, Oxon, New York, N.Y: Routledge, 257–273.

Kosyakova, Yuliya; Gundacker, Lidwina; Salikutluk, Zerrin; Trübswetter, Parvati (2021): Geflüchtete Frauen müssen viele Hindernisse überwinden: Arbeitsmarktintegration in Deutschland. *Aktuelle Analysen aus dem Institut für Arbeitsmarkt- und Berufsforschung.* IAB Kurzbericht 8.

Kröger, Janina; Ahrens, Sarah (2022): An interdisciplinary approach to translation-oriented text analysis in intralingual translation research: Research report. In: Ahrens, Sarah; Schulz, Rebecca; Kröger, Janina; Hernández Garrido, Sergio; Keller, Loraine & Rink, Isabel (Hrsg.): *Accessibility – Health Literacy – Health Information: Interdisciplinary Approaches to an Emerging Field of Communication.* Berlin: Frank & Timme, 113–138.

Kuckartz, Udo (2018): *Qualitative Inhaltsanalyse: Methoden, Praxis, Computerunterstützung* (4. Aufl.). Weinheim/ Basel: Beltz Juventa.

Kuckartz, Udo/Rädiker, Stefan (2022): *Qualitative Inhaltsanalyse. Methoden, Praxis, Computerunterstützung: Grundlagentexte Methoden* (5. Aufl.). Weinheim/ Basel: Beltz Juventa.

Kühn, Peter (2006): *Interkulturelle Semantik.* Nordhausen: Traugott Bautz.

Landua, Sabine; Maier-Lohmann, Christa; Reich, Hans H. (2008): Deutsch als Zweitsprache. In: Ehlich, Konrad; Bredel, Ursula & Reich, Hans H. (Hrsg.): *Referenzrahmen zur altersspezifischen Sprachaneignung: Forschungsgrundlagen.* Bonn, Berlin: Bundesministerium für Bildung und Forschung (BMBF), 171–201.

Lang, Katrin (2021): *Auffindbarkeit, Wahrnehmbarkeit, Akzeptabilität: Webseiten von Behörden in Leichter Sprache vor dem Hintergrund der rechtlichen Lage.* Berlin: Frank & Timme.

Langer, Inghard/Schulz von Thun, Friedemann/Tausch, Reinhard (2015): *Sich verständlich ausdrücken* (10. Aufl.). München: Reinhardt.

Lázaro Gutiérrez, Raquel (2017): Healthcare Videos Addressed to the Migrant Population: From Intercultural Mediation to Transcreation. *Revista de Lenguas para Fines Específicos* 23(1), 140–162.

Lechner, Simone (2019): *Second Language Acquisition of Demonstratives: A crosslinguistic, multi-directional study of L1 English, L1 German and L1 Japanese learners of L2 German, L2 English and L2 Japanese.* Dissertationsschrift, Universität Hamburg.

Lempert, Wolfgang (2006): Berufliche Sozialisation und berufliches Lernen. In: Arnold, Rolf & Lipsmeier, Antonius (Hrsg.): *Handbuch der Berufsbildung.* Wiesbaden: VS Verlag für Sozialwissenschaften, 413–420.

Lühnen, Julia/Albrecht, Martina/Mühlhauser, Ingrid/Steckelberg, Anke (2017): *Leitlinie evidenzbasierte Gesundheitsinformation.* Hamburg [Online: http://www.leitliniegesundheitsinformation.de/, 24.11.2021].

Maaß, Christiane (2015): *Leichte Sprache: Das Regelbuch.* Berlin: LIT.

Maaß, Christiane (2020): *Easy language – plain language – easy language plus: Balancing comprehensibility and acceptability.* Berlin: Frank & Timme.

Maaß, Christiane; Rink, Isabel (2019): Über das Handbuch Barrierefreie Kommunikation. In: Maaß, Christiane & Rink, Isabel (Hrsg.): *Handbuch Barrierefreie Kommunikation.* Berlin: Frank & Timme, 17–25.

Maaß, Christiane; Rink, Isabel (2020): Scenarios for Easy Language Translation: How to Produce Accessible Content for Users with Diverse Needs. In: Hansen-Schirra, Silvia & Maaß, Christiane (Hrsg.): *Easy language research: text and user perspectives.* Berlin: Frank & Timme, 41–56.

Meeuwesen, Ludwien; Tromp, Fred; Schouten, Barbara C.; Harmsen, Johannes A. M. (2007): Cultural differences in managing information during medical interaction: how does the physician get a clue? *Patient education and counseling* 67(1–2), 183–190 [DOI 10.1016/j.pec.2007.03.013].

Meisel, Jürgen M.; Clahsen, Harald; Pienemann, Manfred (1981): On determining developmental stages in natural second language acquisition. *Studies in Second Language Acquisition* 3(2) [DOI 10.1017/S0272263100004137].

Merkle, Elisabeth/Schlund, Gerhard H. (2018): *Eingriffe am Gebärmutterhals: Konisation/Kürettage/Gewebeentnahme.* Erlangen: Thieme Compliance.

Milton, James (2009): *Measuring Second Language Vocabulary Acquisition.* Bristol/ Buffalo/ Toronto: Multilingual Matters.

NAErg – DIN-Normenausschuss Ergonomie (2023): *DIN SPEC 33429: Empfehlungen für Deutsche Leichte Sprache. Entwurf.* (E DIN SPEC 33429:2023-04).

NAT – DIN-Normenausschuss Terminologie (2024): *DIN ISO 24495-1:2024-03 (D): Einfache Sprache – Teil 1: Grundsätze und Leitlinien* (DIN ISO 24495-1:2024-03).

Neubauer, Mansour (2019): *Einfache Sprache: Grundregeln, Beispiele, Übungen* (1. Aufl.): Dr. Mansour Neubauer.

Neubauer, Mansour (2021): *Zusatzregeln Deutsch mit Nicht-Muttersprachlern: Von Nicht-Muttersprachlern entwickelt!: Kurs- und Übungsbuch* (1. Aufl.). Ritterhude/Wrocław: Dr. Mansour Neubauer.

Niedersächsisches Kultusministerium (2016): *Curriculare Vorgaben für den Unterricht: Deutsch als Zweitsprache.* Hannover: Niedersächsisches Kultusministerium.

Nisbet, Kelly; Bertram, Raymond; Erlinghagen, Charlotte; Pieczykolan, Aleks; Kuperman, Victor (2021): Quatifiying the difference in reading fluency between L1 AND L2 readers of English. *Studies in Second Language Acquisition* 44(2) [DOI 10.1017/S0272263121000279].

Nord, Christiane (1992): Text Analysis in Translator Training. In: Dollerup, Cay & Loddegaard, Anne (Hrsg.): *Teaching Translation and Interpreting. Training, Talent and Experience: Papers from the First Language International Conference.* Amsterdam, Philadelphia: John Benjamins Publishing Company, 39–48.

Nord, Christiane (2007): Übersetzungstypen – Übersetzungsverfahren: Ein paar neue Gedanken zu einem uralten Thema. In: Wotjak, Gerd (Hrsg.): *Quo vadis Translatologie?: Ein halbes Jahrhundert universitäre Ausbildung von Dolmetschern und Übersetzern in Leipzig.* Berlin: Frank & Timme, 293–310.

Nord, Christiane (2009): *Textanalyse und Übersetzen: Theoretische Grundlagen, Methode und didaktische Anwendung einer übersetzungsrelevanten Textanalyse* (4. Aufl.). Tübingen: Groos.

Oomen-Welke, Ingelore (2015): Leichte Sprache, einfache Sprache und Deutsch als Zweitsprache. *Didaktik Deutsch* 20(38), 24–32.

Posselt, Jacqueline/Michele, Janine/Silke, Martin/Ahrens, Sarah (2023): *Qualitative Methoden in der Gesundheitskompetenzforschung: Lessons Learned aus einem interdisziplinären Forschungsfeld: Symposium auf der DGSMP 2023.* Symposium. Hannover. 58. Jahrestagung der DGSMP, 31.08.2023.

Razum, Oliver; Geiger, Ingrid; Zeeb, Hajo; Ronellenfitsch, Ulrich (2004): Gesundheitsversorgung von Migranten. *Dtsch Arztebl International* 101(43), A-2882.

Riemer, Claudia; Settinieri, Julia (2010): 85. Empirische Forschungsmethoden in der Zweit- und Fremdsprachenerwerbsforschung. In: Krumm, Hans-Jürgen; Fandrych, Christian & Hufeisen, Britta (Hrsg.): *Deutsch als Fremd- und Zweitsprache: Ein internationales Handbuch.* Berlin, New York: De Gruyter Mouton, 764–781.

Riha, Ortrun (2001): Die Sprache der Medizin. Polysemie und Metonymie als Kommunikationsproblem. *Lebende Sprachen* 46(4) [DOI 10.1515/les.2001.46.4.150].

Riha, Ortrun (2011): Die Alltagssprache der Medizin: Besonderheiten und mögliche Missverständnisse im Deutschen. *Panace@* 12: 34, 223–226.

Rink, Isabel (2020): *Rechtskommunikation und Barrierefreiheit: Zur Übersetzung juristischer Informations- und Interaktionstexte in Leichte Sprache.* Berlin: Frank & Timme.

Roelcke, Thorsten D. (2020): *Fachsprachen* (4. Aufl.). Berlin: Erich Schmidt Verlag.

Rosenthal, Gabriele (2015): *Interpretative Sozialforschung: Eine Einführung* (5. Aufl.). Weinheim/ München/ Basel: Beltz Juventa.

Sahlender, Moritz; Schrader, Josef (2017): Spracherwerb bei Zugewanderten und funktionalen Analphabeten. *Zeitschrift für Weiterbildungsforschung* 40(3) [DOI 10.1007/s40955-017-0098-9].

Sauzet, Odile; David, Matthias; Naghavi, Baharan; Borde, Theda; Sehouli, Jalid; Razum, Oliver (2020): Adequate Utilization of Emergency Services in Germany: Is There a Differential by Migration Background? *Frontiers in public health* 8 [DOI 10.3389/fpubh.2020.613250].

Schaeffer, Doris/Berens, Eva-Maria/Gille, Svea/Griese, Lennert/Klinger, Julia/Sombre, Steffen de/Vogt, Dominique/Hurrelmann, Klaus (2021): *Gesundheitskompetenz der Bevölkerung in Deutschland vor und während der Corona Pandemie: Ergebnisse des HLS-GER 2:* Universität Bielefeld, Interdisziplinäres Zentrum für Gesundheitskompetenzforschung.

Schaeffer, Doris; Hurrelmann, Klaus; Bauer, Ulrich & Kolpatzik, Kai (Hrsg.) (2018): *Nationaler Aktionsplan Gesundheitskompetenz: Die Gesundheitskompetenz in Deutschland stärken.* Berlin: KomPart.

Scharafutdinowa, Nassima (2017): Synonyme in der deutschen Fachsprache der Luftfahrt. In: Hartung, Nicole & Zimmermann, Kerstin (Hrsg.): *Facetten des Deutschen – didaktisch, linguistisch, interkulturell: Festschrift für Ulrich Steinmüller zum 75. Geburtstag.* Berlin: Universitätsverlag der TU Berlin, 329–343.

Scheible, Jana A./Rother, Nina (2017): *Schnell und erfolgreich Deutsch lernen – wie geht das?: Erkenntnisse zu den Determinanten des Zweitspracherwerbs unter besonderer Berücksichtigung von Geflüchteten.* Nürnberg: Bundesamt für Migration und Flüchtlinge.

Scherag, André; Demuth, Lisa; Rösler, Frank; Neville, Helen J.; Röder, Brigitte (2004): The effects of late acquisition of L2 and the consequences of immigration on L1 for semantic and morpho-syntactic language aspects. *Cognition* 93(3) [DOI 10.1016/j.cognition.2004.02.003].

Schiefele, Ulrich (1996): *Motivation und Lernen mit Texten.* Göttingen: Hogrefe.

Schmidt, Claudia (2000): Arbeitsgedächtnis und fremdsprachliches Leseverstehen. *Zeitschrift für Fremdsprachenforschung* 11(1), 83–101.

Schnörch, Ulrich (2015): 1. Wortschatz. In: Haß, Ulrike & Storjohann, Petra (Hrsg.): *Handbuch Wort und Wortschatz.* Berlin, Boston: De Gruyter, 3–26.

Schnotz, Wolfgang (1994): *Aufbau von Wissensstrukturen: Untersuchungen zur Kohärenzbildung beim Wissenserwerb mit Texten.* Weinheim: Beltz.

Schölkopf, Martin & Pressel, Holger (Hrsg.) (2017): *Das Gesundheitswesen im internationalen Vergleich: Gesundheitssystemvergleich, Länderberichte und europäische Gesundheitspolitik* (3. Aufl.). Berlin: Medizinisch Wissenschaftliche Verlagsgesellschaft.

Schubert, Klaus (2016): Barriereabbau durch optimierte Kommunikationsmittel: Versuch einer Systematisierung. In: Mälzer, Nathalie (Hrsg.): *Barrierefreie Kommunikation – Perspektiven aus Theorie und Praxis.* Berlin: Frank & Timme, 15–33.

Segalowitz, Norman (2005): Automaticity and Second Languages. In: Doughty, Catherine J. S. & Long, Michael H. (Hrsg.): *The handbook of second language acquisition.* Malden, Mass.: Blackwell, 382–408.

Segerer, Robin/Marx, Alexandra/Stanat, Petra/Schneider, Wolfgang/Roick, Thorsten/Marx, Peter (2013): *Determinanten der Lesekompetenz bei Jugendlichen nicht deutscher Herkunftssprache. Zur Bedeutung der Spracherwerbsreihenfolge im Falle von Mehrsprachigkeit.* Weinheim/ Basel: Beltz Juventa.

Selting, Margaret; Auer, Peter; Barth-Weingarten, Dagmar; Bergmann, Jörg; Bergmann, Pia; Birkner, Karin; Couper-Kuhlen, Elizabeth; Deppermann, Arnulf; Gilles, Peter; Günthner, Susanne; Hartung, Martin; Kern, Friederike; Mertzlufft, Christine; Meyer, Christian; Morek, Miriam; Oberzaucher, Frank; Peters, Jörg; Quasthoff, Uta; Schütte, Wilfried; Stukenbrock, Anja; Uhmann, Susanne (2009): Gesprächsanalytisches Transkriptionssystem (GAT 2). *Gesprächsforschung: Online-zeitschrift zur verbalen Interaktion* 10, 353–402.

Sieghart, Sabina (2024): 5 Visuelle Gestaltung und die Verständlichkeit von Texten in Leichter Sprache. In: Antener, Gabriela; Parpan-Blaser, Anne; Girard-Groeber, Simone & Lichtenauer, Annette (Hrsg.): *Leichte Sprache: Grundlagen, Diskussionen und Praxisfelder* (1. Aufl.). Stuttgart: W. Kohlhammer GmbH, 80–96.

Simon, Erk; Neuwöhner, Ulrich (2011): Medien und Migranten 2011: Zielsetzung, Konzeption und Basisdaten einer repräsentativen Untersuchung der ARD/ZDF-Medienkommission. *Media Perspektiven* 10, 458–470.

Småland Goth, Ursula G.; Berg, John E. (2011): Migrant participation in Norwegian health care. A qualitative study using key informants. *The European journal of general practice* 17(1) [DOI 10.3109/13814788.2010.525632].

Sørensen, Kristine; van den Broucke, Stephan; Fullam, James; Doyle, Gerardine; Pelikan, Jürgen; Slonska, Zofia; Brand, Helmut (2012): Health literacy and public health: a systematic review and integration of definitions and models. *BMC public health* 12 [DOI 10.1186/1471-2458-12-80].

Speciale, Giovanna; Ellis, Nick; Bywater, Tracey (2004): Phonological sequence learning and short-term store capacity determine second language vocabulary acquisition. *Applied Psycholinguistics* 25(2) [DOI 10.1017/S0142716404001146].

Spyridakis, Jan H.; Isakson, Carol S. (1998): Nominalizations vs. Denominalizations: Do They Influence What Readers Recall? *Journal of Technical Writing and Communication* 28(2) [DOI 10.2190/01HD-MHU1-QNX9-R3YE].

Statistisches Landesamt Baden-Württemberg (o. J.): *Nichterwerbspersonen (Mikrozensus).* Glossar. [Online: https://www.statistik-bw.de/Glossar/1033, 21.08.2023].

Stefanowitsch, Anatol (2015): Einfache Sprache für eine komplexe Welt: Ein Paradoxon (nicht nur) des Fremdsprachenunterrichts. ÖDaF-Mitteilungen 31(2) [DOI 10.14220/odaf.2015.31.2.32].

Taft, Marcus (1979): Lexical access-via an orthographic code: The basic orthographic syllabic structure (BOSS). *Journal of Verbal Learning and Verbal Behavior* 18(1) [DOI 10.1016/S0022-5371(79)90544-9].

Tinker, Miles A. (1963): *Legibility of Print.* Ames (Iowa): Iowa State University Press.

VDEK (2024): *Gebärdensprachdolmetscher: Anspruch, Bereitstellung und Vergütung.* Verband der Ersatzkassen. [Online: https://www.vdek.com/vertragspartner/leistungen/gebaerdensprachdolmetscher.html, 10.06.2024].

Vermeer, Hans J. (1990a): *Skopos und Translationsauftrag: Aufsätze* (2. Aufl.). Heidelberg: Univ.

Vermeer, Hans J. (1990b): Texttheorie und Translatorisches Handeln. *Target. International Journal of Translation Studies* 2(2) [DOI 10.1075/target.2.2.06ver].

Webersik, Julia (2015): *Gesprochene Schulsprache in der Primarstufe: Ein empirisches Verfahren zur Evaluation von Fördereffekten im Bereich Deutsch als Zweitsprache.* Berlin, München, Boston: De Gruyter Mouton.

Wegrzyn, Eva; Jochimsen, Maren A. (2020): Gesundheitskompetenz aus einer kritischen Geschlechterperspektive. In: Rathmann, Katharina; Dadaczynski, Kevin; Okan, Orkan & Messer, Melanie (Hrsg.): *Gesundheitskompetenz.* Berlin, Heidelberg: Springer, 1–9.

Wegwarth, Odette; Wagner, Gert G.; Spies, Claudia; Hertwig, Ralph (2020): Assessment of German Public Attitudes Toward Health Communications With Varying Degrees of Scientific Uncertainty Regarding COVID-19. *JAMA network open* 3(12) [DOI 10.1001/jamanetworkopen.2020.32335].

Wienke, A. (2018): Neue Anforderungen zur ärztlichen Aufklärung fremdsprachiger Patienten. *HNO* 66(2) [DOI 10.1007/s00106-017-0407-z].

Wienke, Albrecht (2019): Wie würden Sie entscheiden? Zehn Fragen und Antworten zur Patientenaufklärung. *Zentralblatt fur Chirurgie* 144(5) [DOI 10.1055/a-0978-1647].

Winiharti, Menik (2012): The Difference Between Modal Verbs in Deontic and Epistemic Modality. *Humaniora* 3(2) [DOI 10.21512/humaniora.v3i2.3396].

Yang, An; Zheng, Shu-yuan; Ge, Guang-chun (2015): Epistemic modality in English-medium medical research articles: A systemic functional perspective. *English for Specific Purposes* 38 [DOI 10.1016/j.esp.2014.10.005].

ZENDEDEL, R.; SCHOUTEN, B. C.; VAN, WEERT J. C.; VAN, DEN P. B. (2016): Informal interpreting in general practice: Comparing the perspectives of general practitioners, migrant patients and family interpreters. *Patient education and counseling* 99(6) [DOI 10.1016/j.pec.2015.12.021].

ZUROLO, ALESSANDRA (2021): *Metaphorical representation of the pandemics in the German press.* Video. Lille: Underline Science. [DOI: https://doi.org/10.48448/t430-hj16].

EASY – PLAIN – ACCESSIBLE

Vol. 1 Isabel Rink: Rechtskommunikation und Barrierefreiheit. Zur Übersetzung juristischer Informations- und Interaktionstexte in Leichte Sprache. 472 pages. ISBN 978-3-7329-0593-5

Vol. 2 Silvia Hansen-Schirra/Christiane Maaß (eds.): Easy Language Research: Text and User Perspectives. 288 pages. ISBN 978-3-7329-0688-8

Vol. 3 Christiane Maaß: Easy Language – Plain Language – Easy Language Plus. Balancing Comprehensibility and Acceptability. 304 pages. ISBN 978-3-7329-0691-8

Vol. 4 Elisa Perego: Accessible Communication: A Cross-country Journey. 200 pages. ISBN 978-3-7329-0654-3

Vol. 5 Silke Gutermuth: Leichte Sprache für alle? Eine zielgruppenorientierte Rezeptionsstudie zu Leichter und Einfacher Sprache. 312 pages. ISBN 978-3-7329-0587-4

Vol. 6 Anne-Kathrin Gros/Silke Gutermuth/Katharina Oster (Hg.): Leichte Sprache – Empirische und multimodale Perspektiven. 160 pages. ISBN 978-3-7329-0708-3

Vol. 7 Maher Tyfour: Sprachmacht auf engstem Raum: Die Inszenierung der Stadt in den Hörfilmen der Münchner Tatort-Filmserie. Eine korpusgeleitete Studie zur Audiodeskription. 246 pages. ISBN 978-3-7329-0699-4

Vol. 8 Camilla Lindholm/Ulla Vanhatalo (eds.): Handbook of Easy Languages in Europe. 660 pages. ISBN 978-3-7329-0771-7

Vol. 9 Silvia Hansen-Schirra/Katja Abels/Sarah Signer/Christiane Maaß: The Dictionary of Accessible Communication. 212 pages. ISBN 978-3-7329-0729-8

Vol. 10 Katrin Lang: Auffindbarkeit, Wahrnehmbarkeit, Akzeptabilität. Webseiten von Behörden in Leichter Sprache vor dem Hintergrund der rechtlichen Lage. 488 pages ISBN 978-3-7329-0804-2

Frank & Timme

EASY – PLAIN – ACCESSIBLE

Vol. 11 Silvana Deilen: Optische Gliederung von Komposita in Leichter Sprache. Blickbewegungsstudien zum Einfluss visueller, morphologischer und semantischer Faktoren auf die Verarbeitung deutscher Substantivkomposita. 782 pages. ISBN 978-3-7329-0834-9

Vol. 12 Elena Husel: Leichte Sprache in der Bundesverwaltung. Was? Wer? Wie? 250 pages. ISBN 978-3-7329-0849-3

Vol. 13 Sarah Ahrens/Rebecca Schulz/Janina Kröger/Sergio Hernández Garrido/Loraine Keller/Isabel Rink (eds.): Accessibility – Health Literacy – Health Information. Interdisciplinary Approaches to an Emerging Field of Communication. 234 pages. ISBN 978-3-7329-0895-0

Vol. 14 Silvana Deilen/Silvia Hansen-Schirra/Sergio Hernández Garrido/Christiane Maaß/Anke Tardel (eds.): Emerging Fields in Easy Language and Accessible Communication Research. 484 pages. ISBN 978-3-7329-0922-3

Vol. 15 Christiane Maaß/Isabel Rink (eds.): Handbook of Accessible Communication. 750 pages. ISBN 978-3-7329-0840-0

Vol. 16 Giulia Pedrini: Medical communication between *Plain Language* and *Einfache Sprache*. A corpus analysis of layperson summaries of clinical trials in English, German, and Italian. 528 pages. ISBN 978-3-7329-1085-4

Vol. 17 Sarah Ahrens: Einfache Sprache in der Gesundheitskommunikation. Patientinnenaufklärung für Frauen mit Deutsch als Zweitsprache. 342 pages. ISBN 978-3-7329-1132-5

Vol. 18 Anke Radinger: Researching Subtitling Processes. Methodological considerations for the investigation of AI-assisted subtitling workflows. 506 pages. ISBN 978-3-7329-1029-8

Frank & Timme

Kolibri 360 GmbH
Ferdinand-Jühlke-Straße 7
99095 Erfurt, Deutschland
produktsicherheit@kolibri360.de

Druck:
CPI Druckdienstleistungen GmbH
im Auftrag der
Kolibri 360 GmbH
Ferdinand-Jühlke-Str. 7
99095 Erfurt